Rudolf Schweitzer
Gynäkologie
Die Heilpraktiker-Akademie

Rudolf Schweitzer

Gynäkologie

mit Schwangerschaft, Geburt und Entwicklung des Kindes

Die Heilpraktiker-Akademie

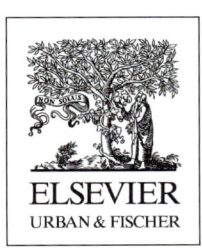

ELSEVIER
URBAN & FISCHER

URBAN & FISCHER München

Zuschriften und Kritik an:
Elsevier GmbH, Urban & Fischer Verlag, Hackerbrücke 6, 80335 München

Wichtiger Hinweis für den Benutzer

Die Erkenntnisse in der Medizin unterliegen laufendem Wandel durch Forschung und klinische Erfahrungen. Der Autor dieses Werkes hat große Sorgfalt darauf verwendet, dass die in diesem Werk gemachten therapeutischen Angaben (insbesondere hinsichtlich Indikation, Dosierung und unerwünschter Wirkungen) dem derzeitigen Wissensstand entsprechen. Das entbindet den Nutzer dieses Werkes aber nicht von der Verpflichtung, anhand weiterer schriftlicher Informationsquellen zu überprüfen, ob die dort gemachten Angaben von denen in diesem Buch abweichen und seine Verordnung in eigener Verantwortung zu treffen.
Wie allgemein üblich wurden Warenzeichen bzw. Namen (z. B. bei Pharmapräparaten) nicht besonders gekennzeichnet.

Bibliografische Information der Deutschen Nationalbibliothek
Die Deutsche Nationalbibliothek verzeichnet diese Publikation in der Deutschen Nationalbibliografie; detaillierte bibliografische Daten sind im Internet über http://www.d-nb.de/ abrufbar.

Um den Textfluss nicht zu stören, wurde bei Patienten und Berufsbezeichnungen die grammatikalisch maskuline Form gewählt. Selbstverständlich sind in diesen Fällen immer Frauen und Männer gemeint.

Planung: Ingrid Puchner, München
Projektmanagement: Dr. rer. nat. Andreas Dubitzky, München
Herstellung: Marion Kraus, München; Kerstin Wilk, Leipzig
Satz: abavo GmbH, Buchloe/Deutschland; TnQ, Chennai/Indien
Druck und Bindung: Printer Trento S.r.l., Trento/Italien
Fotos/Zeichnungen: siehe Abbildungsnachweis
Umschlaggestaltung: SpieszDesign, Büro für Gestaltung, Neu-Ulm
Titelbild: © fotolia

ISBN Print 978-3-437-58080-2
ISBN e-Book 978-3-437-59436-6

Aktuelle Informationen finden Sie im Internet unter **www.elsevier.de** und **www.elsevier.com**

Vorwort

Das wichtigste Ziel der vorliegenden Lehrbuchreihe besteht darin, den Heilpraktiker-Studenten auf eine Weise zur Prüfung zu begleiten, dass der Weg dorthin trotz aller Anstrengungen Spaß macht. Die Heilpraktikerprüfung hat sich in den zurückliegenden Jahren verändert. Sie wurde um zahlreiche Krankheitsbilder erweitert und hinsichtlich abgefragten Detailwissens erheblich erschwert. Während zuvor vergleichsweise einfache medizinische Grundkenntnisse zum Bestehen der Prüfung ausreichten, geht es nun darum, Erkrankungen unterschiedlichster Fachbereiche nicht nur hinsichtlich ihrer Symptome zu kennen, sondern sie tatsächlich auch in all ihren Aspekten verstanden zu haben. Überprüft wird zunehmend medizinisches Verständnis. Dies muss man nicht bedauern. Der berufliche Alltag des Heilpraktikers kann nur gewinnen, wenn eher vage medizinische Vorstellungen durch Sachverstand ersetzt werden.

Die Heilpraktikerprüfung setzt sich aus einem schriftlichen und einem mündlichen Teil zusammen, wobei in beiden Teilen nahezu ausschließlich schulmedizinische Inhalte abgefragt werden. Es kann demzufolge in der üblichen zwei- bis dreijährigen Ausbildung nicht darum gehen, Teilbereiche der komplementären oder Ganzheitsmedizin zu erlernen. Vielmehr reicht diese Zeitspanne gerade dazu aus, sich die Prüfungsinhalte anzueignen – als Fundament für angestrebte Spezialisierungen im Anschluss an die Prüfung.

Die Lehrbuchreihe ist aus Skripten hervorgegangen, die unterrichtsbegleitend beständig und über viele Jahre an die sich verändernde Prüfungssituation und damit an die jeweils neu zu optimierende Ausbildung angepasst worden sind. Ihr Zweck besteht darin, dem angehenden Heilpraktiker medizinische Lehrbücher an die Hand zu geben, die es ihm ermöglichen, sich den vollständigen Prüfungsstoff aus einem einzigen Werk zu erarbeiten. Die Lehrbuchreihe erhebt den Anspruch, auf jede Frage, die jemals in den Prüfungen gestellt worden ist, eine vollkommen ausreichende Antwort zur Verfügung zu stellen. Sie geht zusätzlich immer dann über dieses Ziel hinaus, wenn ein vollständiges Verständnis medizinischer Inhalte andernfalls nicht hätte erreicht werden können. Von daher werden Sachverhalte so manches Mal eingehender als unbedingt notwendig erörtert, denn Medizin wird genau dann interessant bzw. geradezu spannend, wenn man die Zusammenhänge ganz versteht. Und sie wird mühsam und unbefriedigend, wenn verlangt wird, endlose Auflistungen von Fakten auswendig zu lernen – ganz abgesehen davon, dass auswendig Gelerntes, Unverstandenes sehr schnell in Vergessenheit gerät. Zusätzlich soll das angestrebte Verständnis Reserven für die Heilpraktikerprüfung wie für den nachfolgenden medizinischen Alltag schaffen.

Die Vollständigkeit der Lerninhalte ermöglicht es dem ausgebildeten Therapeuten gleichzeitig, das Lehrbuch in den Folgejahren zum schnellen Nachschlagen zu benutzen, um verloren gegangenes Wissen wieder aufzufrischen. Diesem Ziel dienen zusätzlich einzelne Kapitel, die sich mit wichtigen medizinischen Themen befassen, die (noch) nicht prüfungsrelevant, jedoch auf besondere Weise praxisorientiert sind. Um den Lernenden im Hinblick auf die Prüfung nicht zu überfordern, sind solche Themenbereiche gesondert gekennzeichnet.

Einzelne medizinische Fächer kann man als Puzzlesteinchen betrachten. Sie müssen, um ein Bild zu ergeben, zusammengesetzt werden. Dies beinhaltet auch, dass die Einzelteile zunächst noch kein vollständiges Verständnis erzeugen können, weil dieses Verständnis im Ganzen liegt und nicht in seinen Teilen. Fächer wie Herz/Kreislauf, Atmung, Endokrinologie oder Hämatologie müssen getrennt voneinander erarbeitet werden, doch greifen sie ineinander, sind abhängig voneinander, können im wachsenden Verständnis nicht isoliert bleiben. Von daher benötigt der Studierende zunächst nicht nur Fleiß, sondern auch sehr viel Geduld. Nicht alles wird auf Anhieb verstanden werden. Erst wenn das Bild beginnt, Gestalt anzunehmen, wenn in nachfolgenden Fächern bereits gelernte Inhalte aus neuer Perspektive betrachtet werden, beginnt der eigentliche medizinische Denk- und Lernprozess. Und so besteht ein weiteres Ziel dieser Lehrbuchreihe darin, den Lernenden bis zum Ende seiner Ausbildung dorthin zu führen, wo er begreift, dass Medizin nicht nur spannend ist, sondern letztendlich auch äußerst logisch und in weiten Teilen fast naiv in dem Sinne, dass alles aufeinander aufbaut, das eine aus dem anderen folgt und der Studierende die Symptome einer Krankheit selbst formulieren kann, sobald er ihr Wesen ganz verstanden hat.

Aus dem Erreichen dieses Ziels resultiert gleichzeitig die Befähigung zu medizinisch verantwortlichem Handeln. Ich wünsche den Studenten auf dem Weg dorthin Fleiß und Ausdauer, aber auch sehr viel Freude beim Betrachten des entstehenden Bildes.

Es ist mir ein Bedürfnis, an dieser Stelle denjenigen Dank zu sagen, die auf besondere Weise zum Gelingen der Lehrbuchreihe beigetragen haben. Treffender formuliert wäre sie ohne die Mitwirkung dieser Personen nicht zustande gekommen. Auf Seiten des Verlags ist dies Frau Ingrid Puchner, die das anspruchsvolle Werk von Anfang an in verantwortlicher Position begleitet und mit großem Sachverstand und menschlicher Kompetenz an allen Hindernissen vorbei zum Ziel geführt hat. In besonderer Dankbarkeit blicke ich auch auf die Redaktionsarbeit, für die in Gestalt des geschätzten Kollegen Martin Kortenhaus ein dem Anspruch der Reihe höchst angemessener, ungewöhnlich kompetenter Redakteur gefunden wurde. Die menschliche und fachliche Kompetenz beider Persönlichkeiten findet sich schließlich auch in meiner geliebten Frau Florentine wieder. Sie hat dieses Werk viele Jahre lang mitgetragen, fachliche und sprachliche Unsauberkeiten aufgedeckt, Unverständliches angeprangert und nicht zuletzt klaglos auf zahllose Stunden gemeinsamer Zeit verzichtet.

Bad Wurzach, im Januar 2012
Rudolf Schweitzer

Optimale Nutzung des Buches

Fachbegriffe

Der Einstieg in die medizinische Terminologie ist für den Anfänger schwierig. Dennoch wird von ihm erwartet, dass er sich die Begriffe aneignet. In diesem Buch werden die fachspezifischen Begriffe erklärt und sowohl die deutsche als auch fremdsprachige Bezeichnung angegeben. Im Text wird dann zwischen den Begriffen gewechselt, wenn beide gebräuchlich sind.

Im Unterkapitel Terminologie des ➤ Bandes Basiswissen sind die wichtigsten Bezeichnungen mit Erklärungen erläutert. In diesem Band finden sich

- auf der Innenseite des Rückumschlages: die allgemeinen Lagebezeichnungen und Ebenen des menschlichen Körpers
- auf S. VIII: wichtige Bezeichnungen für die Gynäkologie.

Abbildungen und Tabellen

Die Abbildungen und Tabellen sind getrennt voneinander innerhalb jedes Kapitels fortlaufend nummeriert.

Die große Menge an Abbildungen zeichnet dieses Buch aus. Nutzen Sie diese zusätzlichen Informationsquellen – ein Bild sagt häufig mehr als viele Worte, ist einprägsam und macht schwierige Zusammenhänge anschaulicher.

Querverweise

Der menschliche Körper ist ein überaus fein abgestimmter Organismus, bei dem unzählige Rädchen ineinandergreifen, damit er funktioniert. Verweise finden sich daher auch auf andere Bände dieser Reihe und sind z.B. mit ➤ Fach Verdauungssystem gekennzeichnet.

Kurzlehrbuch

Das Studium der Kästen „Merke" und „Zusammenfassung" ermöglicht stichpunktartig ein rasches Wiederholen des Stoffes kurz vor der Prüfung. Damit können Sie überprüfen, ob Sie die wichtigsten Fakten parat haben.

Abkürzungen

Die verwendeten Abkürzungen finden sich auf S. VII.

Kästen

Ein System aus farbigen Kästen erleichtert das Lernen.

Einführung

Hinführung zum Thema

ACHTUNG
Hinweise auf unverzichtbare Notfall- oder Vorsichtsmaßnahmen

PATHOLOGIE
direkter Bezug zu Krankheitsbildern

HINWEIS PRÜFUNG
wichtige Anmerkungen zur Prüfung

MERKE
Informationen zum Einprägen, hilfreiche, interessante Tipps, Hinweise oder Merksätze

Zusammenfassung
fasst die einzelnen Abschnitte kurz zusammen und bildet mit den Merke-Kästen ein optimales stichpunktartiges „Kurzlehrbuch" zur schnellen Wiederholung aller wichtigen Fakten

EXKURS
interessante Informationen, die über das Thema hinausgehen, um Zusammenhänge aufzuzeigen oder herzustellen

HINWEIS DES AUTORS
Erfahrungen des Autors, die über das allgemeine schulmedizinische und prüfungsrelevante Wissen hinausgehen

Abkürzungsverzeichnis

ACTH	adrenokortikotropes Hormon		**IUP**	Intrauterinpessar
AIDS	aquired immuno deficiency syndrome		**IVF**	In-vitro-Fertilisation
ATP	Adenosintriphosphat		**KHK**	koronare Herzkrankheit
BRCA	breast cancer gene		**LH**	luteinisierendes Hormon
BSG	Blutkörperchensenkungsgeschwindigkeit		**MCH**	mittleres korpuskuläres Hämoglobin
CEA	karzinoembryonales Antigen		**MCV**	mittleres korpuskuläres Volumen
CO₂	Kohlendioxid		**MSH**	melanozytenstimulierendes Hormon
CRP	C-reaktives Protein		**NNR**	Nebennierenrinde
CTG	Kardiotokographie		**O₂**	Sauerstoff
CW	continuous wave		**PCO**	polycystic ovary syndrome, polyzystische Ovarien
DHEA	Dehydroepiandrosteron		**PCR**	polymerase chain reaction, Polymerasekettenreaktion
EPH	edema, proteinuria, hypertension		**PMS**	prämenstruelles Syndrom
EUG	Extrauteringravidität		**RR**	Blutdruck nach Riva-Rocci
FSH	follikelstimulierendes Hormon		**SIDS**	sudden infant death syndrome, plötzlicher Kindstod
HCG	humanes Choriongonadotropin		**SSW**	Schwangerschaftswoche(n)
HELLP	hemolysis, elevated liver enzymes, low platelet count		**STH**	somatotropes Hormon (Somatotropin)
HHL	Hypophysenhinterlappen		**STIKO**	Ständige Impfkommission am Robert-Koch-Institut
HIV	human immunodeficiency virus		**T₄**	Tetraiodthyronin (Thyroxin)
HPL	humanes Plazentalaktogen		**TBG**	thyroxinbindendes Globulin
HPV	human papilloma virus		**TSH**	thyreoidea stimulating hormone, thyreoidastimulierendes Hormon
HVL	Hypophysenvorderlappen			
HWS	Halswirbelsäule		**ZNS**	Zentralnervensystem
ISG	Iliosakralgelenk			

Begriffe in der Gynäkologie

Adnexe	dem Uterus anhängend (Eileiter und Ovar)
Arche	Beginn (Menarche, Thelarche, Pubarche)
Cavum	Höhle (Cavum uteri = Gebärmutterhöhle)
Corpus	Körper (Corpus luteum = Gelbkörper)
Ductus	Gang (Ductus lactiferi = Milchgänge der Brustdrüse)
Dysmenorrhö	schmerzhafte Periode (Dys- ist das Fehlerhafte, Gestörte)
Dyspareunie	Schmerzen beim Verkehr (Pareunos = Bettgefährte)
endo	innen (Endometrium = innen liegende Schleimhaut des Uterus)
Flexio	Biegung (Anteflexio und Retroflexio uteri = Biegung der Gebärmutter)
Fundus	Boden, Kuppel (Fundus uteri = oberster Anteil der Gebärmutter)
Glandula	Drüse (Glandula mammaria = Brustdrüse)
Glans	Eichel (Glans clitoridis, Glans penis)
Gynä, Gynaikos	Frau
Hymen	Häutchen, im Sinne von Jungfernhäutchen
Hystera (Uterus, Mätra)	Gebärmutter (Hysterektomie = operative Entfernung der Gebärmutter)
Introitus	Eintritt, Eingang (Introitus vaginae = Scheideneingang)
Isthmus	Engstelle (Isthmus uteri = Engstelle zwischen Corpus und Zervix)
Klitoris	Kitzler
Kohabitation	Geschlechtsverkehr
Koitus	Geschlechtsverkehr, Vereinigung
Kolpos (Vagina)	Scheide (Kolpitis = Entzündung der Scheidenwand)
Konzeption	Empfängnis (Antikonzeption, Kontrazeption = Empfängnisverhütung)
Labium	Lippe (Labium majus pudendi = große Schamlippe)
Lact-	Milch (Laktose = Milchzucker, Laktation = Milchbildung)
Ligamentum, Lig.	Band
Mätra (Uterus, Hystera)	Gebärmutter (Endometrium, Myometrium, Parametrium, etc.)
Mamma (Mastos)	weibliche Brust (Mammographie = Röntgenuntersuchung der Brust)
Mamille	Brustwarze
Manus	Hand (bimanuelle Untersuchung = Untersuchung mit beiden Händen)
Mastos (Mamma)	weibliche Brust (Mastitis, Mastopathie, Mastektomie, etc.)
Men, Mens	Monat (Menses, Menstruation = Monatsblutung; Menarche, Menopause = erste, letzte Menstruation; Hypermenorrhö = verstärkte Blutung)
Mons	Berg, Hügel (Mons pubis = Schamberg)
Multipara	Mehrgebärende
Myo-	Muskel (Myometrium = Muskelschicht der Gebärmutter)
Nullipara	Frau, die noch keine Kinder geboren hat
Ovarium	Ovar, Eierstock
Partus	Geburt, Entbindung (präpartal, peripartal, postpartal)
Peritoneum	Bauchfell, seröser Überzug der Bauchorgane
Portio	Teil, Anteil (Portio vaginalis uteri = Muttermund)
Preputium	Vorhaut (Preputium clitoridis, Preputium penis)
Pubertas	Geschlechtsreife, Pubertät
Pubes	Schamgegend, Schamhaare (Pubarche = erste Schamhaarbildung)
pudendus	zur Schamgegend gehörend
Puerperium	Wochenbett (Puerperalfieber, Mastitis puerperalis)
Rima	Spalte (Rima pudendi = Schamspalte)
Salpinx (Tube)	Eileiter (Salpingitis = Eileiterentzündung)
Sectio	Schnitt; steht meist für Sectio caesarea = Kaiserschnitt, Schnittentbindung
Sterilität	Unmöglichkeit, schwanger zu werden
Tälä	Brustwarze (Thelarche = Brustentwicklung in der Pubertät)
Tube (Salpinx)	Eileiter
Ureter	Harnleiter
Urethra	Harnröhre
Uterus (Hystera, Mätra)	Gebärmutter (Cervix uteri = Gebärmutterhals)
Vagina (Kolpos)	Scheide (Vaginitis = Entzündung der Scheidenwand)
Vestibulum	Vorhof, Eingang (Vestibulum vaginae = Scheidenvorhof)
Virgo	Jungfrau
Vulva	Gesamtheit des äußeren weiblichen Genitale
Zervix	Hals (Cervix uteri = Gebärmutterhals)

Inhaltsverzeichnis

1 Anatomie

Einführung

Gynäkologie ist „die Lehre von der Frau" (Frauenheilkunde). Etwas oberflächlich betrachtet unterscheiden sich Frauen und Männer hauptsächlich durch ihre geschlechtsspezifischen Merkmale. Diese Geschlechtsmerkmale lassen sich in primäre und sekundäre unterscheiden.

Primäre Geschlechtsmerkmale dienen direkt der Fortpflanzung. Daneben sind sie bereits bei der Geburt vorhanden. Ein Teil liegt äußerlich (äußere Geschlechtsorgane), ein Teil im Körperinneren (innere Geschlechtsorgane). Nach dieser Definition gehören beim **Mann** zu den äußeren primären Geschlechtsmerkmalen Penis mit Harnsamenröhre und Skrotum (Hodensack). Zu den inneren Geschlechtsorganen zählt man Hoden, Nebenhoden, Samenwege, Prostata und Samenbläschen. Das primäre äußere Geschlechtsorgan der **Frau** ist die Scham (Vulva) mit Schamberg (Mons pubis), Schamspalte (Rima pudendi), großen und kleinen Schamlippen (Labia majora et minora), Kitzler (Klitoris) und dem Scheidenvorhof (Vestibulum vaginae). Die weibliche Harnröhre liegt mit ihrer Mündung im Scheidenvorhof und wird von einzelnen Autoren deshalb zu den äußeren weiblichen Geschlechtsorganen gerechnet. Da sie im Gegensatz zur männlichen Harnröhre und deren Doppelfunktion (Harnsamenröhre) mit der Fortpflanzung nicht das Geringste zu tun hat, sollte sie aus der Definition der Geschlechtsorgane herausgelassen werden. Die inneren weiblichen Geschlechtsorgane bestehen aus Scheide (Vagina), Gebärmutter (Uterus), Eileitern (Salpingen, Tuben) und Eierstöcken (Ovarien).

Primäre Geschlechtsmerkmale
- äußere Geschlechtsorgane = Vulva: Schamberg, Schamspalte mit großen und kleinen Schamlippen, Kitzler und Scheidenvorhof
- innere Geschlechtsorgane: Scheide, Gebärmutter, Eileiter und Eierstock

Sekundäre Geschlechtsmerkmale entwickeln sich unter dem Einfluss der Sexualhormone in der Pubertät. Dazu zählen der Behaarungstyp (Bart, Körperhaare, Schambehaarung), die Stimmlage, die Fettverteilung und die Brüste der Frau (> Abb. 1.1). Bei Hormonstörungen können sich sekundäre Merkmale auch verändern, sodass das eigentliche Geschlecht äußerlich maskiert, eventuell auch falsch eingeschätzt wird. Wie wenig genormt die Einteilung sich teilweise darstellt, erkennt man nicht nur an der weiblichen Harnröhre, sondern auch daran, dass die Unterschiede in der Muskelmasse überhaupt nicht zu den Geschlechtsmerkmalen gehören, während die Menge und Verteilung des Körperfettes sehr wohl dazugerechnet wird. Das eine bedingt aber das andere! Zu allem Überfluss taucht die Fettverteilung teils bei den sekundären und teils bei den tertiären Geschlechtsmerkmalen auf.

Sekundäre Geschlechtsmerkmale: Körperbehaarung, Brüste der Frau, Stimmlage, Fettverteilung.

Unter den **tertiären Geschlechtsmerkmalen** versteht man Unterschiede, die sich auf den Knochenbau beziehen. Hierzu gehört die unterschiedliche Körpergröße, Knochenstärke und Beckenbreite (> Abb. 1.1). Sinnvollerweise sollte hierzu auch die geschlechterspezifische Fettverteilung und Muskelmasse gerechnet werden, weil die hormonelle Ursache dieselbe ist.

Tertiäre Geschlechtsmerkmale: Körpergröße, Knochenstärke, Beckenform.

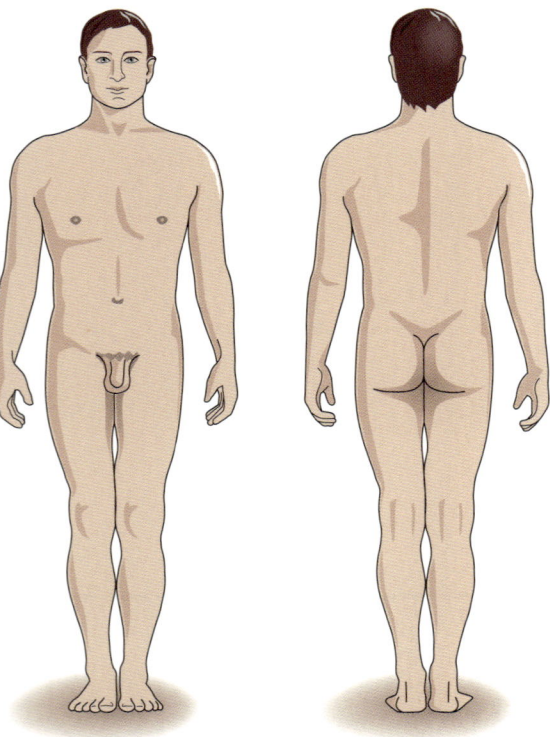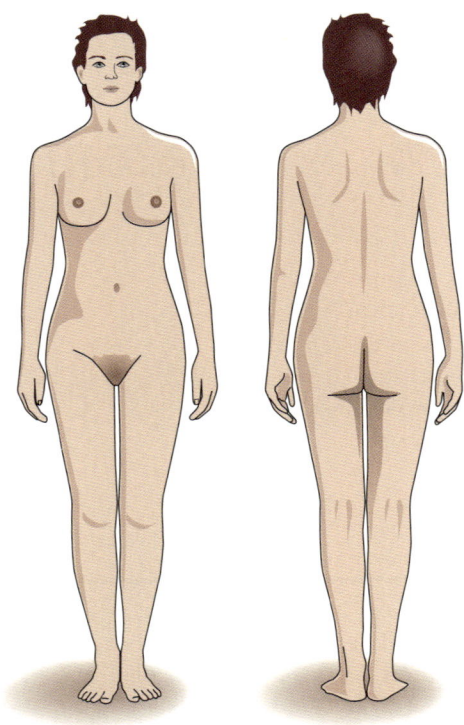

Abb. 1.1 Sekundäre und tertiäre Geschlechtsmerkmale.

Das **Skelett** der Frau ist zarter ausgebildet als das des Mannes. Besonders augenfällig aber sind die Unterschiede des knöchernen Beckens (➤ Abb. 1.2): Das Becken der Frau ist breiter ausladend, weiter und gleichzeitig niedriger als dasjenige des Mannes. Aus dem größeren Abstand der Hüftgelenke resultiert die physiologische X-Beinstellung der Frau. Der Beckeneingang (Übergang vom großen zum kleinen Becken) ist beim Mann längsoval, bei der Frau wegen des größeren Platzbedarfs weiter und gleichzeitig queroval.

1.1 Äußeres Genitale

Das äußere Genitale der Frau wird in seiner Gesamtheit als **Vulva** bezeichnet. Die Grenze zum inneren Genitale bildet der **Hymen** (das Jungfernhäutchen), eine Schleimhautfalte am Eingang der Scheide. Zur Vulva gehören der Mons pubis (Schamberg) mit horizontaler Schamhaargrenze (= sekundäres Geschlechtsmerkmal), die großen und kleinen Schamlippen, der Scheidenvorhof und die Klitoris (➤ Abb. 1.3). Von manchen Autoren wird, wie erwähnt, auch die Harnröhre dazugerechnet.

Große Schamlippen

Die großen Schamlippen (Labia majora pudendi) bilden zwischen sich die **Schamspalte** (Rima pudendi). Es handelt sich um fettreiche Bindegewebswülste, die in ihrem äußeren Anteil

mit allen üblichen Hautanhangsgebilden ausgestattet sind, die also Haare, Schweiß- und Talgdrüsen enthalten. Nach vorne vereinigen sie sich über dem Preputium clitoridis zur **vorderen Kommissur,** dorsal entsprechend zur **hinteren Kommissur.**

Kleine Schamlippen

Die kleinen Schamlippen (Labia minora pudendi) bestehen aus einem fettfreien, besonders gefäß- und nervenreichen Bindegewebe, das einen hohen Anteil an elastischen Fasern aufweist. Auf ihrer Außenseite sind sie von einem schwach verhornenden Plattenepithel überzogen, das Schweiß- und Talgdrüsen enthält. Innen ist das Plattenepithel unverhornt. Nach vorne vereinigen sich die kleinen Schamlippen einerseits in der Klitoris, gehen aber andererseits auch in das Preputium clitoridis (= Klitoris-Vorhaut) über.

Bei Frauen, die noch nicht geboren haben, werden die kleinen Schamlippen vollständig von den großen bedeckt.

Scheidenvorhof

Der Scheidenvorhof (Vestibulum vaginae) ist der Raum zwischen den kleinen Schamlippen und dem Introitus vaginae mit dem Hymen. In ihn münden etwa 2 cm hinter der Klitoris die **Urethra** (Harnröhre) und die Ausführungsgänge verschiedener Drüsen (Glandulae vestibulares minores et majores). Die Länge der Urethra beträgt lediglich 3–5 cm.

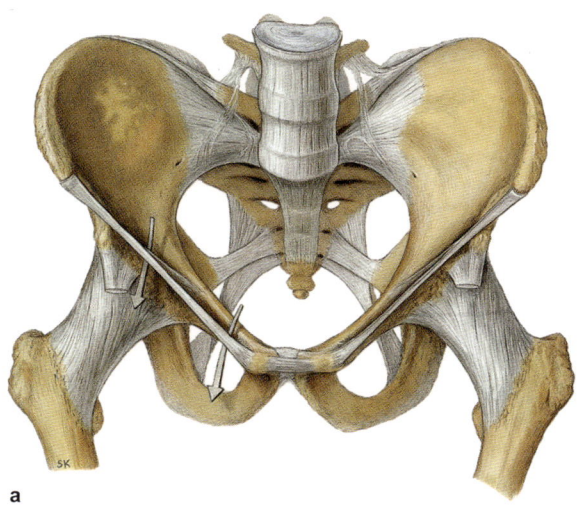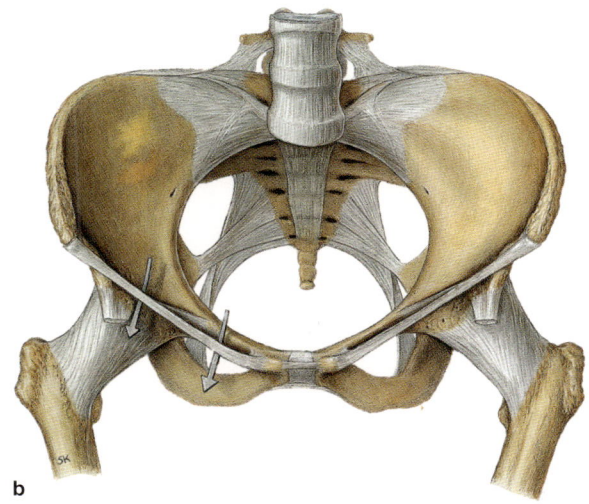

a   b

Abb. 1.2 Männliches und weibliches Becken im Vergleich. Das weibliche Becken (unten) hat einen querovalen Beckeneingang, das männliche einen längsovalen. [27]

Die Glandulae vestibulares majores (= **Bartholin-Drüsen**) sind, etwa am Übergang vom mittleren zum hinteren Drittel, in die großen Schamlippen eingelassen. Ihre Ausführungsgänge verlaufen tunnelartig unter den kleinen Schamlippen hindurch und münden auf gleicher Höhe seitlich in den Scheidenvorhof. In den Bartholin-Drüsen wird, vor allem bei sexueller Erregung, ein muköses (schleimiges) Sekret gebildet, das den Scheidenvorhof gleitfähig macht.

Der Scheidenvorhof wird von einem **Schwellkörpersystem** umgeben, welches sich vorne mit den Schwellkörpern der Klitoris vereinigt.

P A T H O L O G I E
Bei der bakteriellen Infektion der Bartholin-Drüse **(Bartholinitis),** die zumeist einseitig durch E. coli, Gonokokken, Chlamydien u. a. verursacht wird, sind die Labien im mittleren bis hinteren Drittel geschwollen und gerötet. Der Ausführungsgang ist verklebt, sodass der

Eiter nicht abfließen kann (➤ Abb. 1.4). Die Therapie besteht in der Fensterung (Marsupialisation) vom Vestibulum vaginae aus. Auch Umschläge mit Rivanol®-Lösung können erfolgreich sein.

Klitoris

Die Klitoris (Kitzler) liegt zwischen den vorderen Vereinigungen der kleinen und großen Schamlippen. Entwicklungsgeschichtlich entspricht sie dem männlichen Penis. Sie setzt sich aus 2 Schwellkörpern (den unteren Schambeinästen angeschmiegt) zusammen, die sich unter der Symphyse zu einem kurzen Schaft (Corpus clitoridis) vereinigen. Der Klitoriskörper springt spitzwinklig gegen den Scheidenvorhof vor und wird hier, mit Ausnahme der Glans clitoridis (Eichel), dem leicht verdickten Ende der Klitoris, vom Preputium clitoridis (Klitorisvorhaut) der kleinen Schamlippen überdeckt.

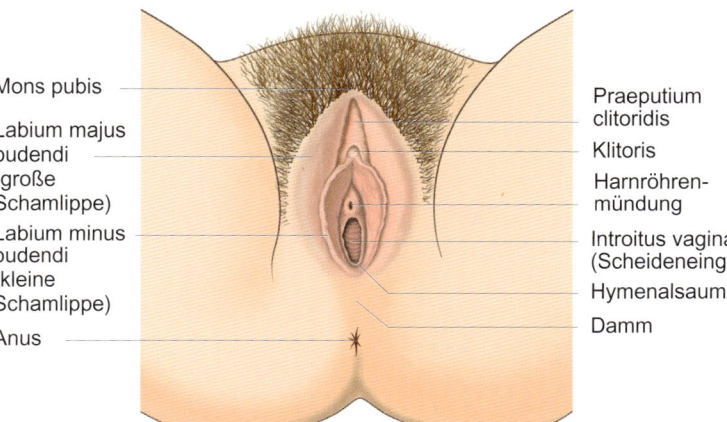

Mons pubis

Labium majus pudendi (große Schamlippe)

Labium minus pudendi (kleine Schamlippe)

Anus

Praeputium clitoridis

Klitoris

Harnröhrenmündung

Introitus vaginae (Scheideneingang)

Hymenalsaum

Damm

Abb. 1.3 Äußeres Genitale (Vulva) einer Frau, die geboren hat. Die Vulva besteht aus Mons pubis, großen und kleinen Schamlippen, Klitoris und Scheidenvorhof. [14]

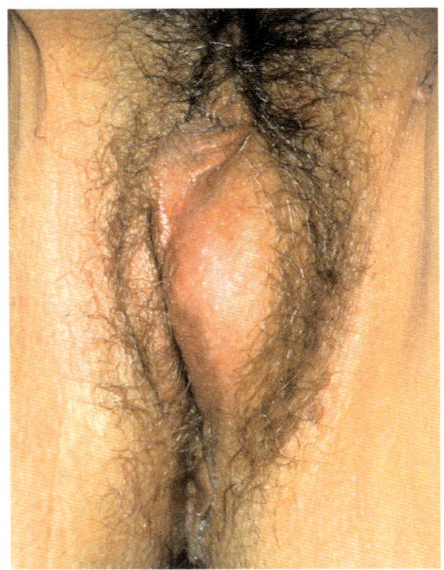

Abb. 1.4 Bartholinitis links. [Prof. Dr. E. E. Petersen, Freiburg]

Zusammenfassung

Äußeres Genitale

- Mons pubis (Schamberg) mit horizontaler Schamhaargrenze (= sekundäres Geschlechtsmerkmal)
- große Schamlippen (Labia majora pudendi)
- kleine Schamlippen (Labia minora pudendi)
- Scheidenvorhof (Vestibulum vaginae)
- Klitoris
- (Harnröhre)

Grenze zum inneren Genitale ist der Hymen.

1.2 Inneres Genitale

Zu den inneren weiblichen Geschlechtsorganen (➤ Abb. 1.5, ➤ Abb. 1.6) gehören die Scheide (Vagina), die Gebärmutter (Uterus), die Eileiter (Salpingen, Tuben) und die Eierstöcke (Ovarien).

Der **Hymen** (Jungfernhäutchen) zwischen Scheidenvorhof und Scheideneingang (Introitus = Ostium vaginae) bildet die Grenze zum inneren Genitale. Der unversehrte Hymen stellt eine gefäßreiche, schleimhautüberzogene Gewebeplatte dar, mit einer (oder mehreren) mittigen Öffnung(en) versehen. Die Öffnung ist bei der virginellen (jungfräulichen) Frau in der Regel gerade für einen Kleinfinger passierbar. Bei der ersten Kohabitation (Geschlechtsverkehr) reißt der Hymen ein und ist nach der ersten Spontangeburt nur noch als schmaler Saum (Carunculae myrtiformes) erkennbar.

1.2.1 Scheide

Die Scheide (Vagina, Kolpos) stellt einen bindegewebig-muskulären, dehnbaren Schlauch dar, der bei der liegenden Frau fast horizontal verläuft. Die hintere **Scheidenwand** ist etwa 12 cm lang, die vordere dagegen nur 10, weil sie lediglich bis zur Portio reicht (➤ Abb. 1.5). Die **Portio vaginalis** des Gebärmutterhalses ist zapfenartig in den hinteren Scheidenanteil eingefügt. Dieser Anteil der Scheide umgibt die Portio wie ein Gewölbe und wird deshalb als hinteres (dorsal der Portio) bzw. vorderes **Scheidengewölbe** bezeichnet.

Der Raum zwischen dem hinteren Scheidengewölbe und dem Rektum ist der tiefste Anteil der Bauchhöhle und wird als **Douglas-Raum** bezeichnet. Er kann vom hinteren Scheiden-

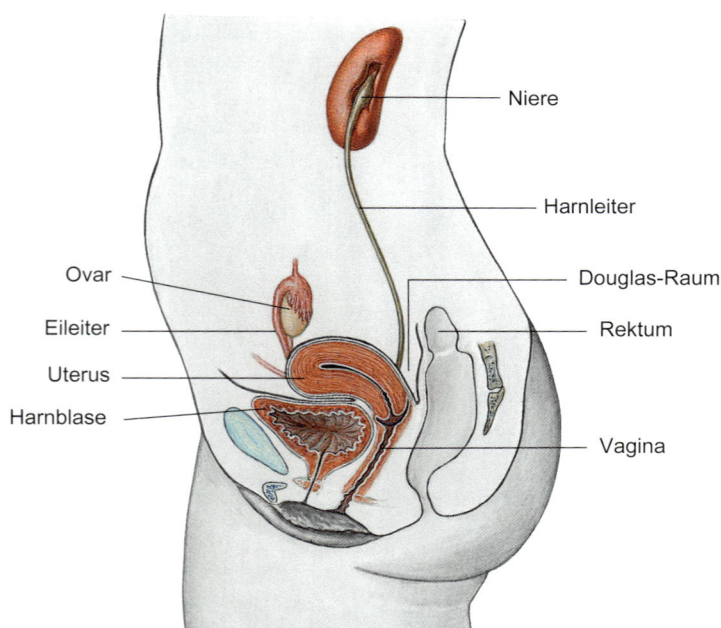

Abb. 1.5 Inneres Genitale mit Vagina, Uterus, Eileiter und Ovar. Dorsal sind Douglas-Raum und Rektum, ventral die Harnblase dargestellt. [28]

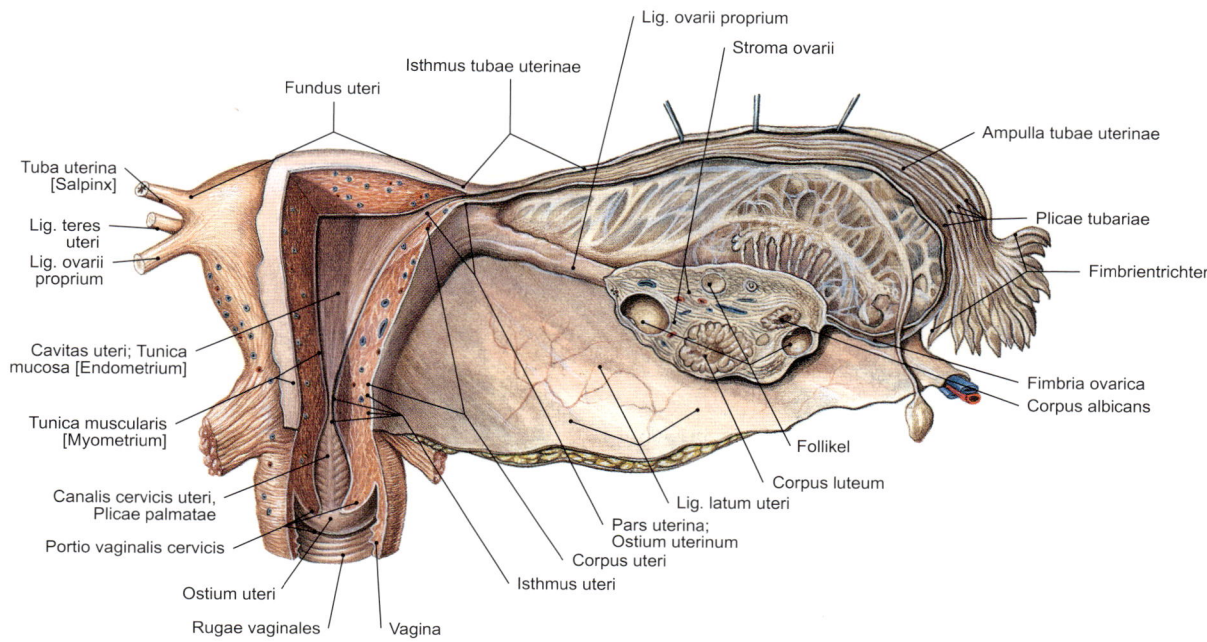

Abb. 1.6 Lumen von Scheide, Gebärmutter und Eileiter; Ovar frontal durchschnitten; von dorsal. [28]

gewölbe aus oder auch von rektal getastet und beurteilt werden.

Ausgekleidet wird die Vagina von einem drüsenlosen, nicht verhornenden **Plattenepithel** (➤ Abb. 1.7). Da dieses Epithel *keine* Schleimdrüsen enthält, handelt es sich im eigentlichen Sinne auch nicht um eine Schleimhaut. Ihre große Sekretionsfähigkeit erhält die Scheide durch ein *Transsudat* aus diesem Epithel. Es entsteht, in Abhängigkeit von der Durchblutung und vom Östrogenspiegel, durch kleine Poren des Vaginalepithels. Täglich werden etwa 2–5 ml gebildet, bei sexueller Erregung erheblich mehr. Die Flüssigkeit ist reich an Kalium, enthält aber auch Harnstoff, Fettsäuren, Proteine und Immunglobuline nebst immunkompetenten Zellen. Umgekehrt vermag das Scheidenepithel auch Substanzen zu resorbieren, z. B. Medikamente.

MERKE
Das Vaginalepithel enthält keine Schleimdrüsen.

PATHOLOGIE
Vor allem bei Östrogenmangel kommt es zur Verminderung des Transsudats und damit zur trockenen Scheide. Das Vaginalepithel atrophiert.

Vor allem im vorderen Drittel ist das Epithel zu quer verlaufenden Falten (Rugae vaginales) aufgeworfen, die bei der Erweiterung der Scheide verstreichen.

Die Scheidenwand besteht, unterhalb des Plattenepithels, aus **elastischem Bindegewebe** (Lamina propria), das in großem Ausmaß von venösen Gefäßen durchzogen wird, und gitterartig angeordneten **glatten Muskelzellen,** die sich gemeinsam mit der Beckenbodenmuskulatur kontrahieren können.

Zusammenfassung

Vagina (Scheide)
- nicht verhornendes Plattenepithel
- keine Schleimdrüsen
- Sekretionsfähigkeit durch Transsudat
- hinter der Vagina und vor dem Rektum liegt der Douglas-Raum

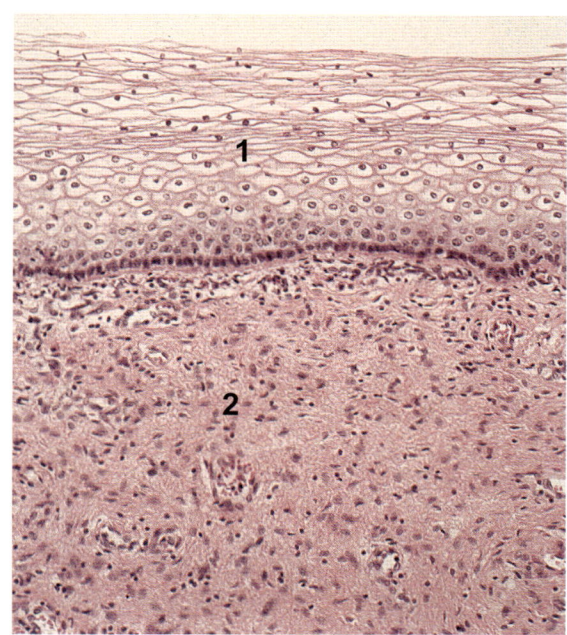

Abb. 1.7 Vaginalepithel; **1** = unverhorntes Plattenepithel, **2** = Lamina propria. [36]

1.2.2 Gebärmutter

Die Gebärmutter (Uterus) der geschlechtsreifen Frau ist 7–9 cm lang und wiegt um die 100 g. Sie lässt sich in das Corpus uteri, ein knapp 1 cm langes Übergangsstück (Isthmus), sowie die Cervix uteri (Gebärmutterhals) unterscheiden. Der in die Scheide ragende Anteil der Zervix wird als Muttermund (Portio) bezeichnet (➤ Abb. 1.8). Zervix und Corpus bilden einen Winkel miteinander (s. a. ➤ Abb. 1.9). Das Längenverhältnis zwischen Corpus (mit Isthmus) und Zervix beträgt ungefähr 2 : 1.

Corpus uteri

Das Corpus uteri, der eigentliche Uterus, wird von **Peritoneum** (Perimetrium bzw. Serosa) überzogen und ragt frei in die Bauchhöhle. Das Peritoneum schlägt am ventralen Anteil der Gebärmutter, etwa in Höhe des Isthmus, auf die Harnblase um. Der dorsale Umschlag auf das Rektum liegt tiefer und bildet zwischen hinterem Scheidengewölbe und Rektum den Douglas-Raum. Der Uteruskörper liegt also retroperitoneal, während die Lage der Zervix, ohne Kontakt zum Bauchfell, als extraperitoneal beschrieben werden kann.

Vom Uteruskörper gehen im oberen Anteil beidseits die Eileiter ab. Dieser oberste, leicht gewölbte Uterusanteil wird als **Fundus uteri** bezeichnet. Direkt neben dem Abgang der Tuben entsteht beidseits das Lig. teres uteri (Mutterband), das durch den Leistenkanal bis zu den großen Schamlippen verläuft, sowie das Lig. ovarii, durch welches das Ovar am Uterus befestigt ist (➤ Abb. 1.8).

Der muskuläre Wandanteil (= **Myometrium**) der Gebärmutter wird aus glatter Muskulatur aufgebaut. Die Muskelfaserstränge bilden eine Art Scherengitter. Diese Anordnung ist

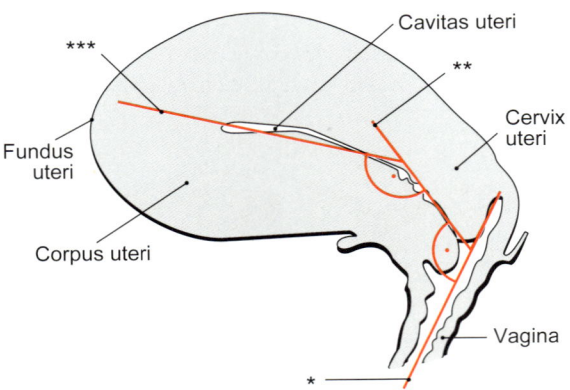

Abb. 1.9 Anteversio und Anteflexio. * Längsachse der Vagina, ** Längsachse der Zervix uteri, *** Längsachse des Corpus uteri. [28]

eine wesentliche Voraussetzung sowohl für die Erweiterung der Gebärmutterhöhle (Cavum uteri) in der Schwangerschaft als auch für die Austreibung des Kindes.

Die das Cavum uteri auskleidende Schleimhaut wird als **Endometrium** bezeichnet. Sie besteht aus zwei Schichten:

- Die sog. **Basalis** wird aus faserreichem Bindegewebe aufgebaut und ist nur ½ mm dick. Neben Blutgefäßen enthält sie die basalen Anteile der Endometriumdrüsen. Von dieser Schicht aus erfolgt die Regeneration der Schleimhaut nach der Menstruation bzw. nach der Geburt eines Kindes, weil sie auch unter diesen Umständen erhalten bleibt.
- Die innere, dem Lumen zugewandte sog. **Funktionalis** ist faserarm und wird von zahlreichen Gefäßen und Drüsen durchsetzt. Lumenwärts ist sie von einem einschichtigen, zylindrischen Epithel überzogen, das sich in die Drüsenausführungsgänge fortsetzt. Die Funktionalis erfährt im Verlaufe des Zyklus oder der Schwangerschaft, unter dem Einfluss der Sexualhormone, tief greifende Änderungen (➤ Fach Endokrinologie).

Isthmus uteri

Der Isthmus uteri, als Übergang zwischen Corpus und Cervix uteri und gleichzeitig engster Stelle der Gebärmutterhöhle (➤ Abb. 1.8), ist nur etwa ½–1 cm lang. Die **Drüsen** dieses Abschnitts entsprechen jenen des Corpus, nehmen aber an den zyklischen Veränderungen nicht teil. Der **Wandaufbau** mit reichlich Bindegewebe und wenig Muskulatur entspricht bereits dem der Zervix. Etwa ab der 12. SSW (Schwangerschaftswoche) entfaltet sich der Isthmus zum sog. unteren Uterinsegment.

Cervix uteri

Der Gebärmutterhals (Cervix uteri = Muttermund, MM) besteht aus der in die Scheide hineinragenden Portio vaginalis uteri und einem darüberliegenden, etwa 2 cm langen Kanal (innerer Muttermund). Die Gesamtlänge liegt bei 3 cm. Das Endometrium des Zervikalkanals bildet einen zähen Schleimpfropf, der offensichtlich vor der Aszension (dem Aufsteigen) von Keimen aus

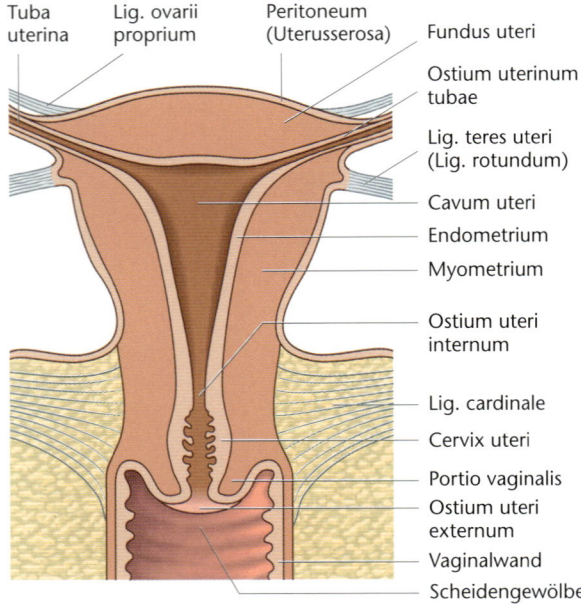

Tuba uterina
Lig. ovarii proprium
Peritoneum (Uterusserosa)
Fundus uteri
Ostium uterinum tubae
Lig. teres uteri (Lig. rotundum)
Cavum uteri
Endometrium
Myometrium
Ostium uteri internum
Lig. cardinale
Cervix uteri
Portio vaginalis
Ostium uteri externum
Vaginalwand
Scheidengewölbe

Abb. 1.8 Aufbau des Uterus. [14]

der Scheide schützen soll. Allerdings verändert sich hormonabhängig die Beschaffenheit des Schleimes so, dass er zwischen dem 12. und 14. Zyklustag von Spermien passiert werden kann.

Biegungen der Gebärmutter

Cervix uteri sowie zusätzlich auch das Corpus uteri sind gegenüber der Achse der Vagina nach ventral verbogen (➤ Abb. 1.9). Dabei wird die Kippung des Uterus gegenüber der Scheide nach ventral als **Anteversio** bezeichnet und die Abknickung des Corpus uteri gegenüber der Cervix uteri, ebenfalls nach ventral, als **Anteflexio**. Der Uterus findet sich bei der Untersuchung also üblicherweise antevertiert und anteflektiert.

Bei 10–15 % der erwachsenen Frauen findet sich der Uterus **retroflektiert** (➤ Abb. 1.10), wobei hier von einer Normvariante gesprochen wird. Diese Normvariante kann den betroffenen Frauen erhebliche Beschwerden bereiten und darüber hinaus zur Sterilität führen, indem die Portio nicht mehr in das Spermadepot eintauchen kann (➤ 4.6).

PATHOLOGIE

Im medizinischen Alltag ist die „Normvariante" häufig durch postinfektiöse Verwachsungen (Kap. 4) erzwungen und stellt dann keine Normvariante, sondern eine pathologische Veränderung dar, die mit den geeigneten therapeutischen Maßnahmen (Kap. 4) behoben werden kann.

Zusammenfassung

Uterus (Gebärmutter)

- besteht aus Corpus uteri, Isthmus und Cervix uteri (Muttermund)
- Corpus uteri
  - Endometrium = Schleimhaut, bestehend aus Basalis und Funktionalis
  - Myometrium = Muskelschicht des Uterus, aufgebaut aus glatter Muskulatur

- Portio gehört zur Cervix uteri und ragt in die Scheide
- Winkel zwischen Cervix uteri und Vagina = Anteversio
- Winkel zwischen Cervix und Corpus uteri = Anteflexio

1.2.3 Eileiter

Die beiden Eileiter (Tuben bzw. Salpingen, ➤ Abb. 1.11) ziehen vom Fundus der Gebärmutter, eingehüllt in Peritoneum, beidseits frei in die Bauchhöhle. Ihre Länge beträgt 12–15 cm. Es lassen sich drei Abschnitte unterscheiden:
- Die **Pars intramuralis** (= interstitialis) ist der kurze Abschnitt, der in der Gebärmutterwand liegt.
- Die **Pars isthmica** als Mittelteil der Tube ist 3–6 cm lang und weist ein Lumen von 2–3 mm auf.
- Die **Pars ampullaris** schließlich besitzt ein Lumen von 4–10 mm und endet mit dem frei beweglichen sog. Fimbrientrichter, der das Ei zum Zeitpunkt der Ovulation auffängt.

Entsprechend dem Bauplan üblicher intraabdomineller Hohlorgane besteht die **Wand der Tuben** (➤ Abb. 1.12) aus Mukosa, Submukosa und der zweischichtigen Muskularis sowie der aufgelagerten Serosa (= Peritoneum). Die Mukosa ist zu längs verlaufenden Falten aufgeworfen. Ihr Epithel ist einschichtig und mit Flimmerhaaren und Becherzellen durchsetzt. Der Flimmerstrom ist zur Gebärmutter hin gerichtet. Unterstützt wird der Transport der (befruchteten) Eizelle in Richtung Gebärmutter durch eine hormonell gesteuerte Peristaltik.

Zusammenfassung

Eileiter (Tuben)

- Pars intramuralis, Pars isthmica, Pars ampullaris mit Fimbrientrichter
- einschichtiges Epithel mit Flimmerhaaren und Becherzellen
- hormonell gesteuerte Peristaltik

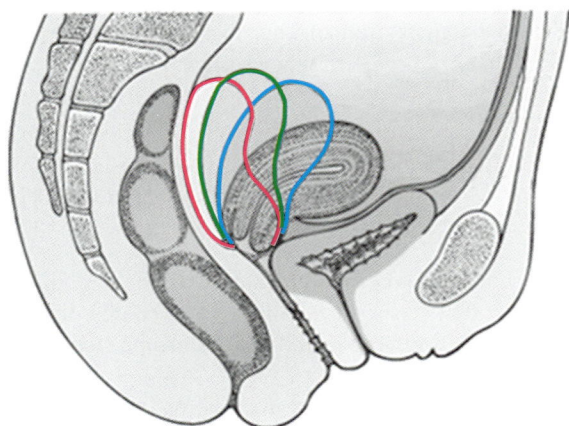

Abb. 1.10 Der normalerweise antevertierte Uterus kann als Normvariante verschieden stark aufgerichtet sein (schwarze Umrisse = Retroflexio uteri). [12]

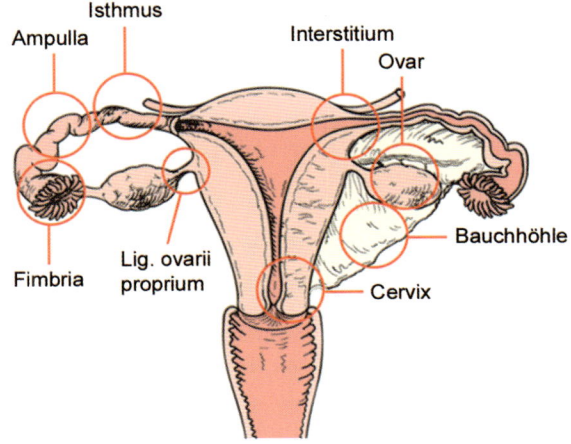

Abb. 1.11 Der Eileiter ist in der linken Bildhälfte geschlossen, rechts dagegen aufgeschnitten dargestellt. [20]

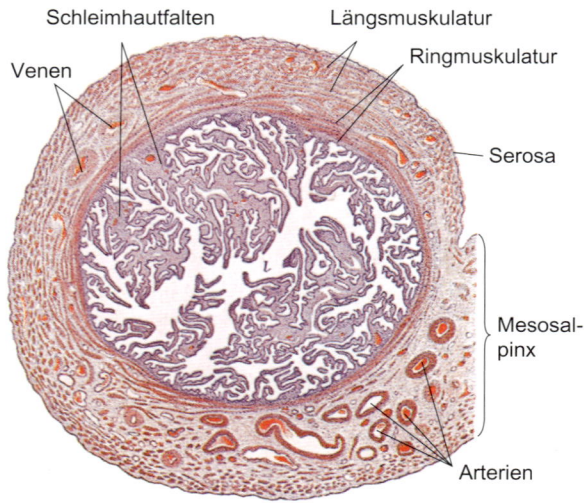

Schleimhautfalten
Längsmuskulatur
Ringmuskulatur
Venen
Serosa
Mesosalpinx
Arterien

Abb. 1.12 Histologie der Tuba uterina (Ampulle). [36]

1.2.4 Eierstock

Die längsovalen Eierstöcke (Ovarien) liegen beidseits der Gebärmutter (Uterus) im kleinen Becken. Sie messen etwa 3–4 cm (knapp „pflaumengroß"), wiegen jeweils 5–8 g und sind von einer dicken bindegewebigen Hülle (Tunica albuginea) umgeben. Am Hilus des Organs treten Nerven, Blut- und Lymphgefäße ein und aus. Die Ovarien liegen intraperitoneal, hängen also beweglich in einer Duplikatur des Bauchfells (Meso) zwischen Gebärmutter und seitlicher Beckenwand. Befestigt sind sie über Ligamente sowohl am Fundus des Uterus (Lig. ovarii) als auch an der seitlichen Beckenwand (Lig. suspensorium = Infundibulum).

Der Eierstock wird auf seiner gesamten Oberfläche, zwischen Tunica albuginea und bedeckendem Peritoneum, von einem Epithel (**Keimepithel** oder einfach Oberflächenepithel) überzogen, das dem Peritoneum gleicht. Dieses Epithel reißt bei jeder Ovulation ein. Im Zuge der Regeneration wird es häufig auch unter die Oberfläche des Ovars verlagert.

PATHOLOGIE

Aus diesem Keimepithel entstehen sowohl die epithelialen Tumoren als auch das Ovarialkarzinom.

Im Inneren des Ovars unterscheidet man die sehr breite Rindenzone vom hilusnah gelegenen Mark. Die **Rindenzone** besteht aus bindegewebigem Stroma und enthält sowohl „unverbrauchte" als auch narbig umgewandelte, „verbrauchte" Ei-Follikel. Daneben liegen die sog. Theka-Zellen im Stroma, in etwa vergleichbar mit den Leydig-Zwischenzellen des Hodens, in denen nach Integration in den Follikel (s. u.) die Östrogene produziert werden.

Ein **Follikel** besteht aus einer einzelnen **Eizelle** und einer umhüllenden, einreihigen, flachen Schicht von Epithelzellen,

den sog. **Granulosazellen.** Die Einheit aus zentraler Eizelle und umhüllenden Granulosazellen stellt den Primordialfollikel dar, von denen in jedem Ovar (zur Zeit der Pubertät) etwa 200.000 vorhanden sind. Der Durchmesser der Primordialfollikel liegt bei 25 μm. Während der Reifung eines Follikels entsteht zusätzlich aus den Zellen des umgebenden Bindegewebes eine in den Follikel integrierte Umhüllung, die **Theca folliculi,** deren innerer Anteil (Theca interna) für die Östrogenproduktion des Ovars zuständig ist.

EXKURS

Ei-Follikel

Die maximale Anzahl der Follikel ist beim weiblichen Feten mit ungefähr 7 Millionen im 6. Schwangerschaftsmonat erreicht. Danach findet eine stetige Rückbildung statt, sodass zum Zeitpunkt der Geburt noch etwa 1 Million und mit Beginn der Pubertät „nur noch" 400.000 vorhanden sind. Wenn man von einem 28-tägigen Menstruationszyklus der geschlechtsreifen Frau und einer etwa 30-jährigen Befruchtungsfähigkeit ausgeht, werden im Verlauf eines Lebens maximal 400 dieser 400.000 Ei-Follikel benötigt. Weil aber während eines jeden 28-Tage-Zyklus üblicherweise mehrere bis zahlreiche Follikel in beiden Ovarien reifen, die dann bis auf einen wieder zugrunde gehen, und weil sich zusätzlich weitere Primordialfollikel zurückbilden, sind zum Zeitpunkt der Menopause mit etwa 45–52 Jahren alle angelegten Follikel aufgebraucht. Ab diesem Zeitpunkt sind weder eine Befruchtung noch zyklische Monatsblutungen möglich.

1.2.5 Bänder und Aufhängungen

Die inneren weiblichen Genitalorgane sind an ihren Bändern und Aufhängevorrichtungen mehr aufgehängt als befestigt, um die erheblichen Verschiebungen der Schwangerschaft zu ermöglichen. Duplikaturen des Peritoneums seitlich der Gebärmutter, in denen die (intraperitoneal liegenden) Tuben verlaufen, stellen die **Ligg. lata** dar (➤ Abb. 1.13). Zu diesen zählen auch die Mesosalpinx, das Mesovarium und das Mesometrium. Die Haltefunktion dieser Duplikaturen ist eher gering. Die kräftigsten Aufhängungsbänder des Uterus sind die **Ligg. sacrouterina,** die von der Hinterwand der Zervix zum Kreuzbein ziehen. Die weitere Aufhängung über die Ligg. teres uteri (Mutterbänder) wurde bereits besprochen.

1.2.6 Gefäße und Nerven

Blutversorgung

Die inneren Genitalorgane werden durch spiralig verlaufende Gefäße mit Blut versorgt (➤ Abb. 1.14), wodurch die in der Schwangerschaft erforderliche Längenzunahme sichergestellt wird.

Der **Uterus** erhält sein Blut über die A. uterina (A. iliaca communis → A. iliaca interna → A. uterina). Die A. uterina tritt im Bereich des Isthmus in die Gebärmutter ein, um sich dann in der Gebärmutterwand (intramural) in einen zervikalen und

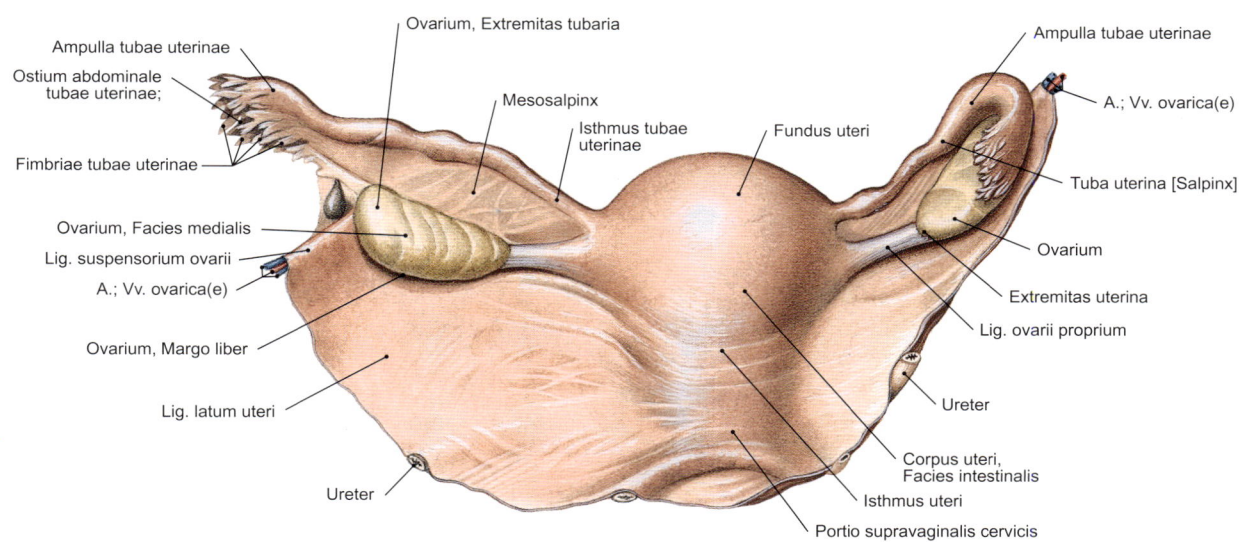

Abb. 1.13 Ligg. lata mit Mesosalpinx zwischen Tube und Ovar. [28]

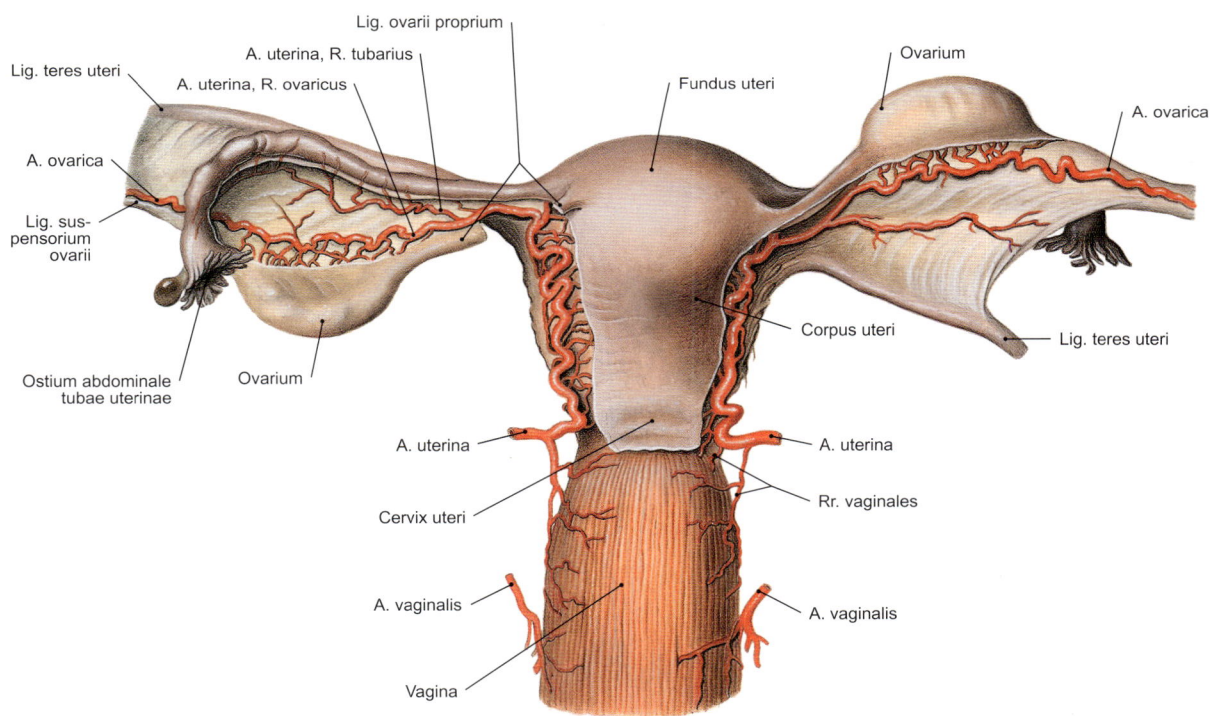

Abb. 1.14 Gefäßversorgung des inneren Genitale. [28]

einen korporalen Ast zu teilen. Ebenfalls der A. iliaca interna entstammen die A. pudenda, von der die Vulva mit Blut versorgt wird, sowie die A. rectalis media, aus der die A. vaginalis hervorgeht.

Die Blutversorgung des **Ovars** erfolgt über die A. ovarica, die auf Höhe L3 direkt aus der Aorta entsteht – entsprechend der beiden Aa. testiculares des Mannes. Die Arterien ziehen nach lateral zur Beckenwand und von hier aus durch das Infundibu-

lum (Lig. suspensorium) zu den Eierstöcken. Die Arterie besitzt eine Anastomose zur A. uterina (➤ Abb. 1.14).

Die **Venen der Genitalorgane** sind überwiegend klappenlos und weit verzweigt mit zahllosen Anastomosen. Als Besonderheit sei die linke V. ovarica erwähnt, die in die linke Nierenvene mündet, während die rechte ihr Blut ganz normal in die V. cava weitergibt (➤ Fach Herz-Kreislauf-System).

Nervale Versorgung

Die Innervation der inneren Genitalorgane erfolgt sympathisch aus dem Nierenplexus und parasympathisch aus dem Sakralplexus über den N. pelvicus. Vulva und äußeres Scheidendrittel (mit Damm und Perianalregion) werden vom N. pudendus (aus dem Plexus sacralis S_2–S_4) innerviert.

Lymphabflüsse

Das Lymphgefäßsystem ist besonders reichlich ausgebildet. Wichtig ist, dass der Lymphabfluss von Vulva und äußerem Scheidendrittel zu den inguinalen Lymphknoten erfolgt, sodass bei vergrößert tastbaren Leistenlymphknoten immer auch an diesen Bereich zu denken ist.

Die Lymphe der hinteren zwei Drittel der Scheide und der Zervix fließt zu den iliakalen Lymphknoten ab. Die Lymphe aus Uterus, Ovar und Tube gelangt zu den Lymphknoten entlang der großen Gefäße (Aa. iliacae und Aorta) und zur Beckenwand (➤ Abb. 1.15).

Zusammenfassung

Inneres Genitale

- Scheide (Vagina)
- Gebärmutter (Uterus)
- Eileiter (Salpingen, Tuben)
- Eierstöcke (Ovarien)

Grenze zum äußeren Genitale ist der Hymen.

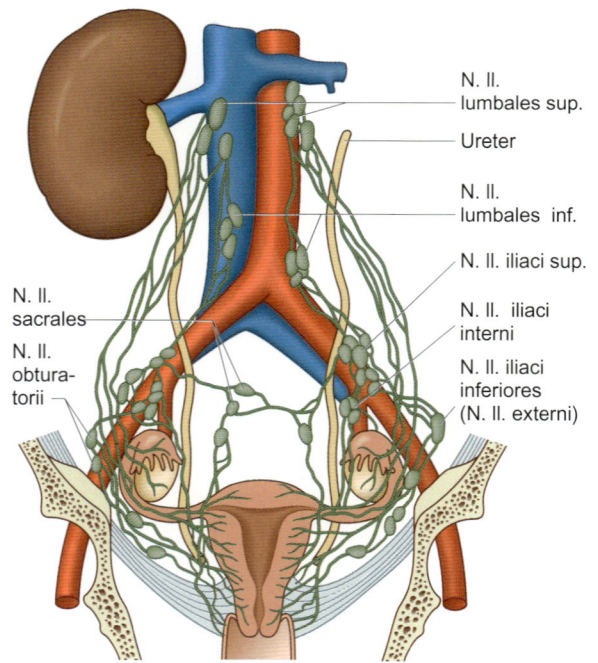

N. ll. lumbales sup.
Ureter
N. ll. lumbales inf.
N. ll. iliaci sup.
N. ll. iliaci interni
N. ll. iliaci inferiores (N. ll. externi)
N. ll. sacrales
N. ll. obturatorii

Abb. 1.15 Lymphabfluss des inneren Genitale; N. ll. = Nodi lymphatici = Lymphknoten. [14]

1.3 Mamma

Die weibliche Brust (Mamma) ist ein sekundäres Geschlechtsmerkmal (➤ Abb. 1.16). Dermatologisch gehört sie als **apokrine Drüse** zu den Hautanhangsgebilden! Das Areal, das von ihr bedeckt wird, erstreckt sich etwa von der 2. bis zur 7. Rippe. Aufgebaut ist sie aus Drüsen-, Fett- und Bindegewebe, das der Faszie des M. pectoralis major aufsitzt. Die Pektoralisfaszie strahlt zusätzlich auch in den Hautanteil der Brust.

Größe und Form der weiblichen Brust hängen wesentlich von Fettgehalt, Drüsenentwicklung sowie Pektoralismuskulatur und -faszie ab. Neben dem Drüsengewebe wird auch der Fettgehalt hormonell beeinflusst. Er nimmt ganz allgemein im Verlauf der Jahre in Relation zum Drüsenanteil zu. Zur Hängebrust (Mastoptose), mit Mamillen unterhalb der Submammarfalte, kommt es vor allem im Alter (Atrophie des Gewebes), bei schwach ausgeprägter Pektoralismuskulatur oder bei allgemeiner Bindegewebsschwäche.

Brustdrüse

Der Drüsenanteil setzt sich aus 10–15 separaten Drüsenläppchen zusammen, zwischen denen sich Bindegewebssepten und Fettgewebe befinden. Ein Drüsenläppchen besteht aus einem Milch produzierenden, alveolären Zellanteil, zu Azini zusammengefasst, der über Ductuli in den Hauptausführungsgang Ductus lactifer führt. Die 10–15 Ductus lactiferi leiten die Milch zur Spitze der Brustwarze (Mamille). Kurz vor ihrer Einmündung sind die Milchgänge zu den Sinus lactiferi erweitert, die während der Stillzeit als „Vorratsbehälter" dienen (➤ Abb. 1.16, ➤ Abb. 1.17).

EXKURS

Alveolen und Azini sind von einem Myoepithel umgeben, das sich durch die Wirkung des Hormons Oxytocin kontrahiert und so zum Milchabfluss führt.

Brustwarze und Warzenhof

Die **Brustwarze** (Mamille) enthält glatte Muskulatur, die eine Erektion ermöglicht. Die Milchausführungsgänge sind als feine Vertiefungen gerade eben mit bloßem Auge zu erkennen. Der **Warzenhof** (Areola mammae) besteht aus pigmentierter Haut. Auf deren Oberfläche sind die **Glandulae areolares** (sog. Montgomery-Talgdrüsen) als feine Höckerchen wechselnder Zahl abzugrenzen (➤ Abb. 1.16). Neben Talg gibt es auch einzelne ekkrine und apokrine Drüsen. Die wesentliche Aufgabe der Glandulae areolares besteht in der Befeuchtung und Einfettung der Haut während der Stillzeit, doch sondern sie auch Duftstoffe zur Anlockung des Säuglings ab.

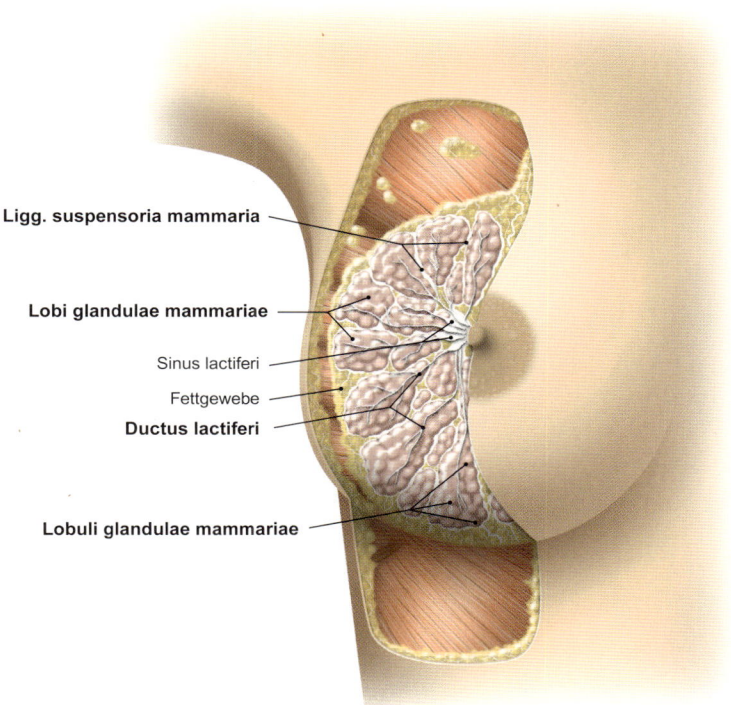

Abb. 1.16 Die weibliche Brust ist aufgebaut aus Drüsen-, Fett- und Bindegewebe und sitzt der Faszie des M. pectoralis major auf. [27]

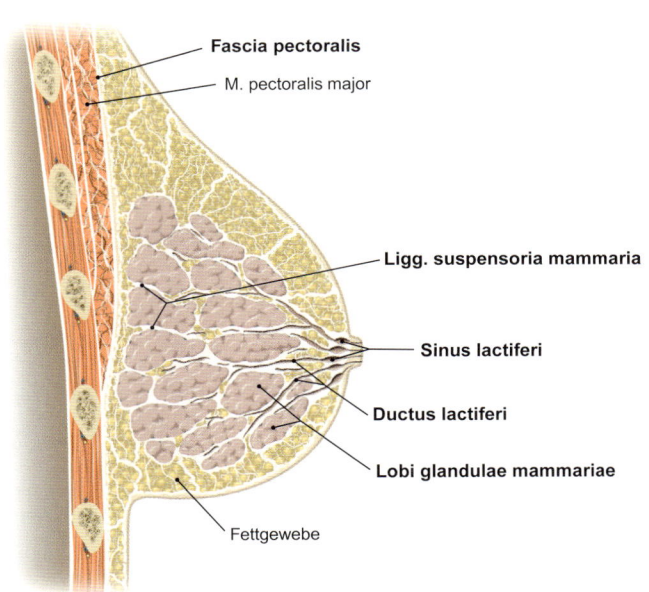

Abb. 1.17 Aufbau der Brust. [27]

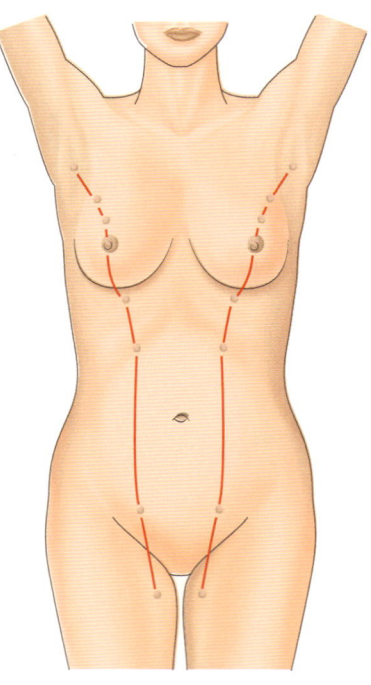

Abb. 1.18 Milchleiste [14]

Lymphabflüsse der Mamma

Große Bedeutung, vor allem hinsichtlich des Mammakarzinoms, seiner Vorsorgeuntersuchung und Behandlung, kommt den Lymphabflüssen der Mamma zu. Einen wesentlichen Anteil an diesen Lymphabflüssen haben die axillären Lymphknoten (➤ Abb. 1.19), mit Zuflüssen vor allem aus dem Bereich des oberen äußeren Quadranten der Brust, wo jedes zweite Karzinom entsteht. Weitere regionäre Lymphknoten, in deutlich geringerer Zahl, finden sich perimammär, parasternal hinter den Rippenknorpeln, infra- und supraklavikulär.

ACHTUNG
Zur Vorsorgeuntersuchung gehört demnach auch die Palpation der infra- und supraklavikulären sowie der perimammären Lymphknoten, soweit sie zugänglich sind. Die intrathorakalen Lymphabflüsse (überwiegend para- bzw. retrosternal) entgehen allerdings der Vorsorge. Zu beachten ist die Verbindung der Lymphabflüsse beider Brüste über die parasternalen (retrosternalen) Lymphknoten, wodurch Metastasierungen zur primär nicht betroffenen Seite möglich sind.

Zusammenfassung

Mamma

- Aufbau aus Drüsen-, Fett- und Bindegewebe
- Drüsen: alveoläre Zellen → Ductus lactiferi → Sinus lactiferi → Mamille
- Mamille
  - Mündung der Milchausführungsgänge
  - Glandulae areolares = Montgomery-Talgdrüsen
  - Duftdrüsen zur Anlockung des Säuglings

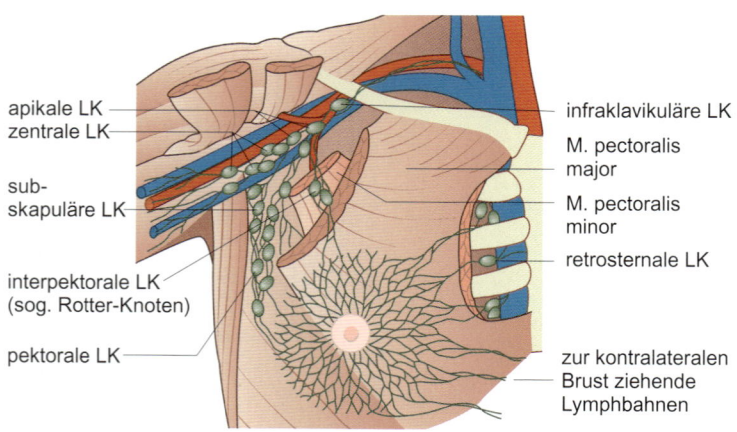

apikale LK
zentrale LK
sub-skapuläre LK
interpektorale LK (sog. Rotter-Knoten)
pektorale LK

infraklavikuläre LK
M. pectoralis major
M. pectoralis minor
retrosternale LK
zur kontralateralen Brust ziehende Lymphbahnen

Abb. 1.19 Lymphabflüsse der Mamma (LK = Lymphknoten). [14]

2 Physiologie

2.1 Genitale

2.1.1 Geschlechtsentwicklung

Die Ovarien nebst ihrer zyklischen Hormonbildung und deren Wirkungen auf Genitale und Gesamtorganismus werden im ➤ Fach Endokrinologie besprochen. Sie sollten hier zunächst nochmals nachgelesen werden. Im Folgenden werden nur einige zusätzliche Aspekte herausgegriffen.

Neugeborenenphase

In der Neugeborenenphase ist die Vagina gut befeuchtet. Ursache sind die mütterlichen plazentaren Hormone. Sie führen sogar dazu, dass etwa ab der 12. Lebensstunde eine bakterielle Besiedelung der **Scheide** mit Laktobazillen (Döderlein-Bakterien) beginnt, die den pH-Wert auf 5 erniedrigt. Der sich aus der Zervix entwickelnde Schleim führt zum sog. Fluor neonatalis, der gleichzeitig die regelrechte Hymenalöffnung beweist.

Der Entzug der mütterlichen Hormone führt in manchen Fällen (3 %) zu einer sichtbaren Hormonentzugsblutung aus dem Endometrium des neugeborenen Mädchens. Häufiger (50 %) ist diese Blutung allerdings okkult nachzuweisen.

Die **Brustdrüsen** haben sich durch die plazentaren Hormone üblicherweise vergrößert und sondern sogar in manchen Fällen, auch bei Jungen, die sog. Hexenmilch ab.

Kindheit

In der Kindheit besteht keine messbare Konzentration an gonadotropen Hormonen oder spezifischen Sexualhormonen. Die **Scheide** ist trocken und beinhaltet keine bakterielle Besiedelung. Der pH-Wert liegt bei 7, ist also neutral. Das Uterus-Korpus ist so klein, dass bei der rektalen Untersuchung lediglich die Portio zu tasten ist. Ein Drüsenkörper der **Brust** ist nicht erkennbar.

Zusammenfassung

Neugeborene

- saures Scheidenmilieu mit Fluor neonatalis
- Hormonentzugsblutung (selten)
- Vergrößerung der Brustdrüse, eventuell mit Absonderung der „Hexenmilch"

Kindheit

- neutrales, trockenes Scheidenmilieu
- keine Hormonkonzentration messbar
- Brustdrüse nicht erkennbar

Pubertät

In der Pubertät, als überleitender Phase zwischen Kindheit und Geschlechtsreife, erwirbt der **Hypothalamus** die Fähigkeit, GnRH (Gonadotropin-Releasing-Hormon) in ausreichender Menge zu synthetisieren und pulsatil (alle 90 min) zur Hypophyse abzugeben. Während dies anfangs überwiegend auf die Nachtstunden beschränkt bleibt, kommt es im Verlauf der Pubertät zum stabilen Rhythmus der Geschlechtsreife.

Das **Ovar** beginnt, in Abhängigkeit von FSH/LH der Hypophyse, mit der Produktion von Östrogenen und Androgenen, wobei vor allem Letztere die häufig zu beobachtende Acne vulgaris bedingen. Gegen Ende der Pubertät kommt es schließlich zu regelmäßigen ovulatorischen Zyklen mit rhythmischer Östradiol/Progesteron-Produktion aus den sich bildenden Gelbkörpern, wodurch auch die Androgenproduktion zurückgeht.

Die typische zeitliche Abfolge der körperlichen Entwicklung der Pubertät beginnt bei der Thelarche, um über Pubarche und den typischen Wachstumsschub schließlich mit der Menarche zu enden. Während also die primären Geschlechtsmerkmale Vulva, Vagina, Uterus, Tuben und Ovarien angeboren sind, entwickeln sich nun während dieser Zeitspanne die **sekundären und tertiären Geschlechtsmerkmale** Mammae, Behaarungstyp, Beckenform, Fettverteilung, Stimmlage, Körpergröße und Knochenbau.

Thelarche

Die Thelarche (Telä = Brustwarze, Archä = Beginn), das Knospen der Brust, beginnt im 10.–11. Lebensjahr. Unter dem Einfluss der Östrogene kommt es zur Bildung der Milchgänge. Sobald sich Progesteron aus dem Corpus luteum hinzugesellt, erfolgt die Differenzierung in Läppchen und Milchgänge. Abgeschlossen ist die Entwicklung der Mamma (➤ Abb. 2.1) erst

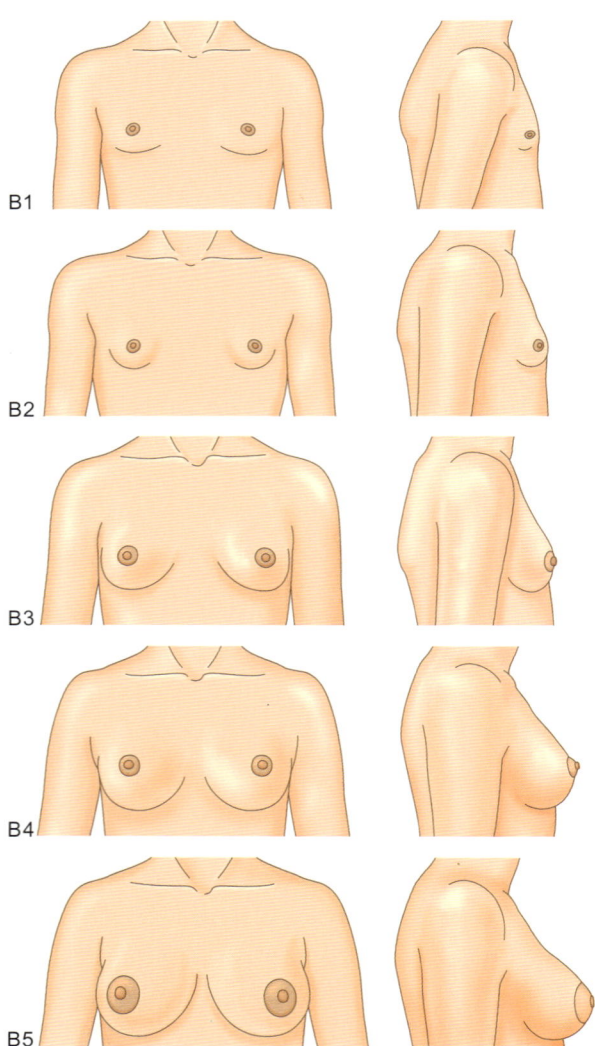

Abb. 2.1 Thelarche [14]

mit dem 20. Lebensjahr. Zum Zeitpunkt der Thelarche beginnt auch die Verbreiterung des Beckens.

Pubarche

Die Entwicklung der Schambehaarung (Pubarche) beginnt durch den Einfluss der Androgene um das 11. Lebensjahr herum (➤ Abb. 2.2). 1–2 Jahre später folgt die Behaarung der Axillen. Zum Weiblichen modifiziert wird die Pubarche durch den gleichzeitigen Einfluss der Östrogene.

Wachstum in der Pubertät

Zur selben Zeit (11.–12. Lebensjahr) kommt es unter dem Einfluss der Östrogene zu einem Wachstumsschub von etwa 8 cm pro Jahr. Das Wachstum endet mit dem Schluss der Wachstumsfugen ungefähr im 16. Lebensjahr. Kommt es vorzeitig zu erhöhten Östrogenspiegeln, so erfolgt auch der Wachstumsschub vorzeitig, sodass die betroffenen Kinder größer sind als ihre Altersgenossinnen. Durch den dann ebenfalls vorzeitig erfolgenden Epiphysenschluss sind sie allerdings im Erwachsenenalter eher kleiner als der Durchschnitt.

Menarche

Die erste Uterusblutung, die Menarche, erfolgt in Deutschland heute im Durchschnittsalter von etwa 12 Jahren. Dieser Zeitpunkt liegt um 2 Jahre früher als vor 50 Jahren, und sogar um 4 Jahre früher als vor 100 Jahren. Dies wird auf Ernährungsfaktoren und auf eine Änderung der Umweltreize zurückgeführt.

Abhängig ist der Zeitpunkt vom Körpergewicht (Körperfett) und von Erbfaktoren. Die Abhängigkeit vom **Körpergewicht** führt man auf das im Fettgewebe enthaltene Hormon Leptin zurück. Allerdings wird auch das weibliche Sexualhormon Östron von Fettgewebe produziert. Auffallend ist der Zusammen-

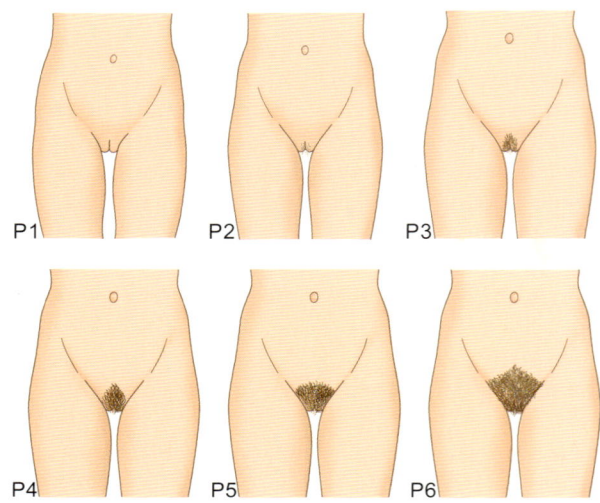

Abb. 2.2 Pubarche [14]

hang mit der **letzten Regelblutung** (Menopause): Je frühzeitiger die Menarche einsetzt, desto später liegt zumeist der Zeitpunkt der Menopause und umgekehrt.

Die Menarche ist üblicherweise noch keine echte Menstruation, d. h. es wird kein sekretorisch umgewandeltes, sondern lediglich ein proliferiertes Endometrium abgestoßen, weil es zu diesem Zeitpunkt lediglich zu **anovulatorischen Zyklen** kommt. Gewöhnlich dauert es 2–3 Jahre, bis regelmäßige ovulatorische, biphasische Zyklen eintreten. Aus diesem Grund besteht auch während der Pubertät eine weitgehende Sterilität.

Weitere Veränderungen

Der **Hymen** wird im Verlauf der Pubertät dicker, die **Vagina** wird feucht und faltig und weist nun auch wieder eine Besiedelung mit Döderlein-Bakterien auf, die den pH-Wert auf etwa 4–4,5 verschieben. Der saure pH-Wert der Scheide gehört zum unspezifischen Immunsystem und schützt vor einer Vermehrung pathogener Keime sowie, in Kombination mit dem Schleimpfropf der Zervix, Uterus und Tuben vor einer Keimaszension. Das **Corpus uteri** wächst auf seine endgültige Größe und wird hierbei auch aus der bisher gestreckten Lage in die typische Anteversion und Anteflexion gebracht. Der Zervikalkanal öffnet sich und sondert den für die Pubertät typischen weißlich-flockigen Schleim ab.

Das Erleben der körperlichen Veränderungen, verstärkt durch die zerebralen Wirkungen der Geschlechtshormone, hat in diesem Zeitraum auch **erhebliche seelische Auswirkungen.** Der Wunsch nach Selbstständigkeit, Partnerschaft und Gestaltung des eigenen Lebens wächst, doch kommt es gleichzeitig auch häufig zu Minderwertigkeitsgefühlen, Unsicherheit und Einsamkeit bis hin zu schwersten Depressionen mit Suizidneigung.

Zusammenfassung

Pubertät

- Thelarche (10. Lebensjahr)
- Pubarche (11. Lebensjahr)
- Wachstumsschub (ab dem 11. Lebensjahr)
- Menarche (12. Lebensjahr) mit zunächst noch anovulatorischen Zyklen
- Acne vulgaris aufgrund der begleitenden Testosteronproduktion
- Besiedelung der Scheide mit Döderlein-Bakterien
- Wachstum und Verbiegung der Gebärmutter
- seelische und psychische Veränderungen

2.1.2 Menstruationszyklus

Die Dauer eines Zyklus beträgt im Idealfall 28 Tage, doch gelten Verschiebungen um bis zu 3 Tage noch als normal.

Reifung der Eizelle

Während der Reifung einer Eizelle zur Befruchtungsfähigkeit entstehen nacheinander aus dem Primordialfollikel der Primärfollikel (50 µm), der Sekundär- (200 µm) und Tertiärfollikel (500 µm) bis hin zum sprungreifen, präovulatorischen sog. Graaf-Follikel, der bis zu 2 cm im Durchmesser erreicht (> Abb. 2.3). Diese **Stadien** sind sowohl mit einer Reifung der zentralen Eizelle als auch mit der Entwicklung der Epithelzellen sowie der Theca folliculi verbunden. Beispielsweise wird aus dem einschichtigen Epithel des Primärfollikels das mehrschichtige Epithel des Sekundärfollikels.

Die **Theka** differenziert sich im Tertiärfollikel in eine zellreiche Theca interna, welche gemeinsam mit den Granulosazellen Östrogene produziert, und in eine faserreiche Theca externa, welche die Blutgefäße führt und in das umgebende Bindegewebe übergeht. Das wichtigste Östrogen ist das **Östradiol.** Daneben entstehen noch Östriol und Östron.

Ovulation

Aus dem sprungreifen Tertiärfollikel, dem **Graaf-Follikel,** der zwischen den Follikelepithelzellen einen zystischen, flüssigkeitsgefüllten Hohlraum gebildet hat, erfolgt etwa am 14. Zyklustag der Eisprung (Ovulation). Dies bedeutet, dass die Wand des Follikels rupturiert und die Eizelle mitsamt einer umhüllenden Schicht aus Granulosazellen in den Eileiter (Tube) hinausgeschleudert wird (> Abb. 2.4). Dabei legt sich die Tube mit ihrer trichterförmigen Öffnung, chemotaktisch angelockt, exakt über den Graaf-Follikel.

Der zurückbleibende Rest des Follikels faltet sich zusammen und formt sich zum sog. **Gelbkörper** (Corpus luteum) um. Die Thekazellen des Gelbkörpers produzieren ab diesem Zeitpunkt (genau genommen bereits einige Stunden vor der Ovulation) für die folgenden 2 Wochen das Gelbkörperhormon **Progesteron** (> Abb. 2.5). Wird die im Eileiter zur Gebärmutter wandernde Eizelle in dieser Zeit nicht befruchtet, bildet sich der Gelbkörper nach nunmehr insgesamt 28 Tagen (± 2 Tage) zurück und wandelt sich in eine bindegewebige Narbe um, das

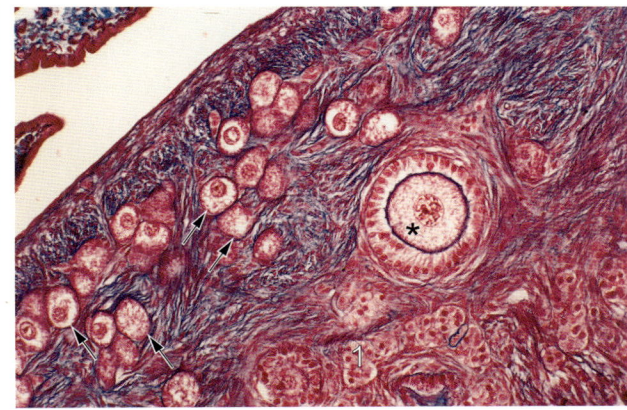

Abb. 2.3 Zahlreiche Primordial- (Pfeile) und ein Sekundärfollikel (*). [36]

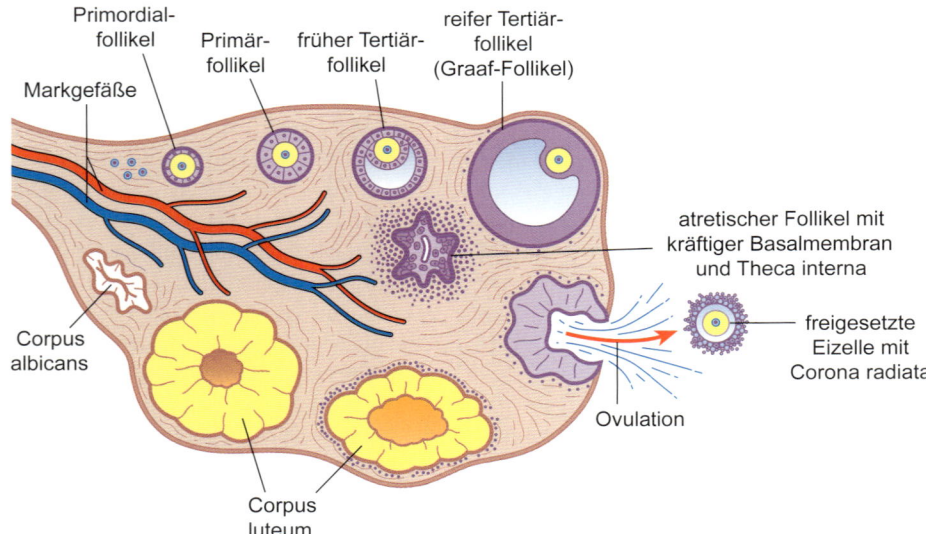

Abb. 2.4 Follikelbildung und Ovulation. [36]

sog. **Corpus albicans** („weißer Körper" = Narbe). Auch die Produktion des Progesterons ist damit bis auf eine sehr geringe Basalsekretion beendet.

Das zweite weibliche Sexualhormon Progesteron wird also, da es überwiegend nur im Gelbkörper entsteht, nicht fortlaufend, sondern nahezu ausschließlich während der jeweils 2. Hälfte eines Menstruationszyklus gebildet und ins Blut sezerniert!

Es sei hier noch angemerkt, dass aus dem Ovar neben den weiblichen auch eine geringe Menge männlicher Hormone (DHEA und Testosteron) ans Blut abgegeben werden.

MERKE
- Produktion der Östrogene (Follikelhormone)
  - hauptsächlich in den Follikeln, in der 2. Zyklushälfte auch im Gelbkörper
  - in sehr geringem Umfang auch in der Nebennierenrinde
- Produktion des Progesterons (Gelbkörper- oder Schwangerschafts-hormon)
  - im Gelbkörper der 2. Zyklushälfte

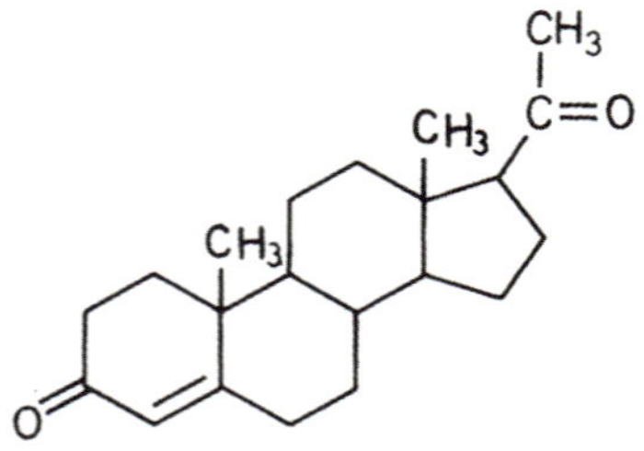

Abb. 2.5 Strukturformel des Progesterons. [1]

Zyklische Veränderungen der Gebärmutter

Etwa alle 28 Tage reift in den Ovarien der Frau eine einzelne Eizelle zur Befruchtungsfähigkeit heran, die dann in die **Tube** (Eileiter) ausgestoßen wird, um zur Gebärmutter zu wandern. Ermöglicht wird dies durch Flimmerhärchen und die Peristaltik der Tube. Während dieser „Wanderschaft" kann die Eizelle befruchtet werden. Da die Gebärmutter in keinem der 28-tägigen Zyklen „wissen" kann, ob das Ei nun befruchtet wird oder nicht, muss sie jedes Mal Vorkehrungen für den Fall einer eventuellen Schwangerschaft treffen. Dies bedeutet vor allem, dass die Schleimhaut sich einer solchen Situation in jedem Zyklus aufs Neue anzupassen hat.

Beide Hormone wirken an der Gebärmutterschleimhaut (Endometrium):
- Östradiol bewirkt in den ersten 14 Tagen, der **Follikelphase** (auf das Ovar bezogen) bzw. **Proliferationsphase** (auf das Endometrium bezogen), überwiegend eine Dickenzunahme des Endometriums auf ca. 6 mm. Diese Proliferation der Schleimhaut ist mit einem Wachstum von Arterien und Endometriumdrüsen verbunden. Der Muttermund weitet sich; der Schleim im Zervikalkanal wird dünnflüssiger und damit für die Spermien zunehmend leichter passierbar.
- In den folgenden 14 Tagen, der **Lutealphase** (Ovar) bzw. **Sekretionsphase** (Endometrium), erfolgt neben dem weiteren östrogenvermittelten Wachstum durch Progesteron eine Umwandlung der hypertrophierten Schleimhaut. Die Durchblutung wird weiter gesteigert und es kommt zur Sekretion eines glykogenhaltigen Schleims.

Der weibliche Zyklus (➤ Abb. 2.6) beginnt mit dem ersten Tag der Menstruationsblutung. Die **Proliferationsphase** beginnt also mit diesem 1. Blutungstag und endet 2 Wochen später mit der Ovulation. Inmitten der **Sekretionsphase,** etwa am 20. Zyklustag, ist die Gebärmutterschleimhaut unter dem Ein-

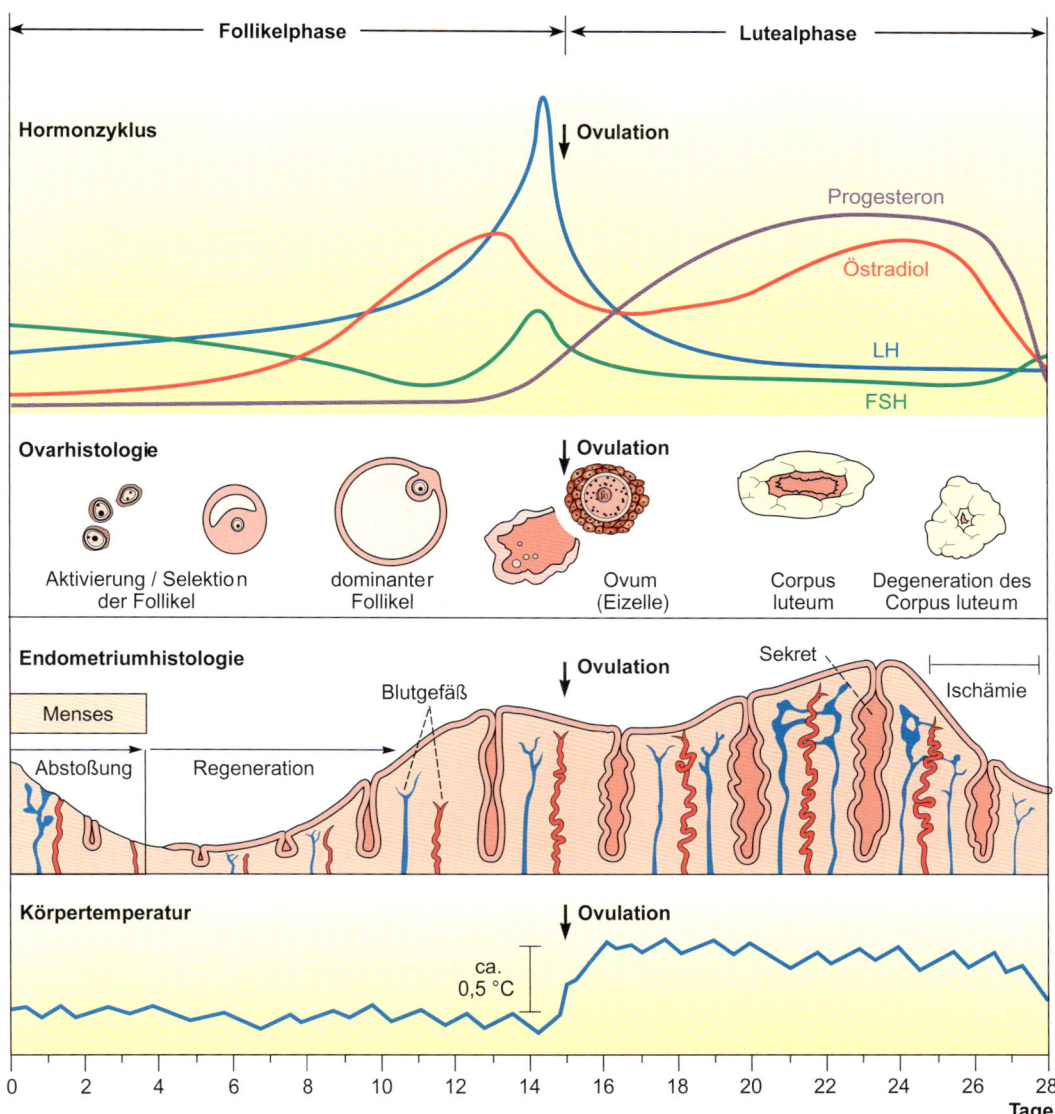

Abb. 2.6 Menstruationszyklus [36]

fluss des Progesterons auf die Einnistung einer befruchteten Eizelle vorbereitet.

Diese Bereitschaft des Endometriums bleibt so lange erhalten, wie die Serumspiegel an Östradiol und Progesteron ausreichend hoch sind. Fallen sie ab, kommt es zu einer Minderdurchblutung durch Konstriktion der Schleimhautgefäße: Die Schleimhaut geht zugrunde und ihr Hauptanteil wird abgestoßen. Es kommt zur Menstruation und damit zum Beginn des nächsten Zyklus.

Die in der Gebärmutter während des 28-tägigen Zyklus aufgebaute und für eine Schwangerschaft vorbereitete Schleimhaut kann also wegen des Versiegens der Hormonproduktion im Gelbkörper nicht mehr stabil gehalten werden und stößt sich ab; es kommt für 3–5 Tage zur Hormonentzugsblutung (Menstruation). Bereits 2 Tage vor diesem neuen Zyklus beginnen allerdings schon wieder die nächsten Primordialfollikel zu reifen.

Veränderungen an der Zervix

Während der Geschlechtsreife schiebt sich das einschichtige, zylindrische Epithel der Schleimhaut des Zervikalkanals unter Östrogeneinfluss in Richtung der Portiooberfläche nach außen vor (Portioektopie) und verdrängt hier das mehrschichtige Plattenepithel (➤ Abb. 2.7), während nach der Menopause der umgekehrte Vorgang stattfindet.

Die **Wirkung der Östrogene** in den 14 Tagen vor der Ovulation (Follikelphase bzw. Proliferationsphase) besteht an der Zervix in einer Erweiterung des Zervikalkanals und einer vermehrten Schleimbildung. Der Schleim besteht aus Glykoproteinen und enthält neben Glukose, Elektrolyten und Spurenelementen auch Immunglobuline. Kurz vor der Ovulation wird er durch vermehrte Wassereinlagerung dünnflüssiger. Die Muzinfäden sind nun nicht mehr vernetzt, sondern parallel

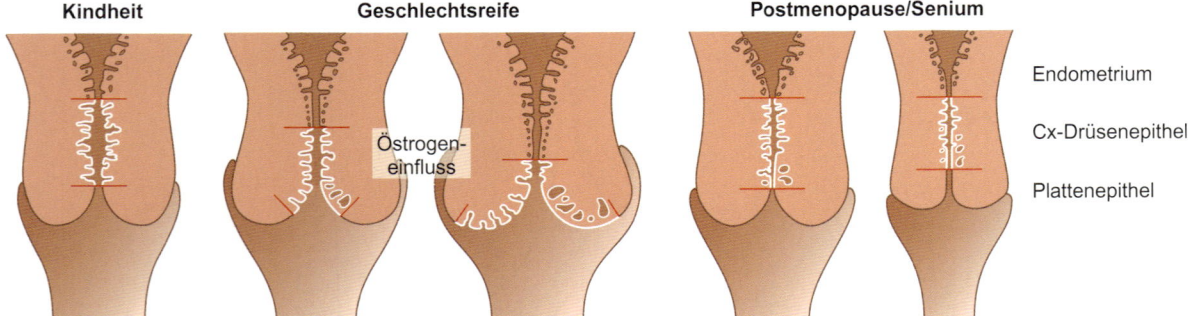

Abb. 2.7 Portioveränderungen [14]

ausgerichtet, wodurch sie einerseits für Spermien passierbar werden und andererseits eine sog. **Spinnbarkeit** erhalten: Zwischen dem Daumen und einem weiteren Finger lassen sich 10–12 cm lange Fäden ziehen (➤ Abb. 2.8a). Verteilt man den Zervixschleim auf einem Objektträger und lässt ihn trocknen, so kristallisiert er zu einem farnkrautähnlichen Muster (sog. **Farnkrautphänomen,** ➤ Abb. 2.8b).

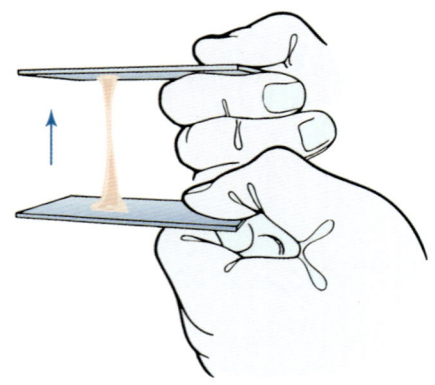

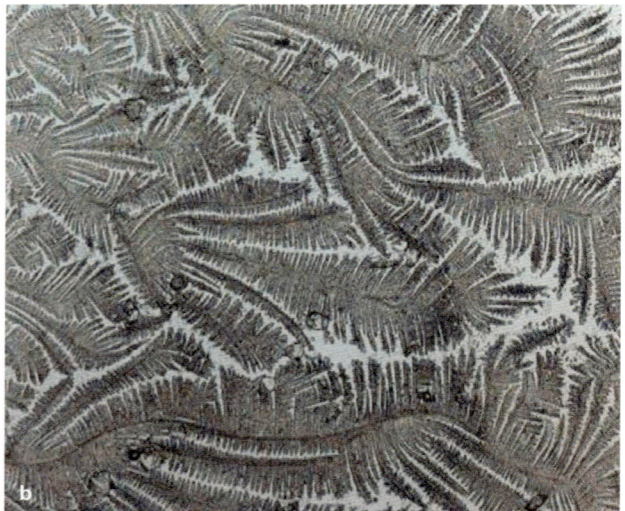

Abb. 2.8 Spinnbarkeit des Zervixschleims und Farnkrautphänomen. Nach der Menstruation ist der Schleim zäh und nicht gut spinnbar. **a** Kurz vor der Ovulation ist der Schleim dagegen klar und gut spinnbar [32]. **b** Das Farnkrautphänomen bezeichnet das Muster beim Antrocknen des Scheidensekrets [19].

Dieses Phänomen verschwindet unter dem **Einfluss des Progesterons** der Lutealphase. Die Muzinfäden verdichten sich und werden für Spermien unpassierbar; die Spinnbarkeit des Schleims ist nicht mehr vorhanden und der Zervikalkanal wird eng.

Veränderungen an der Scheide

Das unverhornte Plattenepithel der Vagina besteht aus zahlreichen, übereinandergeschichteten Zellreihen. Die einzelnen Zellen enthalten ungewöhnlich viel Glykogen. Die an der Oberfläche abschilfernden Zellen dienen, einschließlich ihres Glykogens, den sog. Döderlein-Bakterien (Lactobacillus acidophilus und weitere Laktobazillen) zur Ernährung. Diese physiologischen, fakultativ anaerob wachsenden **Scheidenbakterien** der geschlechtsreifen Frau zerlegen das Glykogen in Glukose und bauen dieselbe dann, bei dem gegebenen O_2-Mangel, zu Milchsäure ab. Das entstehende saure Milieu begünstigt die weitere Vermehrung der Laktobazillen, während es gleichzeitig das Wachstum pathogener Keime hemmt. Auf diese Weise entsteht das physiologische Scheidenmilieu als Bestandteil des unspezifischen Immunsystems.

Das **Epithel** der Scheide proliferiert unter dem Östrogeneinfluss der Follikelphase. Das Progesteron der Corpus-luteum-Phase führt zu einer mikroskopisch nachweisbaren Veränderung der Zellen im Vaginalabstrich und zu ihrer verstärkten Abschilferung nebst Freisetzung von Glykogen.

Grundsätzlich lässt ein Vaginalabstrich einen recht sicheren Rückschluss auf den Zyklusabschnitt und auf die Konzentration der im Serum nachweisbaren Sexualhormone zu.

Veränderungen der Mamma

Die Brustdrüse ist ebenfalls zyklischen Veränderungen unterworfen. Im Gegensatz zum Endometrium erreicht sie ihren höchsten Proliferationsgrad in der zweiten Zyklushälfte. Das größere Gesamtvolumen der Brust in der Lutealphase lässt sich zusätzlich auch auf eine bessere Durchblutung und verstärkte Wassereinlagerung zurückführen.

Psychische Veränderungen

Durch den zyklischen Einfluss auf Psyche und Vegetativum befindet sich die Frau neurovegetativ in einem labileren Gleichgewicht als der Mann. Östrogene wirken stimmungsaufhellend/euphorisierend, aktivieren aber mehr den Parasympathikus; das Progesteron der Lutealphase führt eher zu einer Sedierung und verstärkt gleichzeitig, z. B. an den Blutgefäßen, die Wirkungen des Sympathikus.

Regulation der Hormonsekretion

Die Hormone des Ovars unterstehen analog zur Situation beim Hoden der Kontrolle und Stimulation der Gonadotropine, also der hypophysären Hormone **FSH** und **LH,** die ihrerseits wiederum durch das **GnRH** des Hypothalamus zur Sekretion gebracht werden.

LH und FSH während eines Zyklus

Während das FSH am Hoden ununterbrochen die Spermiogenese der Hodenkanälchen und LH ebenfalls „rund um die Uhr" die Testosteronproduktion der Leydig-Zellen stimuliert, sind ihre Wirkungen im Ovar zeitlich abgestuft. Die Hormonproduktion der Ovarien ist auf die Hypophysenhormone LH und FSH sowie auf das GnRH des Hypothalamus abgestimmt und mit diesen rückgekoppelt.

FSH (follikelstimulierendes Hormon!) bedingt am Beginn eines Zyklus die Reifung verschiedener Primordialfollikel zu Primär- und Sekundärfollikeln, von denen etwa am 7. Zyklustag ein einziger herausgebildet ist, der sich in der Folge weiterentwickelt, während die übrigen atrophieren. Der übrig gebliebene, sog. dominante Follikel, beginnt nun verstärkt **Östrogene** zu produzieren, wodurch im Zuge der negativen Rückkopplung der FSH-Serumspiegel abfällt.

Das **LH** der Hypophyse ist, im Gegensatz zum FSH, mit dem Östradiol positiv rückgekoppelt, sodass sein Serumspiegel parallel zur zunehmenden Östrogensekretion aus dem dominanten Follikel zunimmt. Kurz vor der Zyklusmitte erreicht die Östrogensekretion aus dem gewachsenen dominanten Follikel ein Maximum, und nachfolgend hiermit auch der LH-Serumspiegel. Sowohl Östradiol als vor allem auch das LH (luteinisierendes Hormon!) induzieren nun die Luteinisierung des Graaf-Follikels und Umwandlung in das Corpus luteum, wodurch bereits kurz vor der Ovulation die **Progesteron**-Synthese beginnt. Das zunächst lokal im Graaf-Follikel freigesetzte Progesteron führt zur Aktivierung von proteolytischen Enzymen, die nun ihrerseits die Wand des Follikels andauen und damit die Ovulation erzwingen: Die Eizelle wird einschließlich der umgebenden Granulosazellen in die Tube ausgeschieden.

Der Gelbkörper produziert zunehmende Mengen Progesteron, um sich etwa ab dem 22. Zyklustag zurückzubilden. Wenn gegen Zyklusende die sezernierten Mengen an Östradiol und Progesteron nicht mehr ausreichen, die hypertrophierte Uterusschleimhaut stabil zu halten, kommt es zur Blutung. Schon einige Tage zuvor führte die Abnahme der Östrogenspiegel zu einem allmählichen Anstieg des **FSH,** dessen Wirkung den Beginn des neuen Zyklus ermöglicht.

Rückkopplungen

Während Östrogene die Sekretion von FSH direkt an der Hypophyse unterdrücken, erfolgt die entsprechende negative Rückkopplung durch Progesteron vor allem am Hypothalamus, was zur Unterdrückung der GnRH-Sekretion führt. In deren Folge kommt es zum Abfall von FSH und LH. Erst im Zuge der allmählichen Rückbildung des Corpus luteum mit Verminderung der Progesteronsynthese können die GnRH-Produktion und damit die Serumspiegel von FSH und LH erneut ansteigen, sodass es zur erneuten Hormonsekretion aus dem Ovar kommt.

PATHOLOGIE

Zyklusstörungen

Die **Menstruation** (Menses, Regelblutung) dauert durchschnittlich 3–5 Tage. Hierbei gehen 40–80 ml Blut verloren, entsprechend einem Eisenverlust von 20–40 mg (2 ml Blut enthalten 1 mg Eisen). Der Eisenbedarf der Frau ist dadurch, außerhalb der Schwangerschaft, gegenüber demjenigen des Mannes um 1 mg/Tag gesteigert.

Eine übermäßig starke Blutung bei normaler Dauer wird als **Hypermenorrhö** bezeichnet. Hierbei entstehen Eisenverluste, die häufig über die übliche Ernährung nicht mehr auszugleichen sind. Ursachen einer Hypermenorrhö sind u. a. Uterusmyome, Entzündungen oder eine Endometriose.

Das Gegenteil der Hypermenorrhö ist die **Hypomenorrhö,** also eine auffallend schwache Regelblutung. Die wesentlichen Ursachen sind orale Kontrazeptiva (Pille) und hormonelle Störungen.

Zu den sog. Tempoanomalien, also verkürzten (**Polymenorrhö**) oder verlängerten (**Oligomenorrhö**) Zyklen kommt es ebenfalls in der Regel durch hormonelle Störungen. Dagegen ist die **Menorrhagie,** die zeitlich verlängerte Menses, seltener durch Hormonstörungen und häufiger durch Entzündungen von Uterus und Adnexe, durch Tumoren oder durch internistische Erkrankungen (z. B. Gerinnungsstörungen) bedingt.

Zwischenblutungen sind zusätzlich zwischen zwei Menstruationen auftretende Blutungen. Die möglichen Ursachen sind vielfältig und reichen von hormonellen Störungen über Entzündungen bis hin zum Karzinom.

Mit **Amenorrhö** wird das Ausbleiben der Regelblutung bezeichnet. Sie kann primär entstehen, indem es im Verlauf der Pubertät und in der Zeit danach nicht zur Menstruation kommt. Mögliche Ursachen sind Fehlbildungen der Gebärmutter oder z. B. auch einmal eine Hymenalatresie (Hymen ohne Öffnung), oder die Amenorrhö entsteht sekundär aus einer neu aufgetretenen pathologischen Veränderung. Vielfältigste hormonelle Dysfunktionen bis hin zur Schilddrüsenunterfunktion oder einem Diabetes mellitus können zur Amenorrhö führen. Nicht so selten sind psychische Alterationen oder eine massive Fehl- bzw. Mangelernährung (Anorexie) die Ursache.

Dysmenorrhö ist die schmerzhafte Regelblutung. Sie kann primär, z. B. bei genitalen Fehlanlagen, oder (ungleich häufiger) sekundär entstehen.

MERKE
Definitionen

- Hypermenorrhö: übermäßig starke Regelblutung
- Hypomenorrhö: auffallend schwache Regelblutung
- Polymenorrhö: verkürzter Zyklus
- Oligomenorrhö: verlängerter Zyklus (seltene Blutungen)
- Amenorrhö: primär oder sekundär fehlende Regelblutung
- Zwischenblutung: zusätzlich zwischen den Regelblutungen auftretende Blutungen
- Metrorrhagie: > 14 Tage dauernde Zwischenblutung
- Menorrhagie: zeitlich ausgedehnte, verstärkte Regelblutung
- Dysmenorrhö: schmerzhafte Regelblutung
- Dyspareunie: Schmerzen beim Geschlechtsverkehr

2.1.3 Kontrazeption

Kontrazeption (= Antikonzeption) bedeutet Verhinderung der Konzeption, also die Verhütung einer ungewollten Schwangerschaft. Hierfür steht eine ganze Reihe natürlicher (physiologischer) sowie chemisch-mechanischer Methoden zur Verfügung (➤ Abb. 2.9). Sie sollen im Folgenden nur kurz vorgestellt werden.

Natürliche Methoden

Zeitwahlmethode

Unter der Zeitwahlmethode nach Knaus-Ogino versteht man die **periodische sexuelle Enthaltsamkeit** während der fruchtbaren Tage der Frau. Der Eisprung findet, bei einem regelmäßigen 28-Tage-Zyklus, am 13. oder 14. Zyklustag statt. Bei einer abweichenden Zyklusdauer, aber regelmäßig ovulatorischen Zyklen, kann von einer 14-tägigen Dauer der Lutealphase ausgegangen werden, sodass der Tag der Ovulation einfach zu berechnen ist.

Das unbefruchtete Ei hat eine Lebensdauer von maximal 8–10 Stunden; die Spermien bleiben (im weiblichen Genitaltrakt) für 2–3 Tage (maximal 4) befruchtungsfähig. Bei einem 28-Tage-Zyklus reichen die fruchtbaren Tage dementsprechend vom 11. bis zum 15. Zyklustag, unter Einrechnung einer Sicherheitsspanne vom 10. bis zum 16.

Wesentliche **Voraussetzung** für die Anwendung der Methode nach Knaus-Ogino ist ein stabiler Zyklus, den die Frau über 12 Monate, einschließlich Temperaturmessung, dokumentiert hat. Bei unregelmäßigen Zyklen ist die Methode demzufolge nicht anwendbar.

Messung der Basaltemperatur

Auch die Methode, bei der die Basaltemperatur gemessen und der **Anstieg in der Zyklusmitte** als Ovulationstermin – bzw. genauer als der 1. Tag *nach* erfolgter Ovulation – definiert wird (➤ Abb. 2.10), setzt einen stabilen Zyklus voraus, weil ja bereits die Tage *vor* dem Temperaturanstieg zu den fruchtbaren Tagen gehören. Gegenüber der Methode nach Knaus-Ogino besteht also nur der Unterschied, dass der Ovulationstermin noch genauer definiert ist und als Basis für die fruchtbaren Tage dienen kann.

Wesentlich ist, dass die Temperatur direkt nach dem morgendlichen Erwachen (und *vor* dem Gang zur Toilette) zum jeweils selben Zeitpunkt gemessen wird. Verschiebungen z. B. am Wochenende oder selbstverständlich auch grippale Infekte führen zu Ungenauigkeiten. Erst wenn der Temperaturanstieg nach Messungen über 6–12 Monate an immer dem gleichen Zyklustag erfolgt, kann die Methode als zuverlässig beurteilt werden. Gemessen werden sollte rektal oder vaginal, *nicht* in der Mundhöhle (wie in ➤ Abb. 2.9 gezeigt).

Billings-Methode

Bei der Billings-Methode beobachtet die Frau ihr **Zervixsekret.** Sobald der Schleim wässrig-klar und spinnbar wird, ist sexuelle Abstinenz geboten. Wegen der Überlebenszeit der Spermien von mehreren Tagen ist die Methode mit Vorsicht zu genießen. Ihr wesentlicher Vorzug dürfte darin bestehen, den fruchtbarsten Tag für eine Konzeption zu nutzen.

Coitus interruptus

Der Coitus interruptus, also das Zurückziehen des Gliedes vor der Ejakulation, kann als die häufigste natürliche Methode zur Schwangerschaftsverhütung betrachtet werden. Gleichzeitig ist sie auch die unsicherste, weil bereits vor dem Samenerguss Spermien in die Scheide gelangen können. Die Unsicherheit dieser Verhütungsmethode steht im krassen Widerspruch zur gültigen Definition, nach der Männer, deren Ejakulat weniger als 20 Millionen Spermien pro ml enthält, als nur noch eingeschränkt zeugungsfähig gelten.

Chemische Methoden

Hierbei dienen **spermizide Substanzen,** die in der Form von Tabletten, Schaumovula oder als Salbe vor dem Geschlechtsverkehr in die Scheide eingeführt werden, zur Verhütung. Die aktuellen Präparate enthalten inzwischen alle denselben Wirkstoff **(Nonoxinol).** Die Sicherheit ist bei vorschriftsmäßiger Anwendung (und Wartezeit!) recht ordentlich und lässt sich

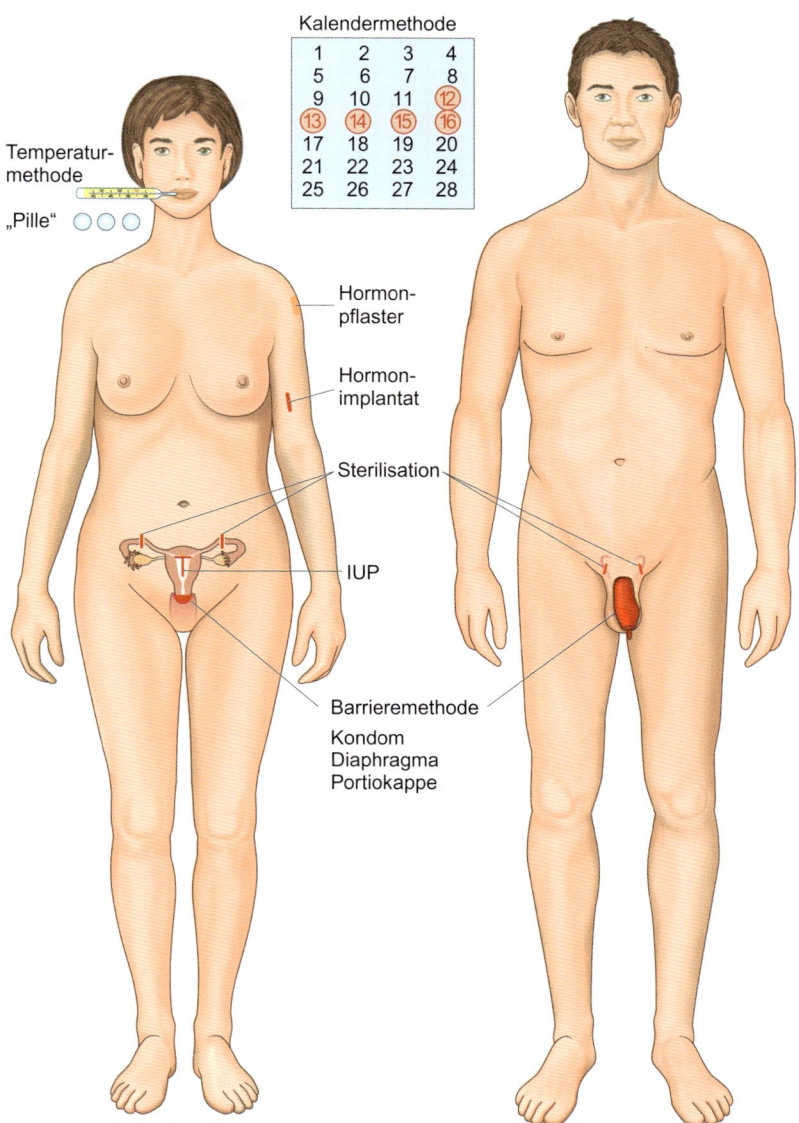

Kalendermethode

1	2	3	4
5	6	7	8
9	10	11	⑫
⑬	⑭	⑮	⑯
17	18	19	20
21	22	23	24
25	26	27	28

Temperatur-
methode

„Pille"

Hormon-
pflaster

Hormon-
implantat

Sterilisation

IUP

Barrieremethode
Kondom
Diaphragma
Portiokappe

Abb. 2.9 Übersicht der wichtigsten Antikonzeptionsmethoden. [14]

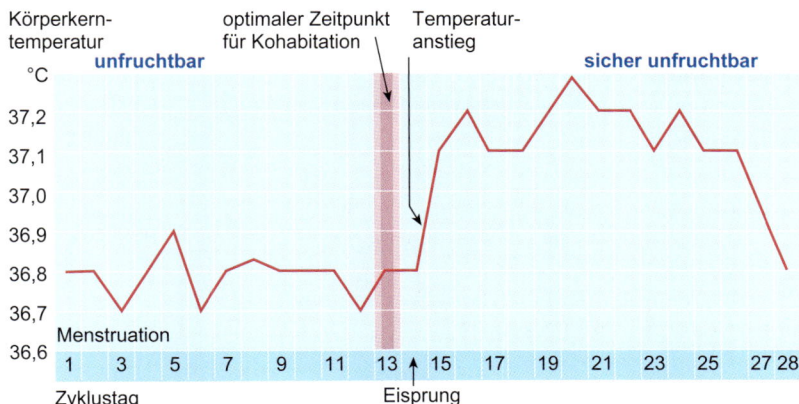

Körperkern-
temperatur
°C

unfruchtbar

optimaler Zeitpunkt
für Kohabitation

Temperatur-
anstieg

sicher unfruchtbar

37,2
37,1
37,0
36,9
36,8
36,7
36,6

Menstruation

Zyklustag   Eisprung

Abb. 2.10 Basaltemperaturkurve [14]

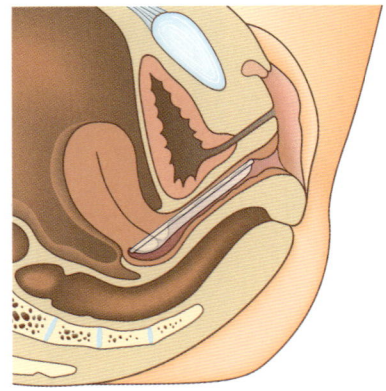
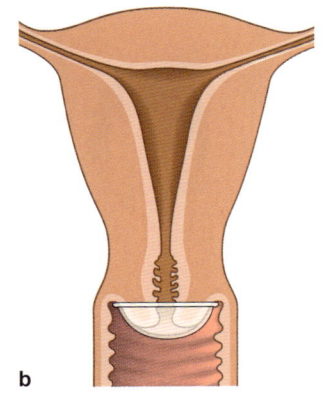

a   b

Abb. 2.11 Barrieremethoden. **a** Scheidendiaphragma. **b** Portiokappe. [14]

durch die Kombination mit einem Scheidendiaphragma nochmals deutlich steigern.

Mechanische Methoden

Zu den mechanischen Methoden gehören das Kondom, das Scheidendiaphragma und die Portiokappe.

Kondom

Das Kondom (Präservativ) besitzt weltweit große Bedeutung. Gefertigt wird es aus Latex. Markenkondome besitzen über ihre kontrazeptive Funktion hinaus den Vorteil, bei vorschriftsmäßiger Handhabung und als **einzige Methode überhaupt** einen zuverlässigen Schutz vor sexuell übertragbaren Krankheiten zu bieten – von Chlamydien oder Gonokokken über HIV bis hin zu den Hepatitiden B und C.

Das **Femidom**® ist das „Kondom der Frau". Es wird in die Scheide eingelegt und schützt ebenfalls vor sexuell übertragbaren Krankheiten.

Scheidendiaphragma/Portiokappe

Scheidendiaphragma und Portiokappe bestehen aus einem kappenartigen Gummi mit elastisch-federndem Rand bzw. aus Kunststoff. Sie werden bis zu 2 h vor dem Verkehr über die Portio gestreift und stützen sich hierbei im hinteren Scheidengewölbe sowie an der Scheidenvorderwand ab (➤ Abb. 2.11). Sie sollten vom Arzt in der anatomisch korrekten Größe ausgewählt werden.

Beide Barrieremethoden müssen nach dem Verkehr noch für 6–8 Stunden belassen werden. Ihre kontrazeptive Sicherheit wächst bei gleichzeitiger Anwendung spermizider Substanzen.

Intrauterinpessar

Intrauterinpessare (IUP) werden während der Menstruation oder in der Zyklusmitte in die Gebärmutterhöhle eingelegt. Es gibt sie von verschiedenen Firmen in unterschiedlichen Versionen (➤ Abb. 2.12). In der Regel handelt es sich um einen Kunststoffkörper, der kontinuierlich geringe Mengen an Kupfer oder (seltener) Progesteron abgibt. Ein daran befestigter Faden ragt mit seinem freien Ende in die Scheide und ermöglicht die Entfernung (nach 3–5 Jahren). Die korrekte Lage des Pessars kann in der Sonografie erkannt werden.

Zur Antikonzeption empfohlen werden die Pessare überwiegend für Frauen > 35 Jahre mit abgeschlossener Familienplanung.

Wirkmechanismus

Der Wirkmechanismus des IUP ist immer noch nicht in allen Einzelheiten geklärt. Wichtig sind jedenfalls, über die mechanische Störung der Nidation (Einnistung des befruchteten Eis) hinaus, auch die Kupferionen. IUP gehören, gemeinsam mit der „Pille danach", zu den Verhütungsmitteln, die zumindest primär nicht die Konzeption (Befruchtung), sondern die Nidation (Einnistung des befruchteten Eis) verhindern. Allerdings soll der Kupfer- bzw. Progesterongehalt bereits die Konzeption behindern.

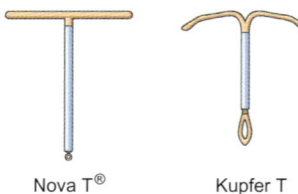
Nova T®   Kupfer T

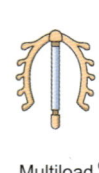
Multiload®
CU 250 short

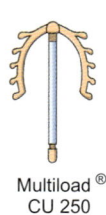
Multiload®
CU 250

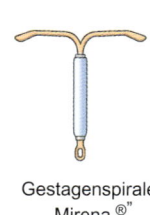
Gestagenspirale
„Mirena®"

Abb. 2.12 Intrauterinpessare (IUP). [14]

Man kann die Spirale auch in den Tagen nach einer vermuteten Konzeption einlegen. Dies fällt nicht unter den Begriff des Schwangerschaftsabbruchs, weil die Schwangerschaft genau genommen erst mit der Nidation (= Implantation) beginnt.

Nebenwirkungen

Als Nebenwirkungen eines Intrauterinpessars sind vor allem **Blutungen** und **Schmerzen** zu erwähnen. Aufsteigende **Infektionen** (als Endometritis oder Adnexitis) sind nach offiziellen Angaben selten (3 %). Eine unbemerkte Ausstoßung des Pessars ist möglich, ebenso eine Perforation der Gebärmutter (extrem selten). Die Rate an Tubargraviditäten ist erhöht. Wird eine Frau trotz liegendem IUP schwanger, kommt es in der Hälfte der Fälle zum Abort. Das IUP sollte deswegen, wann immer möglich, nach Eintritt einer Schwangerschaft entfernt werden.

HINWEIS DES AUTORS
Nach meinen Erfahrungen sind aufsteigende Infektionen bei liegendem IUP eher die Regel als die Ausnahme.

Hormonale Kontrazeptiva

Von den Frauen im geschlechtsreifen Alter verhütet etwa jede dritte mit der Pille. Ihr Prinzip besteht in einer Hemmung der Ovulation (➤ Abb. 2.13).

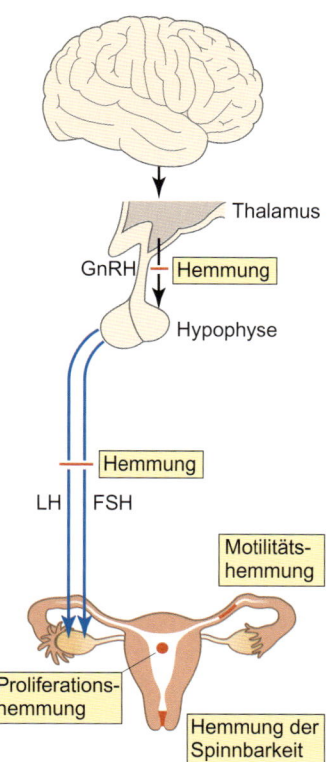

Abb. 2.13 Wirkungen der Pille. [14]

Präparate

Die üblichen hormonalen Kontrazeptiva enthalten in wechselnden Anteilen synthetische **Östrogene** (zumeist Ethinylöstradiol) und **Gestagene.** Es gibt Gestagene mit androgener (Norgestrel u. a.) und solche mit antiandrogener Wirkung (Chlormadinonacetat, Cyproteronacetat, Dienogest u. a.). Bestehen androgenabhängige Störungen wie Acne vulgaris, Seborrhö oder Hirsutismus, so wird man zu Präparaten mit antiandrogener Wirkung raten.

Die meisten Ovulationshemmer enthalten **21 Tabletten.** Im einnahmefreien Intervall (bis zum Zyklustag 28) kommt es, etwa 3 Tage nach Einnahme der letzten Pille, zur Abbruchblutung (Hormonentzugsblutung). Unabhängig davon, ob die Blutung noch anhält oder nicht, wird nach 7-tägiger Einnahmepause die nächste Packung angefangen. Lediglich zu Beginn der Einnahme, also bei der allerersten Packung, wird am ersten Tag einer Menstruation begonnen, sodass dieser Zyklus, mit Entzugsblutung um den 24. Tag, kürzer ist als üblich.

Die Dosis des enthaltenen Gestagens liegt (vorsichtshalber) etwa beim Doppelten derjenigen Dosis, die zur Ovulationsunterdrückung erforderlich wäre. Der Östrogenanteil ist mit 20–30 µg heute sehr niedrig gewählt (= *Mikro*pille, nicht zu verwechseln mit der *Mini*pille!). Kommt es zu Zwischenblutungen, wird eine Pille mit einem höheren Östrogenanteil (50 µg) gewählt.

Ein- und Zweiphasenpräparate
Bei den sog. **Einphasenpräparaten** werden die enthaltenen Östrogene und Gestagene in konstanter Dosierung über 21 Tage eingenommen. **Zweiphasenpräparate** enthalten neben einer konstanten Östrogendosis erst ab dem 8. Einnahmetag zusätzlich Gestagen. Dies entspricht eher den physiologischen Gegebenheiten. Auch die Uterusschleimhaut wird besser aufgebaut. Bei den **zwei-** und **dreistufigen Einphasenpräparaten** wird der Gestagengehalt von der Ovulationshemmdosis aus in ein oder zwei Stufen erhöht. Der Östrogengehalt ist konstant oder er wird zur Zyklusmitte vorübergehend angehoben, um den normalen Zyklus nachzuahmen.

Minipille
Die sog. Minipille enthält ausschließlich ein niedrig dosiertes Gestagen, das die Spermienaszension erschwert, ohne die Ovulation zu verhindern. Sie hat sich nicht bewährt und wird kaum noch eingesetzt.

Dreimonatsspritze
Depotpräparate (Dreimonatsspritze) enthalten Gestagene, die über einen Zeitraum von 2–3 Monaten kontrazeptiv wirken. Die resultierende Östrogenverarmung führt häufig zu Schmierblutungen, einer Atrophie des Endometriums und schließlich, nach längerer Anwendung, zur Osteoporose und weiteren Zeichen des Östrogenmangels.

Pille danach

Die „Pille danach" (Postkoitalpille, „morning after pill") enthielt in früheren Jahren eine hochdosierte Kombination aus Östrogenen und Gestagenen (Tetragynon®), neuerdings nur noch hochdosierte Gestagene (1,5 mg Levonorgestrel). Die Bezeichnung des Präparats wurde mit PiDaNa® sehr sinnig gewählt. Die Pille muss möglichst frühzeitig nach einem ungeschützten Verkehr, längstens aber nach 72 h eingenommen werden und verhindert dann mit guter Zuverlässigkeit den Eintritt einer Schwangerschaft (95 % Sicherheit innerhalb 24 h, 85 % innerhalb 48 h). Das **Wirkprinzip** beruht überwiegend in einer Verhinderung der Ovulation. Hat sie zum Zeitpunkt der Einnahme bereits stattgefunden, wird wenigstens noch die Implantation ins Endometrium mit ausreichender Zuverlässigkeit unterbunden. Daneben wird durch Veränderung des Zervixschleims die Penetration der Spermien behindert, wobei diese Wirkung 10 oder 20 h „danach" nicht wirklich von Bedeutung sein kann.

Mögliche **Nebenwirkungen** sind Übelkeit und Erbrechen, Müdigkeit, Kopfschmerzen und Schwindel.

Nebenwirkungen hormonaler Kontrazeptiva

Überwiegend nur während der ersten Anwendungsmonate kommt es bei jeder 10. Frau zu einem oder mehreren der folgenden **Symptome:** Müdigkeit, Kopfschmerzen, Schlafstörungen, Libidoveränderungen, Spannungsgefühl in den Brüsten, Gewichtszunahme und Ödeme, Stimmungsschwankungen und eventuell Übelkeit.

Blutungsstörungen, vor allem in Gestalt von **Schmierblutungen,** sind bei niedrig dosierten Präparaten recht häufig. Wenn sie über mehrere Zyklen bestehen bleiben, sollte auf ein Präparat mit höher dosiertem Östrogengehalt umgestellt werden.

Bleibt die Abbruchblutung während der 7-tägigen Pause aus, sollte – nach negativem Schwangerschaftstest (!) – auf ein Zweiphasenpräparat übergegangen werden.

Das Risiko **arteriosklerotischer Veränderungen** und ihrer Folgen wie KHK und Herzinfarkt war unter den höher dosierten Präparaten früherer Jahre und Jahrzehnte deutlich erhöht. Dies gilt heute nicht mehr. Einschränkend muss lediglich hinzugefügt werden, dass (möglicherweise) für Raucherinnen das Risiko für einen Herzinfarkt durch die Pille weiter zunimmt.

Östrogene stimulieren die Leber zur vermehrten Bildung von Gerinnungsfaktoren. Gleichzeitig sinkt der Antithrombinspiegel und die Thrombozytenaggregationsneigung nimmt zu. Die **Thrombosegefahr** wächst entsprechend unter der Einnahme oraler Kontrazeptiva – besonders ausgeprägt im ersten Einnahmejahr.

Wirklich relevant scheint das Risiko für Phlebothrombose (und Lungenembolie), Thrombophlebitis oder Apoplex jedoch nur zu sein, wenn gleichzeitig zusätzliche Risikofaktoren vorhanden sind, unter denen neben genetischen Anlagen, Adipositas oder Hyperlipidämie vor allem das Rauchen zu erwähnen ist.

Selten entstehen in der **Leber** Hyperplasien oder **Adenome,** die sich nach dem Absetzen der Pille meist wieder zurückbilden.

Karzinomrisiko

Zum Karzinomrisiko durch orale Kontrazeptiva existiert eine Flut von Untersuchungen und Studien, die sich teilweise erheblich widersprechen. Klar scheint inzwischen Folgendes:
- Das Risiko für ein **Mammakarzinom** ist bei den modernen, niedrig dosierten Präparaten nur leicht erhöht.
- Dagegen sind sowohl das **Endometriumkarzinom** des Uterus als auch das **Ovarialkarzinom** wesentlich seltener, sodass die Pille diesbezüglich sogar eine gewisse Schutzwirkung besitzt.
- Für das **Zervixkarzinom** findet sich in einzelnen Studien ein minimal erhöhtes Risiko. Dieses Risiko besteht allerdings auch z. B. für eine Infektion durch Chlamydien, sodass man eher davon ausgehen kann, dass häufigere Kohabitationen mit wechselnden Partnern und wahrscheinlicher Übertragung von Chlamydien und Karzinomursachen (HPV!) – und nicht die Pille selbst – dazu führen.
  In diesem Zusammenhang muss allerdings auch bedacht werden, dass die hormonbedingte Veränderung des Zervixschleims vor einer Keimaszension und Adnexitis schützt.

Weitere **positive** „Nebenwirkungen" der Pille bestehen in einer Besserung von Seborrhö, Akne, Haarausfall oder Hirsutismus sowie in einer Abmilderung einer vorbestehenden Dysmenorrhö infolge der geringeren Endometriumproliferation.

Kontraindikationen

Als Kontraindikationen für die Einnahme oraler Kontrazeptiva gelten u. a. Lebererkrankungen, anamnestische Thrombosen, familiäre Hypertriglyzeridämie (Fredrickson Typ IV) und Rauchen ab einem Alter > 30 Jahre.

Pearl-Index

Dieser Begriff definiert die **Versagerrate** einer kontrazeptiven Methode, bezogen auf „100 Frauenjahre". Damit wird ausgedrückt, wie viele Schwangerschaften bei einer vorgegebenen Methode eintreten, wenn 100 Frauen 1 Jahr lang hiermit verhüten.

100 Frauen haben während eines Jahres (= 12 Monate) zusammengenommen (theoretisch) 1.200 Mal die Möglichkeit, schwanger zu werden. Wenn der Pearl-Index für eine bestimmte Antikonzeptionsmethode z. B. mit der Zahl *fünf* angegeben wird, so bedeutet dies, dass es in 1.200 Anwendungsmonaten 5-mal zur Schwangerschaft gekommen ist.

Die **sicherste Kontrazeptionsmethode** stellt, nach der operativen Koagulation der Tuben (0,15), die hormonale Verhütung dar. Der Pearl-Index liegt hier bei 0,2–0,5. Methoden, die sich auf die Messung der Basaltemperatur stützen, kommen dem mit Werten von 1 oder wenig darüber noch am nächsten. IUPs und Kondome liegen zwischen 1 und 3.

Deutlich unsicherer sind mit einem Wert zwischen 2 und 10 spermizide Substanzen und das Scheidendiaphragma. Am **Ende der Skala,** mit einem Pearl-Index zwischen 20 und 40, liegen Vaginalspülungen und Coitus interruptus.

Berücksichtigt werden muss zur Risikoabschätzung, dass der Pearl-Index einer ungeschützten Kohabitation nicht bei 1.200, sondern nur in der Größenordnung von 1.000 liegt, indem von 100 ungeschützten Frauen nur 85 innerhalb von 12 Monaten schwanger werden.

Zusammenfassung

Kontrazeption (= Antikonzeption): Verhinderung der Konzeption, also Verhütung einer ungewollten Schwangerschaft
- natürliche Methoden
  - Knaus-Ogino-Methode: Enthaltsamkeit während der fruchtbaren Tage
  - Temperaturmethode: Enthaltsamkeit während der fruchtbaren Tage mit Bestimmung des Ovulationstermins durch Anstieg der Basaltemperatur
  - Billings-Methode: Enthaltsamkeit bei Veränderung des Zervixsekrets
  - Coitus interruptus: Zurückziehen des Gliedes vor der Ejakulation
- spermizide Substanzen (werden vor dem Geschlechtsverkehr in die Scheide eingeführt)
- mechanische Methoden
  - Kondom/Femidom®: mechanischer Schutz und Schutz vor sexuell übertragenen Krankheiten
  - Scheidendiaphragma/Portiokappe: Barrieremethoden (werden vor dem Geschlechtsverkehr in die Scheide eingeführt und anschließend noch 6–8 Stunden belassen)
- Intrauterinpessar: langfristige Einlage in den Uterus, verhindert Nidation und evtl. auch Konzeption
- hormonale Kontrazeptiva: hormonale Hemmung der Ovulation
  - enthalten meist Östrogene und Gestagene
  - als „Pille" oder Vaginalring über 21 Tage mit 7 Tagen Pause (in der dann eine Hormonentzugsblutung stattfindet)
  - als Dreimonatsspritze (nur Gestagene)
  - als „Pille danach" mit hochdosiertem Gestagen
- Pearl-Index:
  - Versagerrate einer kontrazeptiven Methode, bezogen auf „100 Frauenjahre"
  - am niedrigsten bei hormonaler Verhütung
  - am höchsten bei Coitus interruptus

2.1.4 Sexueller Reaktionszyklus

Die körperliche Annäherung zweier Partner erfolgt vorzugsweise über die sog. erogenen Zonen als diejenigen Bereiche des Körpers, bei deren Reizung sexuelle Erregung entsteht. Dies sind bei der Frau neben Vulva, Brüsten und Mund in wechselnder Ausprägung auch Wangen, Ohren, Hals, Nacken, Oberschenkelinnenseiten, Lumbalbereich, Damm und Analregion.

Im Zuge der sexuellen Stimulierung treten Phänomene auf, die für eine Vasokongestion typisch sind, also für eine Gefäßfüllung mit Abflussbehinderung. Es lassen sich für beide Geschlechter vier Phasen voneinander abgrenzen, die allerdings fließend ineinander übergehen: Erregungsphase, Plateauphase, Orgasmusphase und Rückbildungsphase.

Erregungsphase

In der Erregungsphase der Frau kommt es zu einer Mehrdurchblutung der Beckenorgane mit Befeuchtung (Lubrikation), Verlängerung und Erweiterung vor allem der oberen zwei Drittel der Scheide, Schwellung von großen und kleinen Schamlippen und Klitoriskörper. Der Scheideneingang öffnet sich, indem die Schamlippen etwas auseinanderweichen. Die Bartholin-Drüsen sezernieren, abhängig von Intensität und Dauer der Erregungsphase, ihr Sekret in den Scheidenvorhof. Die Mamillen richten sich auf.

Plateauphase

In der Plateauphase nimmt die Umfangsvergrößerung des oberen Scheidenanteils weiter zu, während sich das untere Drittel eher verengt und ein ödematöses Gewebepolster aufbaut (sog. orgastische Manschette). Die Mehrdurchblutung der kleinen Schamlippen führt zu ihrer Anschwellung und rötlichen Verfärbung. Atemfrequenz und -tiefe nehmen zu. Bei manchen Frauen entsteht durch eine Hyperämie eine Rötung an Brüsten und Thorax (sog. „sex-flush").

Orgasmus

Aus der Plateauphase heraus wird unwillkürlich und spontan der Orgasmus erreicht. Er wird von der Frau ohne bewusste Lokalisation tief im unteren Becken, in Scheide, Klitoris und Uterus empfunden, während ihn der Mann überwiegend auf den Penis lokalisiert wahrnimmt. Der schon zuvor erhöhte Muskeltonus geht nun in rhythmische **Kontraktionen** der orgastischen Manschette, des Uterus und Beckenbodens, häufig aber auch der gesamten Skelettmuskulatur über. Bei manchen Frauen kommt es zu einer regelrechten Ejakulation aus **Drüsen,** die sich hinter der Urethramündung im unteren Anteil der Scheidenvorderwand befinden (sog. Skene-Gänge). Der Bereich dieser Drüsen ist wahrscheinlich identisch mit der Gräfenbergzone (G-Zone, G-Spot), einer Zone besonderer sexueller Empfindsamkeit, die bei den meisten Frauen während des Geschlechtsverkehrs anschwillt. Sinnesempfindungen, vor allem auch Schmerzempfindungen, sind während des Orgasmus herabgesetzt. Manche Frauen verlieren sogar kurzzeitig das Bewusstsein. Der systolische Blutdruck steigt um 20–40 mmHg.

Nerval gesteuert werden Lustempfinden und Orgasmus von parasympathischen (S_2–S_4) und sympathischen (Th_{12}–L_2) Zentren im Rückenmark. Das parasympathische Sakralmark ist bei beiden Geschlechtern für Mehrdurchblutung und Erektion zuständig, der lumbale Sympathikus für den Orgasmus (Ejakulation). Die sensible Meldung an den lumbalen Sympathikus (sog. Ejakulationszentrum) erfolgt über den N. pudendus.

Rückbildungsphase

In der Auflösungs- bzw. Rückbildungsphase bilden sich die Phänomene in der Reihenfolge ihres Auftretens allmählich wieder zurück, doch kann die Frau von jedem Punkt aus und ohne Refraktärperiode die verschiedenen Phasen erneut durchlaufen und wiederholte Orgasmen erleben, während beim Mann eine neuerliche Stimulation und Orgasmusfähigkeit für eine individuell unterschiedlich lange Zeit nicht gegeben ist (Refraktärperiode).

Unterschiede der Geschlechter

Das Sexualverhalten weist bei Mann und Frau erhebliche Unterschiede auf:

- Üblicherweise ist der **Mann** wesentlich leichter durch visuelle oder gedankliche Reize erregbar als die Frau. Der Orgasmus (Ejakulation) wird schneller erreicht. Fehlende Zuneigung zur Partnerin ist kein Hindernis für sexuelle Erregung und Orgasmusfähigkeit. Er reagiert und erlebt überwiegend genital zentriert.
- Bei der **Frau** kommen die Abläufe schwieriger in Gang, visuelle Reize besitzen eine geringere Bedeutung, der Orgasmus wird wohl durch sexuelle Stimulation erreicht, bedarf aber zumeist der emotionellen Zustimmung. Der Geschlechtsverkehr stellt bei der Frau lediglich einen Teil des sexuellen Empfindens dar, weil das emotionale Verarbeiten des Alltags und der gegebenen Situation sowie die Stärke der Gefühle mit einbezogen werden. Der eigentliche Lustgewinn bzw. das Streben danach kann dadurch sogar in den Hintergrund treten.

Mit aus diesen Gründen ist das Erreichen des Orgasmus für die Frau nicht im selben Maße selbstverständlich wie für den Mann. Zahlreiche Frauen erreichen ihn nur bei (zusätzlicher) Stimulation der Klitoris, nicht jedoch beim Vaginalverkehr. Etliche erwachsene Frauen erlangen, primär oder sekundär, den Orgasmus weder durch Geschlechtsverkehr noch durch Masturbation (Anorgasmie). Nicht so selten dürften dabei allerdings unsensible und egoistische Partner ursächlich beteiligt sein.

HINWEIS DES AUTORS

Wenn man einmal von dem in der Evolution herausgebildeten, der „Erhaltung der Art" dienenden Geschlechtstrieb absieht, besteht der wesentliche Faktor der Vereinigung von Mann und Frau in der Vereinigung, dem Einswerden mit dem anderen. Noch näher kann man einem anderen, von sich selbst offensichtlich getrennten Menschen nicht sein. Wenn dieser Faktor zur Liebe zwischen den Partnern und dem Lustgewinn hinzuaddiert wird, und wenn man sich daran erinnert, dass genau diese Faktoren üblicherweise das Leben des Menschen beherrschen, so fällt auf, dass der Grad an Befriedigtsein und vor allem an Zufriedenheit nach dem Koitus häufig nicht der Rede wert ist.

Vereinzelt entsteht sogar ein Gefühl der Trauer oder des Verlustes. Manchem scheint es so, als würde da noch etwas fehlen, und es gibt Menschen, die sich während des Aktes unscharf an etwas erinnern, was sie einmal besaßen, aber auf diese Weise nicht wiedererlangen können. Es ist dies das wirkliche EINSSEIN mit allem – auch mit jenem Menschen, von dem man soeben trotz der geschlechtlichen „Vereinigung" genauso weit entfernt war wie zuvor.

Der Geschlechtsakt wurde offensichtlich ersonnen und hormonell abgesichert in der Absicht, das Paradies bzw. den HIMMEL ein klein wenig mitzunehmen, hinüber zu retten in die Illusion der Trennung. Der Versuch ist allerdings gründlich misslungen und vielen ist dies unbewusst bewusst: Vereinigung und EINSSEIN sind keine unterschiedlichen Grade derselben Sache. Illusion und WAHRHEIT kann man nicht miteinander in Einklang bringen. Und ein Orgasmus ist kein ausreichender Ersatz für Verlust und scheinbare Trennung.

Zusammenfassung

Sexueller Reaktionszyklus

- Erregungsphase
  - Mehrdurchblutung der Beckenorgane
  - Sekretion der Bartholin-Drüsen
- Plateauphase
  - orgastische Manschette
  - evtl. „sex flush"
- Orgasmus
  - Kontraktionen von orgastischer Manschette, Uterus und Beckenboden
  - herabgesetzte Sinnes-/Schmerzempfindungen
- Rückbildungsphase

2.2 Mamma

Die **Brustentwicklung** (Thelarche) als erstes äußerliches Merkmal der sich entwickelnden Weiblichkeit in der Pubertät beginnt etwa im 10. Lebensjahr und ist erst mit dem 20. Lebensjahr abgeschlossen. Form und Größe der Brüste können sich jedoch unter dem Einfluss der Sexualhormone, dem Lebensalter oder Veränderungen des Körpergewichts jederzeit verändern. Im Verlaufe der Stillzeit büßen die Mammae in der Regel an Straffheit ein.

Außerhalb von Schwangerschaft und Stillzeit erfüllen die Brüste ihre Funktion in erster Linie als **erogene Zone** im Rahmen des Geschlechtsverkehrs und als „Objekt der Begierde", aus welchem nicht nur der Mann Lustgewinn bezieht, sondern durchaus auch die Frau ihre subjektiv empfundene Attraktivität, Begehrlichkeit und Weiblichkeit. Entsprechend geht mit dem Verlust der Mamma, z. B. im Rahmen eines Karzinoms, im Empfinden der Frau ein erheblicher Teil ihrer Weiblichkeit verloren.

Ihre eigentliche Funktion erfüllt die Brust während der **Stillzeit.** Bereits in der Schwangerschaft nimmt die Mamma unter dem Einfluss der plazentaren Hormone (Östrogene, Progesteron und Plazentalaktogen = HPL) an Volumen und Drüsenwachstum zu, wobei die Aussprossung neuer Drüsenläppchen bereits im ersten Trimenon beginnt. Im letzten Trimenon wird bereits teilweise die Bildung von Kolostrum erkennbar, doch verhindern die plazentaren Hormone normalerweise die Milchsekretion. Mit dem raschen Abfall der Serumkonzentration der Plazentahormone unter gleichzeitigem Anstieg von Prolaktin und Oxytocin (> Fach Endokrinologie), gefördert vor allem durch den Saugreflex, beginnt dann für 2–4 Tage die Bildung und Sekretion von Kolostrum (Vormilch, Erstmilch).

EXKURS

Kolostrum ist besonders eiweißreich und gleichzeitig fettarm. Angereichert ist es mit Carotin sowie mütterlicher Lipase, die dem Neugeborenen die Fettresorption erleichtert. Daneben enthält es besonders große Mengen an spezifischem IgA, sodass der Magen-Darm-Trakt des Kindes bereits in den ersten Tagen, in denen die bakterielle Besiedelung des Darmes beginnt, vor pathogenen Bakterien geschützt ist.

3 Untersuchung

Auch der Heilpraktiker darf seit Inkrafttreten des IfSG 2001 gynäkologisch untersuchen und behandeln, soweit er hierbei nicht die Bestimmungen des IfSG in Bezug auf meldepflichtige oder sexuell übertragbare Erkrankungen verletzt.

Da die gynäkologische Untersuchung von der Mehrzahl der Frauen als unangenehm empfunden wird und, vor allem bei männlichen Therapeuten, auch sehr schnell fehlinterpretiert werden kann, setzt sie einerseits Einfühlungsvermögen und Behutsamkeit voraus, und bedarf andererseits auch einer rechtlichen Absicherung. Aus dem letzteren Grund sollte sie, zumindest im Hinblick auf das Genitale, stets in **Gegenwart einer Hilfsperson** durchgeführt werden.

Bei der **Lagerung** der Patientin auf dem gynäkologischen Stuhl bzw. einer entsprechend veränderbaren Liege sollte der Therapeut der Patientin behilflich sein. Wichtig ist, das Becken und die Weichteile so weit nach vorne zu bringen, dass die Lendenlordose aufgehoben wird. Nur hierbei befindet sich die Patientin in einer für sie bequemen Lage, und die inneren Genitalorgane kommen gleichzeitig in eine für die Untersuchung günstige Position.

Selbstverständlich ist auch, dass sich die Patientin **niemals vollständig entkleidet,** dass also im Rahmen einer Untersuchung von Genitale und Brüsten der jeweils nicht untersuchte Körperteil bedeckt bleibt.

Vor der Untersuchung ist die Patientin daran zu erinnern, dass die **Harnblase** vollständig oder weitgehend entleert sein sollte.

HINWEIS PRÜFUNG

Auf die Besprechung der für den gynäkologischen Alltag so wichtigen **Vaginalsonographie** wird verzichtet, weil sie für den Heilpraktiker keine Bedeutung hat.

3.1 Genitale

3.1.1 Abdomen, Leiste, Vulva

Nach Inspektion und Palpation von Abdomen (eventuell) und Leiste (in jedem Fall), einschließlich der Suche nach vergrößerten Lymphknoten und Hernien (Leiste und Oberschenkel), wird die Vulva inspiziert. Hierbei achtet man auf die Schamhaargrenze, auf die großen Labien und, nach deren Spreizung, auf kleine Schamlippen, Harnröhrenmündung und Introitus vaginae. Zumindest ältere Patientinnen sollte man nun auch pressen lassen, um ein eventuelles Tiefertreten von Scheiden- oder Uterusanteilen zu erkennen.

3.1.2 Vaginale Untersuchung

Untersuchung mit dem Spekulum

Der nächste Schritt besteht im Einführen des Spekulums in die Scheide, um sie zu entfalten und den Blick auf Scheidenwände und Portio freizugeben.

EXKURS

Es gibt verschiedene Arten von Spekula (➤ Abb. 3.1). Mir hat sich am besten die einteilige Version nach Collin bewährt, die sich, nach Spreizung der Vagina, mittels Schraube feststellen lässt, um die Hände für Wattestäbchen und Objektträger freizugeben. Es sind, von sehr kleinen Spekula für Virgines bis hin zu umfangreichen Größen für Frauen, die schon mehrmals geboren haben, verschiedene Versionen erhältlich, sodass eine den jeweiligen anatomischen Verhältnissen perfekt angepasste Ausführung gewählt werden kann.

Eingeführt wird das Spekulum schräg und unter Drehung „über den Damm", um den Scheideneingang und die kranial liegenden Strukturen Urethra und Klitoris zu schonen (➤ Abb. 3.2a,

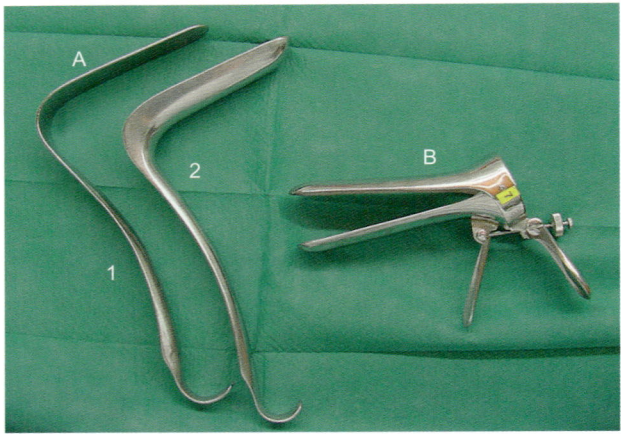

Abb. 3.1 Spekula. Ein Spekulum kann aus getrennten Blättern bestehen (A; 1 = vorderes, 2 = hinteres Blatt) oder einteilig sein (B; sog. Entenschnabelspekulum). [14]

b). Durch Rotation und Aufspreizung des Spekulums lassen sich die Vaginalwände inspizieren und beurteilen (➤ Abb. 3.2c, d). Danach wird das Instrument vorsichtig so weit nach hinten geschoben, bis die Portio zur Beurteilung und zum Abstrich zwischen den beiden Blättern zu liegen kommt (➤ Abb. 3.2e). Das sog. hintere Blatt des Spekulums liegt hierbei im hinteren Scheidengewölbe, das vordere im vorderen.

Kolposkopie

Der Gynäkologe würde nun im nächsten Schritt die Portio kolposkopisch untersuchen (➤ Abb. 3.3). Ein Kolposkop ist ein Gerät, mittels dem man unter Lupenvergrößerung (6- bis 40-fach) und unter Zuhilfenahme einer starken Lichtquelle die Oberfläche der Portio auf Veränderungen hin beurteilen kann. Auch der Abstrich zur zytologischen Untersuchung („Krebsabstrich") wird hierbei entnommen. Durch Betupfen mit 5-pro-

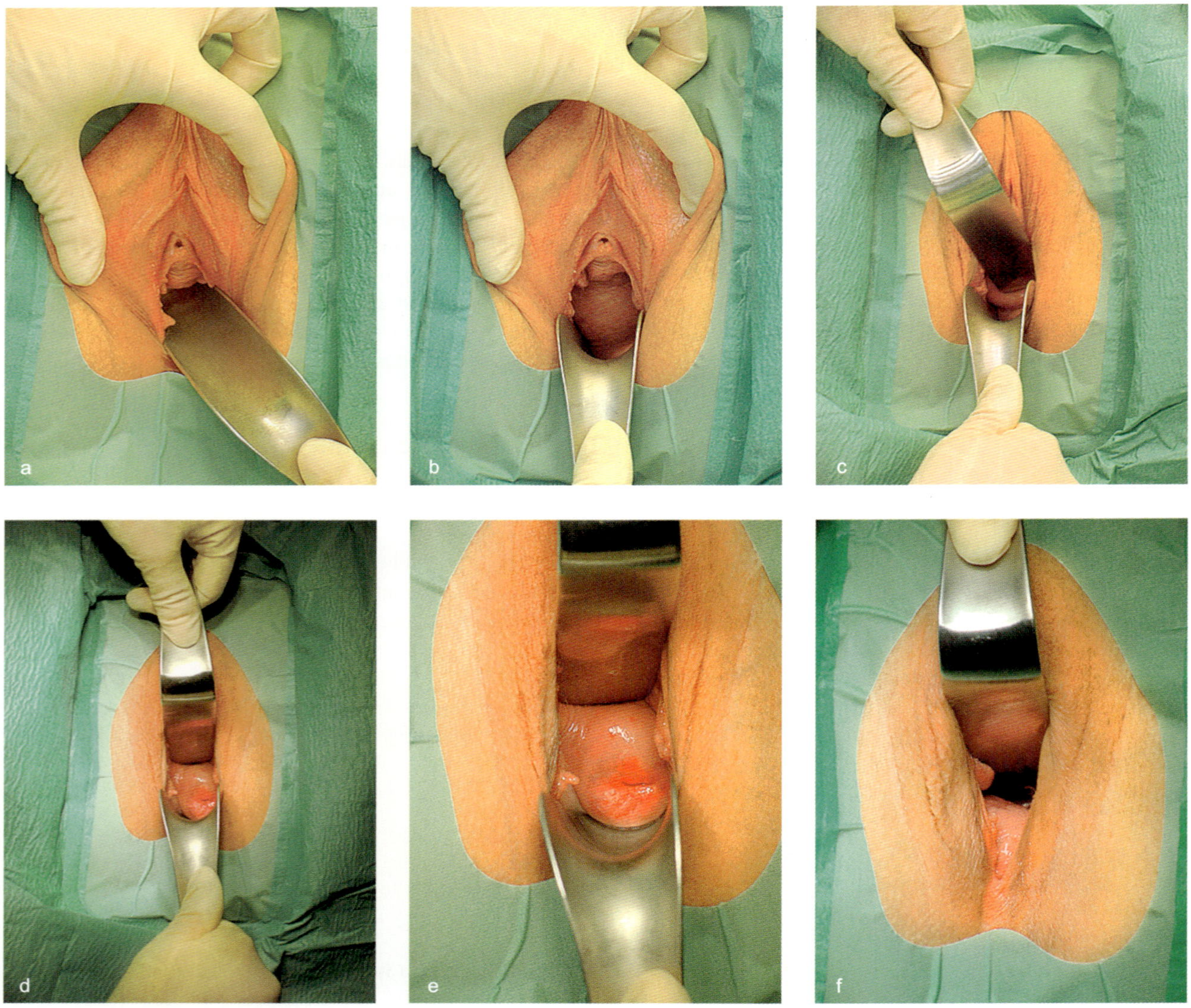

Abb. 3.2 Untersuchung der Vagina mit dem Spekulum. [14]

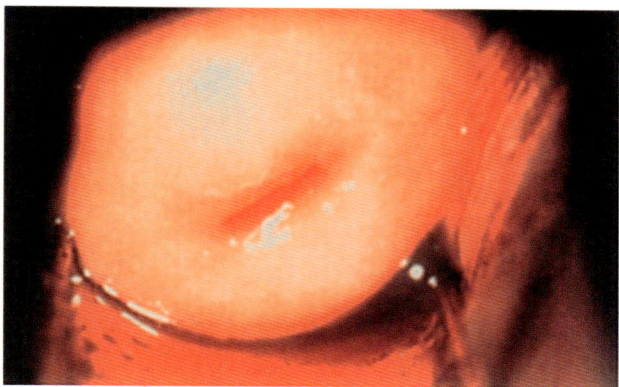

Abb. 3.3 Gebärmutterhals, Portio vaginalis cervicis. [16]

zentiger Essigsäure treten etwaige Veränderungen am Muttermund deutlicher hervor.

Selbstverständlich wird, sofern kein Kolposkop vorhanden ist, eine anderweitige Lichtquelle für die gynäkologische Untersuchung benötigt. Im Handel sind verschiedene Versionen mit Kaltlicht und Befestigungsvorrichtungen an Liege oder Wand erhältlich, die man sich ganz nach Bedarf in die geeignete Position schwenken kann.

Vorsorgeuntersuchung

Krebsfrüherkennungsuntersuchungen (Vorsorgeuntersuchungen) werden bei der Frau ab dem 20. Lebensjahr 1-mal/Jahr empfohlen (➤ Tab. 3.1) und von den Krankenkassen be-

zahlt, beim Mann ab dem 45. Lebensjahr. Bei der Frau umfasst sie ab dem 20. Lebensjahr das Genitale, ab dem 30. Lebensjahr auch die Brust und ab dem 50. Lebensjahr zusätzlich die Austastung des Rektums einschließlich der Untersuchung auf okkultes Blut (Hämoccult®, Hämofec®). Seit einigen Jahren gehört nun auch die Untersuchung der Haut (ab dem 35. Lebensjahr alle 2 Jahre) und die Untersuchung der Mamma mittels Mammographie (ab dem 50. Lebensjahr, ebenfalls alle 2 Jahre) zum Vorsorgeprogramm. Beim Mann schließt sie ab dem 45. Lebensjahr die Untersuchung des äußeren Genitale, der Prostata und des Dickdarms (rektale Untersuchung und Stuhlbriefchen) ein. Bei beiden Geschlechtern besteht ab dem 55. Lebensjahr im Zehn-Jahres-Rhythmus die Möglichkeit zur Dickdarmspiegelung (Koloskopie) – bei vorliegender Indikation selbstverständlich jederzeit nach dem Ermessen des Arztes.

Krebsabstrich

Falls der Heilpraktiker im Rahmen einer gynäkologischen Untersuchung und trotz seines Anratens (!) davon ausgehen muss, dass sich die Patientin nicht regelmäßig beim Gynäkologen untersuchen lässt, sollte er auch einen **Krebsabstrich** von der Portiooberfläche entnehmen und an ein entsprechendes Labor weiterleiten. Die hierfür benötigten Materialien, abgesehen vom Fixierspray, werden üblicherweise von diesen Laboratorien zur Verfügung gestellt.

Die **Gewinnung von Zellmaterial** erfolgt, vorzugsweise mit einem Watteträger oder speziellen Bürstchen, aus den Grenzbereichen zwischen dem Plattenepithel der Portio und dem

Tab. 3.1 Krebsfrüherkennungsuntersuchungen bei der Frau.

	Untersuchung	Wie oft?	Ab wann?
Geschlechtsorgane	• Anamnese • Betrachtung des Gebärmuttermundes • Entnahme von Untersuchungsmaterial vom Gebärmuttermund und aus dem Gebärmutterhals (Abstrich) • gynäkologische Tastuntersuchung • Beratung	jährlich	ab 20
Brust	• Abtasten der Brustdrüsen und der dazugehörigen Lymphknoten • Anleitung zur Selbstuntersuchung • Beratung	jährlich	ab 30
Mammographie-Screening	• Einladung in eine zertifizierte Screening-Stelle • Information • Mammographie (Röntgen der Brüste) • Beratung	alle 24 Monate	ab 50 bis 70
Haut	• Ganzkörperuntersuchung der Haut	alle 2 Jahre	ab 35
Rektum	• digitale Untersuchung	jährlich	ab 50

Dickdarm	• Papierstreifentest (Okkultbluttest): Untersuchung auf Blut im Stuhl
	• 2 Möglichkeiten:
	  1. Papierstreifentest (Okkultbluttest): Untersuchung auf Blut im Stuhl oder
	  2. Darmspiegelung (Koloskopie)
		jährlich
		
		alle 2 Jahre
		
		alle 10 Jahre
			ab 50 bis 55
			
			ab 55
			
			ab 55

zytologische Untersuchung	• Laborauswertung des Untersuchungsmaterials von Gebärmuttermund und Gebärmutterhals	jährlich	ab 20

Quelle: Richtlinien des Bundesausschusses der Ärzte und Krankenkassen über die Früherkennung von Krebserkrankungen; Stand: 18.2.2010

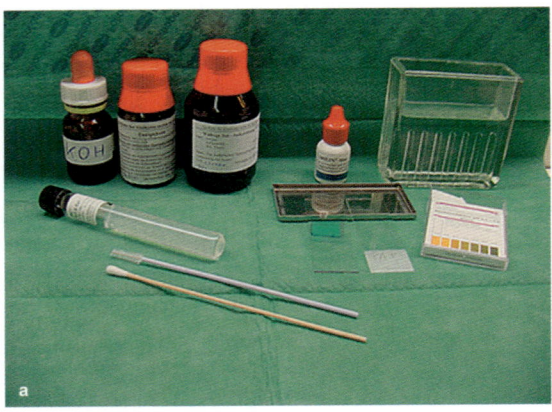
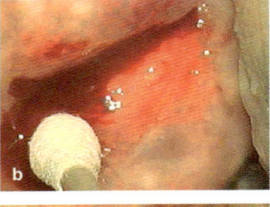
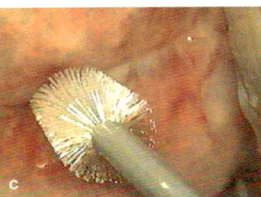

Abb. 3.4 Abstrichentnahme. **a** Hilfsmittel. **b** Abstrich am Übergang von Portio zur Zervix mit dem Watteträger. **c** Abstrich aus der Zervix mit dem Bürstchen. [13]

einschichtigen Zylinderepithel des Gebärmutterhalses sowie direkt von verdächtig aussehenden Bezirken (➤ Abb. 3.4). Watteträger bzw. Bürstchen sollten dabei unter einer leichten, kreisenden Wischbewegung über die Portiooberfläche geführt werden. Das gewonnene Material wird dann auf dem Objektträger in dünner und gleichmäßiger Schicht ausgestrichen. Ein zweiter Abstrich wird anschließend aus dem Zervikalkanal gewonnen, indem das Bürstchen unter kreisenden Bewegungen in denselben eingeführt wird.

Zur **Fixierung des Abstrichs** kann ein spezielles Fixierspray (für den Alltag sehr zu empfehlen), aber auch 96-prozentiger Alkohol genommen werden, in den man den Objektträger eintaucht. Eine Lufttrocknung des Materials macht eine Auswertung im Labor unmöglich. Eine strenge Dokumentation von Abstrich und Befund ist selbstverständlich!

Mikroskopische Auswertung

Das Material wird im Labor nach der **Methode von Papanicolaou** bewertet und dem Einsender übermittelt. Dabei bedeutet Papanicolaou I (Pap I), dass die entnommenen Zellen vollkommen unverdächtig sind:

- **Pap I:** Normalbefund
- **Pap II:** Hier findet man übliche Veränderungen wie z. B. Entzündungszeichen. Ein Befund nach Pap II gilt ebenfalls als unverdächtig.
- **Pap III:** Bei Pap III bestehen schwere entzündliche Veränderungen, die keine eindeutige Beurteilung zulassen, oder bereits Dysplasien einzelner Zellen. Die Veränderungen müssen kurzfristig kontrolliert werden.
- **Pap IV/V:** Bei Pap IV und erst recht V besteht bereits ein hinreichender oder sogar dringender Verdacht auf ein Karzinom der Zervix oder benachbarter Gewebe (Endometrium), sodass eine Biopsie mit histologischer Untersuchung angezeigt ist.

Biopsie

Die Biopsie wird in der Form der sog. **Konisation** vorgenommen (➤ Abb. 3.5). Dabei wird mit dem Skalpell ein kegelförmiges Gewebestück entnommen.

Der Gewebekonus wird fixiert und vom Pathologen vollständig in 100–200 Einzelschnitten aufgearbeitet. Im Fall eines Carcinoma in situ oder eines Mikrokarzinoms ist mit der Biopsieentnahme auch gleichzeitig die Therapie erfolgt, sofern der Bezirk vollständig entfernt wurde. Die Zervix uteri regeneriert in den meisten Fällen vollständig und ohne größere Probleme.

Vaginalabstrich

Noch vor der manuellen Untersuchung der Genitalorgane wird jetzt im nächsten Schritt ein Vaginalabstrich entnommen. Dies sollte immer dann geschehen, wenn der Verdacht auf eine Kolpitis oder Adnexitis besteht, wenn der Ausfluss vermehrt oder verändert erscheint, oder wenn die Patientin über Beschwerden klagt, selbstverständlich auch bei vorliegender Sterilität oder einem Reizdarmsyndrom, bei dem es darum geht, die in der Regel gleichzeitig in Darm und Scheide vorhandenen Candidapilze nachzuweisen.

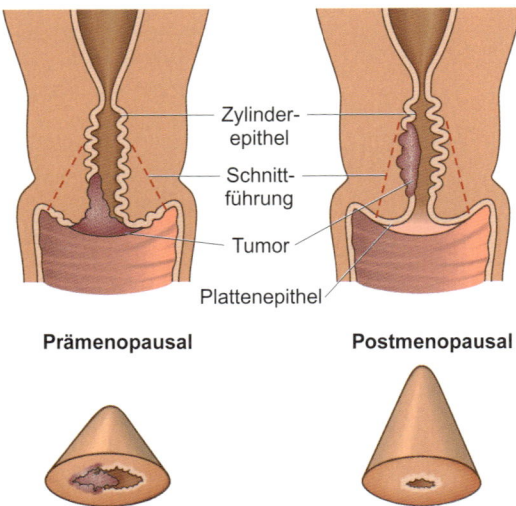

Abb. 3.5 Prinzip der Konisation. Der Übergang vom Plattenepithel der Portio zum einschichtigen Zylinderepithel des Gebärmutterhalses muss entnommen werden. Daher ist der Konus bei geschlechtsreifen Frauen breiter als bei Frauen nach der Menopause. [14]

HINWEIS DES AUTORS

Dies wird im medizinischen Alltag zu größten Problemen führen, weil die gynäkologischen Untersuchungsergebnisse den betroffenen Frauen häufig allerbeste Gesundheit bescheinigen, sodass eine adäquate Therapie in den gynäkologischen Praxen nicht erfolgt und beim Heilpraktiker nicht erfolgen darf. Als Ausweg könnte man sich aber vorstellen, dass der Heilpraktiker seinem Behandlungsverbot dann entsprochen hat, wenn der Patientin beim Gynäkologen Gesundheit attestiert worden ist, er sich also zunächst auf diesem Wege absichert, um erst im Anschluss hieran eine Therapie durchzuführen. Schließlich ist der Gynäkologe der anerkannte Fachmann und nicht der Heilpraktiker.

Die **Abstrichentnahme** aus der Scheide, möglichst unter Mitnahme von sichtbarem Sekret, erfolgt mittels einer sterilen Platinöse oder eines Watteträgers, der dann auf einem Objektträger ausgestrichen wird. Der Ausstrich kann anschließend z. B. mit Methylenblau gefärbt und unter dem Mikroskop durchgemustert werden.

HINWEIS DES AUTORS

Mir hat sich sehr bewährt, den Abstrich lediglich mit wenigen Tropfen physiologischer Kochsalzlösung zu vermischen und ungefärbt und möglichst bald nach der Abstrichentnahme, also im direkten Anschluss an die nachfolgende manuelle Untersuchung der Patientin, durchzumustern. Art und Beweglichkeit der Scheidenflora, einschließlich eventuell vorhandener Trichomonaden und/oder ovaler Sprossformen von Candida albicans, sind so gut zu erkennen. Hinsichtlich der Trichomonaden braucht man manchmal etwas Geduld, bis sie aufgrund der wärmenden Lichtquelle des Mikroskops ihre lebhaften Bewegungen zeigen und dadurch zweifelsfrei von Leukozyten unterschieden werden können.

Besteht der **Verdacht auf Bakterien,** die im Lebendpräparat nicht erkannt werden können (von besonderer Bedeutung sind Chlamydien und Mykoplasmen), kann der Abstrich in geeignete Transportmedien (beim Labor anzufordern) verbracht und eingeschickt werden. Auch hier ist jedoch wiederum das Behandlungsverbot des Heilpraktikers zu beachten (s. o.).

Enthält der Abstrich ausschließlich, neben Vaginalepithelien, die physiologischen Döderlein-Bakterien, also oftmals auffallend lange und schlanke, teilweise aber auch kürzere Stäbchen (➤ Abb. 3.6), so ist hiermit nicht nur der Beweis einer physiologischen Scheidenflora erbracht, sondern darüber hinaus auch eine Adnexitis, z. B. durch Chlamydien, nahezu ausgeschlossen. Der bakterielle Befall der Eileiter erfolgt regelhaft durch eine Aszension aus der Scheide und führt auch hier zu einer erkennbaren pathologischen Veränderung.

Die Medizin unterscheidet bei der Scheidenflora in sog. **Reinheitsgrade.**

- Hierbei entspricht der **Grad I** dem Vorhandensein einer Döderlein-Flora ohne Nachweis weiterer Keime.

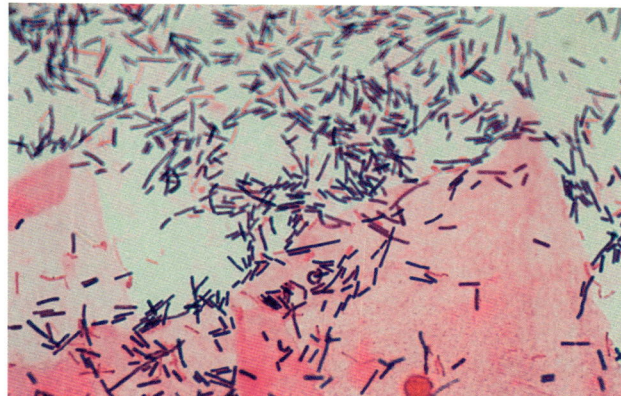

Abb. 3.6 Döderlein-Flora. [Prof. Dr. E. E. Petersen, Freiburg]

- Beim **Grad II** lassen sich vereinzelt weitere Stäbchenbakterien bzw. Kokken sowie Leukozyten nachweisen.
- Beim **Grad III** fehlen die Döderlein-Stäbchen und es finden sich reichlich Kokken, gramnegative Stäbchen und Leukozyten.
- Dem **Grad IV** schließlich entspricht der massenhafte Nachweis pathogener Bakterien und Leukozyten sowie evtl. auch Trichomonaden und Candida albicans.

HINWEIS DES AUTORS

Der Reinheitsgrad II wird als normal und nicht behandlungsbedürftig angesehen, was meinen Erfahrungen nicht entspricht. Außerdem soll angefügt werden, dass Candida regelhaft bereits beim Grad II nachzuweisen ist, obwohl er offiziell erst beim Grad IV erscheint.

Man kann auch den **pH-Wert** des Scheidensekretes (normalerweise um **pH 4**) in Bezug zur vorhandenen Keimflora setzen. Je mehr sich der pH-Wert in Richtung neutral verschiebt, desto weniger Döderlein-Bakterien und desto mehr pathogene Bakterien (zumeist Anaerobier) werden im Abstrich vorgefunden (➤ Abb. 3.7).

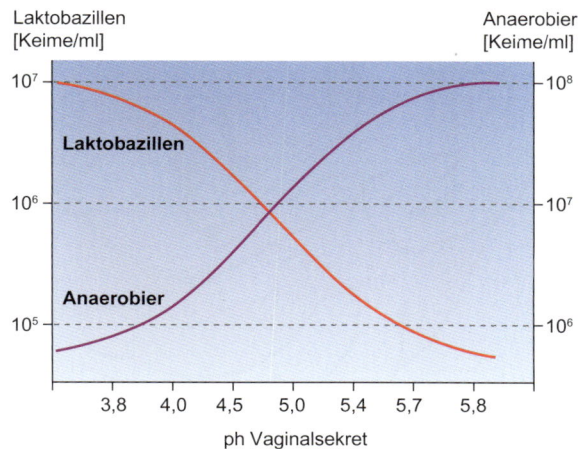

Abb. 3.7 Zusammenhang zwischen Laktobazillen, Anaerobiern und pH-Wert des Vaginalsekrets.

3.1.3 Bimanuelle Untersuchung

Nach Entnahme und Aufbereitung (NaCl-Lösung) des Vaginalabstrichs erfolgt als nächster Untersuchungsschritt die sog. bimanuelle Untersuchung, also die Untersuchung des inneren Genitale mit beiden (bi) Händen (Manus = Hand).

Hierfür werden, je nach persönlichen Gepflogenheiten, Zeige- oder Mittelfinger in die Scheide eingeführt – nach vorherrschender Meinung auch, soweit möglich, beide gemeinsam. Der Finger tastet zunächst die **Vaginalwand** aus, um Unregelmäßigkeiten zu erkennen, und wird dann bis in das hintere Scheidengewölbe vorgeschoben, wodurch die Portio und damit der gesamte Uterus der äußeren Hand entgegengehoben werden kann. Bei kurzen Fingern oder der erweiterten Vagina einer Multipara kommt man nicht umhin, mit den Weichteilen der untersuchenden (inneren) Hand gegen die Vulva zu pressen, um hinter die Portio zu gelangen. Dies ist problemlos, wenn es rücksichtsvoll durchgeführt wird.

Die zweite Hand des Untersuchers liegt flach und ein Stück weit oberhalb des Mons pubis auf dem Bauch der Patientin und wird dann der inneren Hand sozusagen entgegengedrückt, sodass sich nun die **Gebärmutter** zwischen beiden Händen befindet und auf ihre Größe, Konsistenz, Lage und Beweglichkeit hin beurteilt werden kann (➤ Abb. 3.8, ➤ Abb. 3.9). Es ist wichtig, vor allem auch bei der nachfolgenden Palpation der Adnexe, dass Hand und Finger der äußeren Hand flach aufgelegt sind, wobei diese Hand die Bauchdecke sozusagen während ihres gleichzeitigen Eindrückens nach unten in Richtung Vulva verschiebt. Wird daneben schonend, ohne allzu großen Kraftaufwand untersucht, so gelingt die Untersuchung in der Regel ohne oder mit nur minimalen Schmerzen für die Patien-

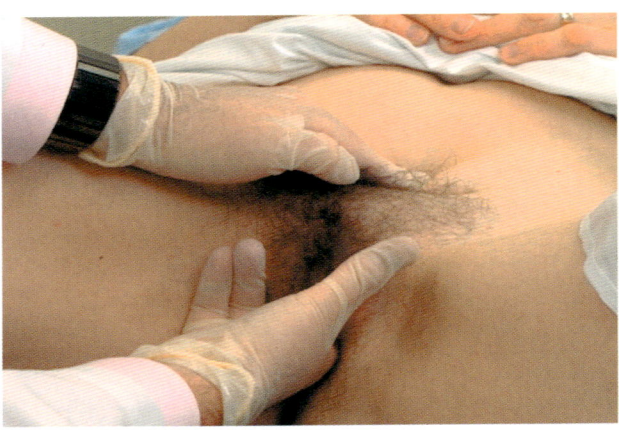

Abb. 3.9 Bimanuelle Untersuchung. [34]

tin. Der wesentliche Nebenaspekt hierbei besteht darin, dass die Patientin locker bleibt und die Untersuchung ohne Gegenspannung durchhält, die eine exakte Beurteilung vor allem der Ovarien und der Tuben verunmöglichen würde.

Neben der Beurteilung von Größe und Konsistenz der Gebärmutter können insbesondere ihre Versio und Flexio sowie eine Abweichung aus der medianen Lage, bedingt durch Verwachsungen der parametranen Strukturen, beurteilt werden. Verwachsungen werden auch durch eine geringere Beweglichkeit nach einer oder nach beiden Seiten sowie durch die hierbei entstehende Schmerzhaftigkeit (Verschiebeschmerz) erkannt.

Es ist auch möglich, Zeige- und Mittelfinger der inneren Hand gleichzeitig in Vagina und Rektum einzuführen, sodass der **Douglas-Raum** dazwischen zu liegen kommt und palpiert werden kann (➤ Abb. 3.10, ➤ Abb. 3.11). Dies ist allerdings nach meiner Einschätzung nicht mit irgendeiner Art von Gewinn verbunden, weil Zeige- und Mittelfinger Gewebe zwischen sich nur sehr oberflächlich beurteilen können und der Adnexbereich durch die zusätzlichen Gewebeschichten hindurch gar nicht mehr erkennbar ist.

Im Anschluss an die Beurteilung der Gebärmutter wird versucht, **Ovarien und Tuben** zu tasten und in Größe und Konsistenz zu beurteilen. Während dies bei den Ovarien – abgesehen von sehr adipösen Patientinnen – gut gelingen sollte, bedarf es bei den Tuben besonderer Sensibilität, Erfahrung und auch eines angemessenen Zeitaufwandes, um diese zarten Strukturen von den Ligamenten zu unterscheiden.

ACHTUNG

Ovarien atrophieren nach der Menopause. Ist ein **Ovar** bei einer älteren Patientin in einer Größe von 3–5 cm oder darüber hinaus tastbar, so ist es tumorverdächtig!

HINWEIS DES AUTORS

Im medizinischen Alltag gelingt die **Untersuchung der Tuben**, nach vorherrschender Meinung, so gut wie niemals. Nach meiner Erfahrung ist es jedoch bei schlanken Patientinnen problemlos möglich. Am besten beginnt man mit der Palpation der Tuben direkt neben dem Uterusfundus, um einen klar definierten Bezugspunkt zu

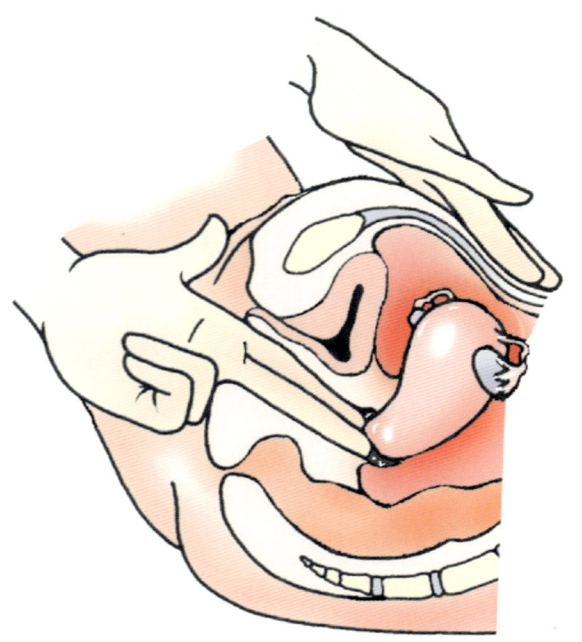

Abb. 3.8 Schema einer bimanuellen Untersuchung. [7]

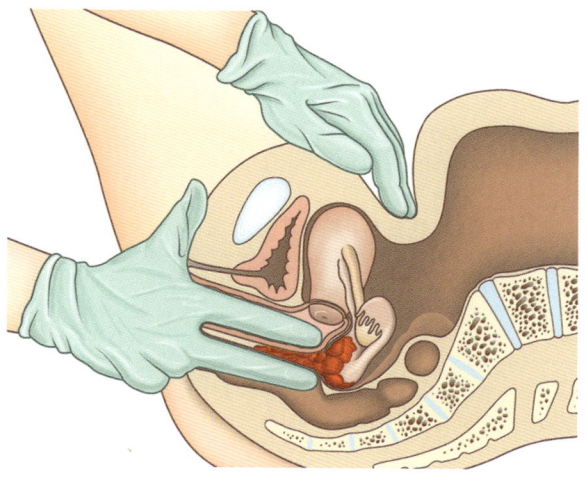

Abb. 3.10 Schema einer bimanuellen Untersuchung. [14]

haben und Verwechslungen zu vermeiden. Äußere und innere Hand bzw. deren Finger liegen bei dieser Palpation direkt aufeinander, getrennt nur durch die Bauchdecke und die Eileiterstruktur.

Schmerzhaftigkeit ist, bei vorsichtiger Palpation, ein Hinweis auf eine Salpingitis. Sicherer ist natürlich die palpatorisch er-

kannte Veränderung der Tube als weiche (akut) oder derbe (chronisch) Verdickung der Struktur. Als wichtiger Hinweis auf eine chronische Adnexitis sind **parauterine Verwachsungen** zu werten, sofern sie nicht mit einer Sectio (Kaiserschnitt) oder anderweitigen abdominellen Operationen zu erklären sind. Die Verwachsung zeigt sich regelhaft in einer Minderbeweglichkeit, einem Verschiebeschmerz der Portio oder sogar Abweichungen aus der medianen Lage des Uterus. Nicht so selten findet man weitgehend immobile oder nach einer Seite abweichende, manchmal auch mit dem Fundus an der Beckenschaufel stehende Gebärmütter.

HINWEIS DES AUTORS

Regelhaft hört man von den Patientinnen selbst in solchen Fällen, dass trotz geklagter Unterbauchbeschwerden bei den bisherigen Untersuchungen „alles in Ordnung" gewesen sei. Ich warne deshalb dringend davor, Vorbefunde kritiklos zu übernehmen und eine Therapie, z. B. einer Kolpitis oder eines Reizdarmsyndroms, auf dieser Basis zu beginnen: Eine Candida-Therapie wird niemals Erfolg haben können, solange die zugrunde liegende Ursache einer Adnexitis übersehen wird und nicht zur Ausheilung gelangt.
Anamnestische Hinweise auf eine chronische Adnexitis mit resultierenden Adhäsionen sind Schmerzen bei der Menses (Dysmenorrhö) oder sogar beim Verkehr (Dyspareunie): 10–20 % aller Frauen leiden an einer Dyspareunie! Als wesentliche Ursachen werden sexuelle

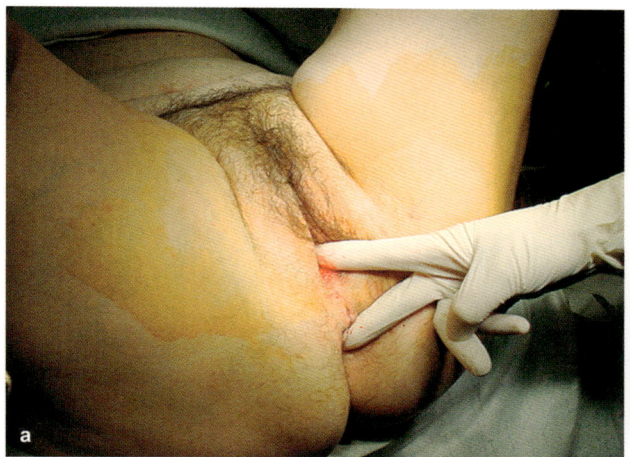
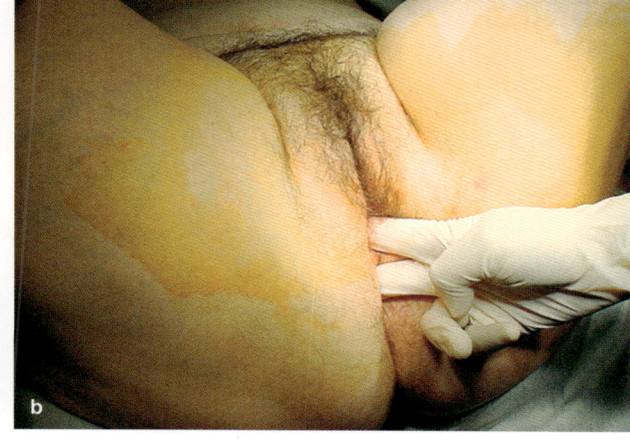
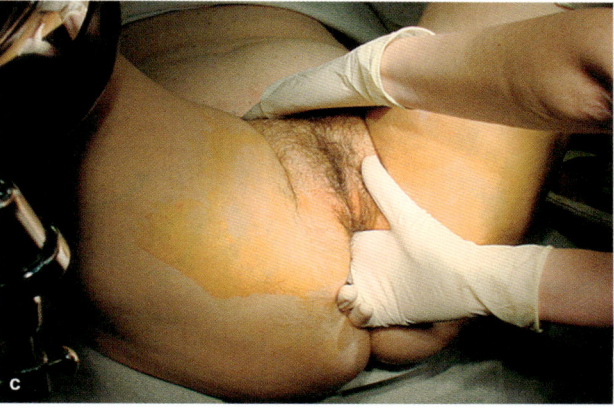
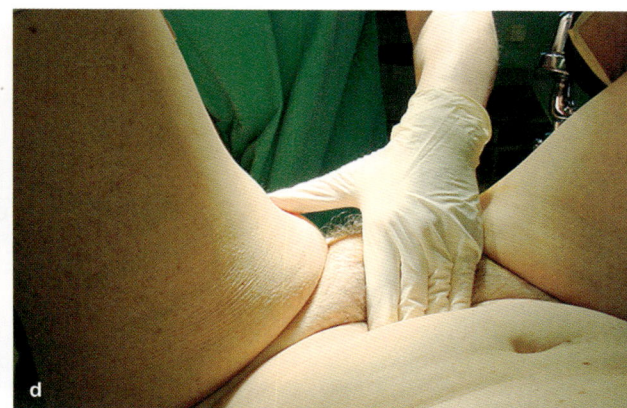

Abb. 3.11 Bimanuelle Untersuchung. [13]

Ängste oder Partnerschaftskonflikte angeschuldigt. Allerdings habe ich ganz unabhängig davon, dass man nur schwerlich eine vollkommen ungestörte Partnerschaft finden wird, in keinem einzigen Fall jemals eine psychische Alteration als Ursache für Dysmenorrhö und Dyspareunie gefunden, sondern ausnahmslos die üblichen, übersehenen, somatischen.

3.2 Mamma

Zumindest jede 10. Frau erkrankt in Deutschland am Mammakarzinom. Dies sind Jahr für Jahr etwa 57.000 Frauen. Damit liegt das Mammakarzinom einsam an der Spitze aller Karzinome der Frau. Die Erkrankungswahrscheinlichkeit nimmt mit zunehmendem Lebensalter laufend weiter zu. Gefährdet sind vor allem Frauen ab dem 45. Lebensjahr, doch treten etwa 5 % der Karzinome bereits vor dem 40. Lebensjahr auf.

Vorsorgeuntersuchung

Bei der üblichen Anleitung zur Selbstuntersuchung der Mamma, z.B. im Rahmen einer Vorsorgeuntersuchung, soll, möglichst noch unter der Dusche oder in der Badewanne („weil man mit der nassen Hand besser fühlen kann"), die Brust mit flacher Hand und kreisförmig im Uhrzeigersinn abgetastet werden (➤ Abb. 3.12). Entsprechend macht es, bzw. sollte es nach vorherrschender Lehrmeinung auch der Arzt machen, wobei er die Hohlhand (!) benutzt und beide Brüste nacheinander möglichst in 3 verschiedenen Positionen der Frau (im Stehen, in Rückenlage, mit vornübergebeugtem Oberkörper) un-

tersucht, und zusätzlich mit Armen der Patientin, die nacheinander locker hängen, über den Kopf erhoben und schließlich in die Hüfte gestemmt werden. Im Hinblick auf die Palpation bei liegender Patientin wird empfohlen, dass sie dabei den jeweils gleichseitigen Arm unter den Kopf legen sollte, „weil die Brust dadurch gleichmäßiger auf dem Thorax aufliegt".

HINWEIS DES AUTORS

Die übliche Untersuchung der Mamma wird aus meiner Sicht suboptimal durchgeführt. Dies liegt überwiegend an unzureichenden Untersuchungstechniken. Es gibt an Klarheit kaum zu übertreffende Statistiken, die belegen, dass nicht der Therapeut, sondern (in mehr als 80 % aller Fälle!) die Patientin selbst die Veränderung in der Brust erstmals entdeckte – und dies, obwohl sie häufig erst kurz zuvor einen Vorsorgetermin wahrgenommen hatte. Es gibt eine beachtliche Zahl an Frauen, die ihre Vorsorgeuntersuchungen nicht oder nicht mehr wahrnehmen, weil sie aus dem Bekanntenkreis von solchen Fällen gehört und dadurch jegliches Vertrauen verloren haben. Wenn man berücksichtigt, wie extrem langsam, über viele Jahre und Jahrzehnte, die Mehrzahl der Mammakarzinome wächst, so darf man Vorsorgeuntersuchungen der Mamma durchaus auf den Prüfstand stellen.
Gewebe, welches mit flächigem Druck palpiert wird, ist in seinen einzelnen Anteilen nicht beurteilbar. Eventuell vorhandene Veränderungen werden, gemeinsam mit dem Gewebe der Umgebung, einfach in die Tiefe gedrückt und entgehen so ihrer Entdeckung. Selbstverständlich lassen sich große Knoten deutlich oberhalb eines Durchmessers von 1 cm auch hiermit erkennen, doch würde ich dies nicht mehr als Vorsorge bezeichnen, sondern beinahe schon als Nachsorge. Es kann ausschließlich darum gehen, Mammakarzinome in derart frühen Stadien aufzudecken, dass sie mit einiger Sicherheit noch zu heilen sind. Veränderungen in einer Größenordnung oberhalb 1–2 cm können nicht mehr hierzu gerechnet werden. Die übliche Vorsorgeuntersuchung bietet von daher aus meiner Sicht nur eine Pseudosicherheit, wie man aus ihren belegten Ergebnissen auch überdeutlich ableiten kann.

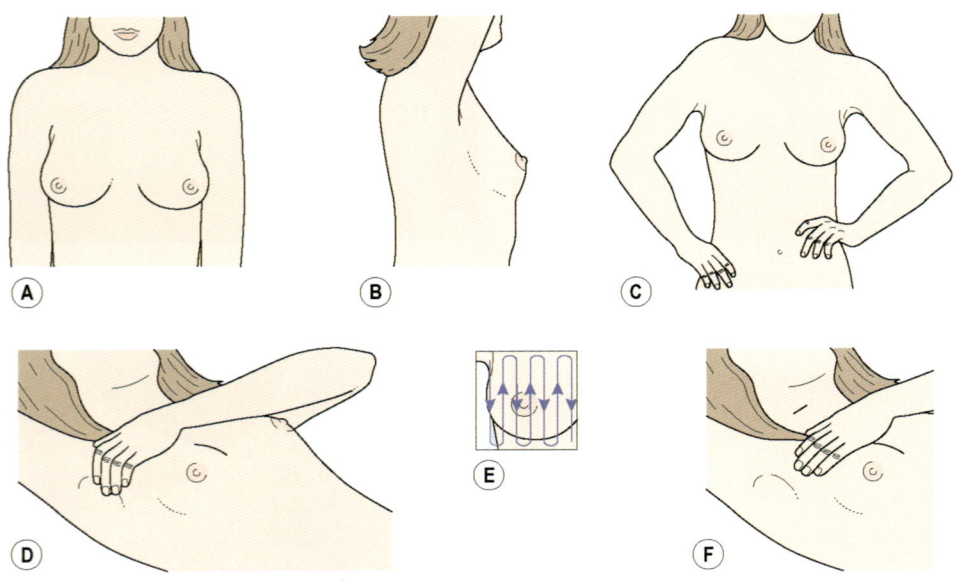

Abb. 3.12 Typische Empfehlung zur Selbstuntersuchung der Brust. A = Inspektion der Brust bei seitlich herabhängenden Armen; B = Inspektion der Brust bei über den Kopf erhobenen Armen; C = Werden die Hände in die Hüften gestützt, spannt sich der M. pectoralis major an, sodass eine Gewebeverziehung durch einen Tumor ggf. deutlich wird; D = Palpation der Lymphknoten in der Achselhöhle im Liegen; E = Untersuchung der 4 Quadranten der Brust; F = Palpation des äußeren oberen Quadranten der Brust. [24]

Alternative Vorsorgeuntersuchung

Die aus meiner Sicht einzig korrekte und zum gewünschten Ergebnis führende Untersuchung der weiblichen Brust sollte etwa auf folgende Weise erfolgen (ganz entsprechend auch die häusliche Selbstuntersuchung):

Inspektion

In Übereinstimmung mit den medizinischen Vorgaben erfolgt zunächst die vergleichende Inspektion der Mamma. Besonderer Wert ist hierbei zu legen auf Asymmetrien zur Gegenseite, umschriebene Einziehungen oder Vorwölbungen (Einziehungen werden deutlicher beim Heben und Senken der Arme, ➤ Abb. 3.13). Weiterhin ist zu achten auf Einziehungen, eine Sekretion oder sonstige Veränderungen der Mamillen, Farbänderungen, Ekzeme oder entzündliche Veränderungen sowie eine einseitig verstärkte Venenzeichnung.

M E R K E

Wichtige Hinweise
- Asymmetrien zur Gegenseite
- umschriebene Einziehungen oder Vorwölbungen der Mamma
- Veränderungen an den Mamillen
- Farbänderungen, Ekzeme
- Orangenhaut als Hinweis auf die Störung des subkutanen Fettgewebes
- verstärkte Venenzeichnung einer Seite

Palpation

Die sich anschließende Palpation erfolgt im Sitzen oder, bevorzugt, **im Stehen** der Patientin ausschließlich mit locker herabhängenden Armen, weil sich eine Brust, die im Liegen abflacht oder bei erhobenen oder hinter dem Kopf verschränkten Armen über die zugehörige Muskulatur angespannt wird, schlechter beurteilen lässt.

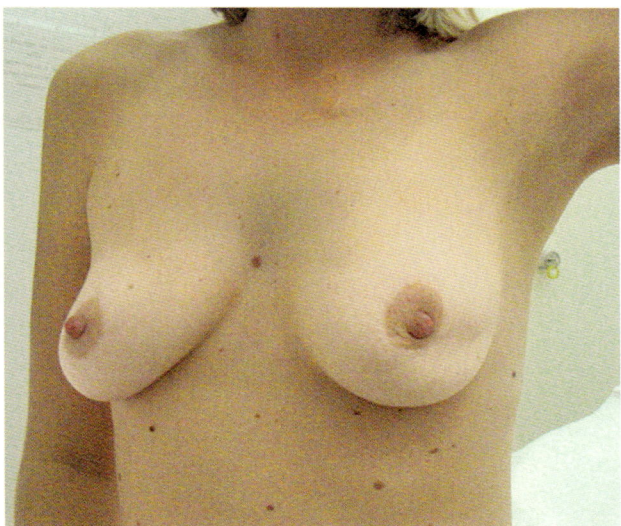

Abb. 3.13 Einziehungen der linken Mamma. [14]

In der Folge wird nun nicht die Brust als solche, sondern vielmehr deren **Drüsengewebe** palpiert, indem die Läppchen, Quadrant für Quadrant, mit den Fingerbeeren beider Hände durchgetastet werden. Hierbei beurteilt die eine Hand, während die andere lediglich mithilft, indem sie das jeweils zu beurteilende Gewebe „aufbereitet", also der Führungshand hinschiebt bzw. hinhält und so beurteilbar macht.

Getastet werden die einzelnen Knötchen (Acini) der Drüse, Schritt für Schritt, um deren etwaige Veränderungen, vor allem Vergrößerungen, zu erkennen. Die einzelnen Drüsenanteile sind von Patientin zu Patientin von unterschiedlicher Größe und Konsistenz, bei *einer* Patientin aber weitgehend identisch, sodass Abweichungen gut erkannt werden können.

Ist die Mamma weich und nicht übermäßig groß, so kann auf diese Weise, mit einem zeitlichen Aufwand von 5–10 Minuten für beide Brüste, das gesamte Drüsengewebe durchgetastet werden: Wo die einzelnen Knötchen als unter sich gleich und unverändert erkannt worden sind und auch in dem dazwischenliegenden Gewebe keine Veränderungen tastbar werden, da ist ein Karzinom weitgehend ausgeschlossen, sofern man von sehr frühen Stadien einmal absieht.

Wird ein umschriebener Knoten getastet, kann man neben seiner Konsistenz auch vor allem die Abgrenzbarkeit und Verschieblichkeit gegenüber der Umgebung herauszufinden suchen. Dies hat allerdings keine wesentliche Bedeutung, da *jede* erkennbare Veränderung ohnehin weitere Untersuchungen veranlassen muss.

Bei anamnestischen Hinweisen kann man schließlich noch versuchen, durch kräftiges **Ausstreichen der Brust** in Richtung der Mamille Sekret zu gewinnen. Sollte dies möglich sein, so ist das Sekret selbstverständlich zur zytologischen Untersuchung einzusenden.

H I N W E I S D E S A U T O R S

Ich meine, dass bereits Veränderungen in einer Größenordnung deutlich < 1 cm sicher herausgetastet und einer weitergehenden Untersuchung (Mammographie, Sonographie, Thermographie) zugeführt werden können. Dies geht über die Ergebnisse üblicher Palpationen weit hinaus.

Einschränkungen
- **Frauen mit sehr großen Brüsten** können auf diese Weise nicht sicher beurteilt werden. Hier sollte man, zumindest ab einem Alter von 45 Jahren, an zusätzliche, apparative Methoden denken, weil andernfalls die Sicherheit der Untersuchung, von der die Patientin ja zumeist ausgeht, gar nicht vorhanden sein kann.
- **Frauen mit einer fortgeschrittenen Mastopathia cystica fibrosa** sind ebenfalls nicht auf eine Weise zu untersuchen, die Sicherheit bieten würde. Auch hier sind apparative Zusatzuntersuchungen erforderlich.
- **Frauen mit auffallend derbem und druckschmerzhaftem Gewebe** sind nur unzureichend abzuklären.

Suche nach verdächtigen Lymphknoten

Im Anschluss an die Durchtastung der Brüste wird nach verdächtigen Lymphknoten gefahndet, wobei man mit den Axillen beginnt. Auch hier wird systematisch, beginnend z. B. am Pektoralisrand, die ganze Achselhöhle durchgetastet, wobei die Finger durchaus sehr tief in das Gewebe vordringen sollten. Um dies zu ermöglichen und um der Patientin Schmerzen zu ersparen, wird der Arm der Patientin mit der nicht untersuchenden Hand etwas vom Körper weggehalten. Sie selbst sollte hierbei nicht mithelfen, um jegliche Muskelanspannung zu vermeiden. Wenige Millimeter große, gut verschiebliche Lymphknoten sind selbstverständlich unverdächtig, da sie ja in der Achselhöhle in großer Zahl vorhanden sind. Abschließend sucht man dann nach vergrößerten Lymphknoten ober- und unterhalb der Schlüsselbeine sowie perimammär. Die parasternalen Lymphknoten befinden sich hinter den Rippenknorpeln und können nicht getastet werden.

Apparative Methoden

Mammographie-Screening

Seit 2007 gibt es in Deutschland flächendeckend ein Mammographie-Screening für alle Frauen zwischen 50 und 70 Jahren, das in entsprechend ausgebildeten und eingerichteten Zentren durchgeführt wird. Vor allem Frauen mit nicht eindeutig palpierbaren Brüsten sollten diese im 2-Jahres-Rhythmus kostenlose Untersuchungsmöglichkeit wahrnehmen, auch wenn ihr Zusatznutzen unterschiedlich beurteilt wird. Standard ist, dass die Röntgenaufnahmen durch zwei entsprechend geschulte Radiologen und unabhängig voneinander beurteilt werden. Ungeachtet der kontrovers beurteilten statistischen Ergebnisse handelt es sich bei der Mammographie um die Untersuchungsvariante mit der höchsten Treffsicherheit (➤ Abb. 3.14).

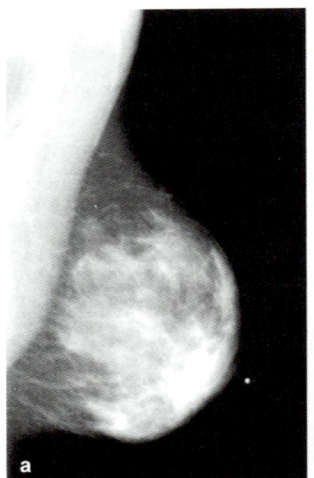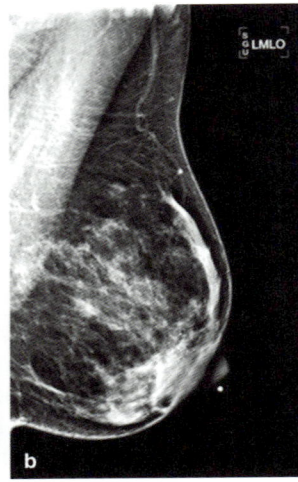

Abb. 3.14 Mammographie als Vergleich zwischen herkömmlicher Mammographie (links) und digitaler Technik (rechts). [3]

Sonografie

Ultraschall ist in der Hand eines geschulten Therapeuten eine ungemein wertvolle Ergänzung der Palpation – schnell durchzuführen und frei von Strahlenbelastungen. Man erkennt mit der Methode Gewebeverdichtungen, Verkalkungen und zystische Bereiche einschließlich ihrer Abgrenzung gegenüber der Umgebung. Die Auflösungsgrenze moderner Geräte liegt bei < 0,5 cm.

Thermographie

Die Thermographie der weiblichen Brust vermeidet die Strahlenbelastung der Mammographie, bei eventuell (fraglich) in Zukunft vergleichbarer Diagnosesicherheit. Diese Vergleichbarkeit war bisher nicht gegeben, weil Auflösung und Empfindlichkeit der Temperatursensoren nicht ausreichten (0,08 °C Unterscheidung). Nun wurde eine neue Kamera entwickelt, welche Temperaturunterschiede von gerade einmal 0,0005 °C erkennen und, computergestützt, darstellen kann. Natürlich muss zunächst abgewartet werden, ob die Methode hält, was sie in der Theorie verspricht.

Der Sinn ist darin begründet, dass Tumorgewebe aufgrund erhöhter Zellaktivität mehr Wärme erzeugt als gesundes Nachbargewebe und sich hierdurch abgrenzen lässt.

4 Krankheitsbilder

4.1 Fluor vaginalis und Kolpitis

Grundlagen

Krankheitsentstehung

Der vermehrte Ausfluss aus der Scheide (Fluor vaginalis, Fluor genitalis) kann von einer **Entzündung** des Scheidenepithels (Kolpitis), der Zervix (Zervizitis), der Gebärmutter (Endometritis) oder der Adnexe (Salpingitis) begleitet und von diesen verursacht sein, doch entsteht er häufig ohne die geringsten Anzeichen einer Entzündung im Rahmen einer **Fehlbesiedelung** (Dysbiose bzw. bakterielle Vaginose) der Scheide. Auch eine Entzündung der Vulva (Vulvitis) kann zu einem Fluor genitalis führen. Dasselbe gilt für Polypen (➤ Abb. 4.1) oder Karzinome der Gebärmutter.

> **MERKE**
> Ursachen des Fluor vaginalis
> • Fehlbesiedelung der Scheide (bakterielle Vaginose)
> • Entzündungen von Scheide, Gebärmutter und/oder Adnexe
> • Uteruspolyp
> • Uteruskarzinom (Ausfluss blutig, eitrig oder „fleischwasserfarben")

Symptomatik und Diagnostik

Definiert ist der Fluor in erster Linie nach der subjektiven Einschätzung der Frau, indem sie die sich bildende Flüssigkeitsmenge als vermehrt beurteilt. Dies ist ein wesentlicher Hinweis, doch ist es auch nicht mehr als dies, weil jede Frau aus ihrem subjektiven Empfinden heraus bei einer vorgegebenen Flüssigkeitsmenge zu einem anderen Urteil kommt. So kann man im medizinischen Alltag bei Frauen, die die Frage nach einem Fluor verneinen, erhebliche und eindeutig pathologische Sekretmengen ebenso erleben wie einen fehlenden Fluor mit physiologischem Abstrichergebnis bei Frauen, die zuvor über Fluor geklagt hatten.

Man sollte es sich deshalb zur Angewohnheit machen, auch bei Patientinnen, welche die Frage nach einem Fluor verneinen, aber z. B. wegen eines Reizdarmsyndroms oder der sog. Reizblase die Praxis aufsuchen, die fehlende Beteiligung der Vagina durch einen **Abstrich** zu objektivieren. Dies dürfte in den angeführten Beispielen allerdings kaum gelingen, weil die Dysbiose des Darmes regelhaft von einer Dysbiose der Vagina begleitet wird und pathologische Keime der Harnröhre gesetzmäßig in Vagina und/oder Zervix zu finden sind.

Einen guten und recht sicheren anamnestischen Hinweis erhält man also aus rezidivierenden Dysurien (Schmerzen bei der Miktio), die mit und ohne Therapie häufig verschwinden, um nach Wochen oder Monaten erneut zu rezidivieren. Scheinbarer Anlass ist dann eine lokale Unterkühlung oder auch nur kalte Füße, die zu einer reflektorischen Minderdurchblutung des Beckens führen. Die zumeist antibiotischen Therapien führen zu einer Verminderung der Keimzahl und damit zur vorübergehenden Beschwerdefreiheit, jedoch so gut wie niemals zur dauerhaften Ausheilung.

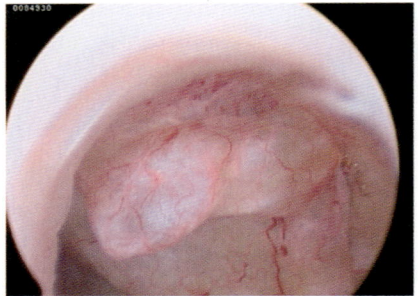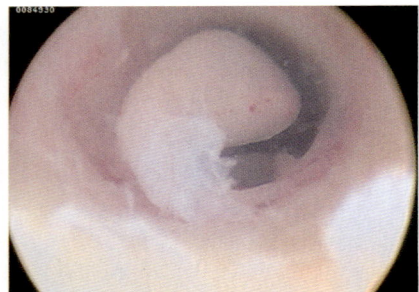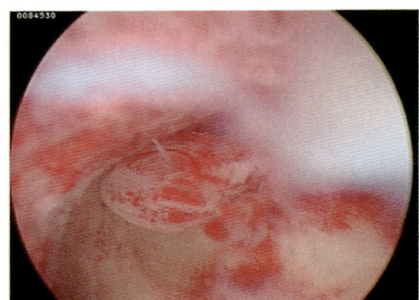

Abb. 4.1 Endometriumpolyp in der Hysteroskopie. [14]

Scheidenflora

Die physiologische Scheidenflora beinhaltet nahezu ausschließlich die typischen schlanken Stäbchen der Döderlein-Flora (Laktobazillen), doch sind sehr geringe Zahlen an Bakterien der weiteren Flora von Haut und oralen Schleimhäuten (Streptococcus viridans, Streptococcus epidermidis, Korynebakterien) noch als physiologisch zu betrachten. Die Döderlein-Bakterien produzieren neben reichlichen Mengen Milchsäure auch Wasserstoffperoxid (H_2O_2), sodass auch deswegen pathologische, anaerob wachsende Bakterien wenig Chancen zu ihrer Ansiedelung bekommen.

HINWEIS DES AUTORS

Als Maßstab dafür, was noch als normal anzusehen ist, kann das Vorherrschen der Laktobazillen sowie das weitgehende Fehlen von Entzündungszellen dienen. Wenn dann auch noch der pH-Wert mittels eines Streifens Lackmuspapier im physiologischen Bereich von 4 bis maximal 4,5 gemessen wird, so ist alles in schönster Ordnung. Ein derartiges Ergebnis ist allerdings nach meiner Erfahrung heute eher die Ausnahme als die Regel. Symptomlose Frauen können durchaus z. B. Mykoplasmen, Candida albicans, Ureaplasma oder Gardnerella vaginalis beherbergen, und man sollte die subjektive Beschwerdefreiheit nicht mit dem Begriff des Normalen und Physiologischen gleichsetzen.

Mykoplasmen, Chlamydien

Mykoplasmen sowie die ungemein häufig im inneren Genitale anzutreffenden Chlamydien sind im Abstrich *nicht* erkennbar, weil sie intrazellulär leben und keine Zellwand besitzen (Mykoplasmen) bzw. für die übliche Darstellung im Lichtmikroskop ohnehin zu klein sind (Chlamydien). Chlamydien sind anhand der sich häufig ausbildenden, sehr typischen Zervizitis zu vermuten und können dann gezielt gesucht werden. Dies gelingt schulmedizinisch mit dem PCR-Verfahren oder, eher unsicher, mit den üblichen Testverfahren. Wichtig ist in jedem Fall ein Abstrich, der Zellmaterial der Zervix enthält, wofür der Watteträger in den Zervikalkanal eingeführt und kräftig gedreht werden sollte. Dies kann im Einzelfall Schmerzen bereiten.

Der PCR-Test stellt ein aufwändiges und teures Nachweisverfahren bakterieller DNA dar, das im gynäkologischen Alltag eher selten zur Anwendung gelangt. Chlamydien entgehen von daher fast regelhaft ihrem Nachweis und können in aller Ruhe und über Jahre hinweg ihre zerstörerische Tätigkeit ausüben,

als deren schwerwiegendste Folge die weibliche Sterilität anzusehen ist (s. u.).

HINWEIS DES AUTORS

Wer eine biologische Testmethode (Tensor, Kinesiologie, EAP) beherrscht, kann alle infrage kommenden Bakterien eines Fluor genitalis bzw. einer Adnexitis mit den auf dem Markt erhältlichen Testampullen (z. B. Staufen-Pharma, Holomed u. a.) erkennen und gleichzeitig auch mit großer Zuverlässigkeit behandeln und ausheilen. Dem steht allerdings der § 24 IfSG entgegen, nach dem der Heilpraktiker sexuell übertragbare Erkrankungen weder diagnostizieren noch behandeln darf.

Bakterielle Vaginose

Die bakterielle Vaginose ist üblicherweise gekennzeichnet durch eine Vermehrung anaerober Keime auf Kosten der Döderlein-Stäbchen. Eine häufige Bezeichnung hierfür ist Amin-Kolpitis, weil der dünnflüssige, grau-weißliche Fluor (➤ Abb. 4.2) spontan oder nach Alkalisierung mit 10-prozentiger Kalilauge einen fischartigen (Amin-)Geruch erkennen lässt. Der pH ist auf Werte > 5 verschoben. Den unangenehmen Fischgeruch bemerkt die Patientin wegen des schwach alkalischen Prostatasekretes auch nach dem Geschlechtsverkehr.

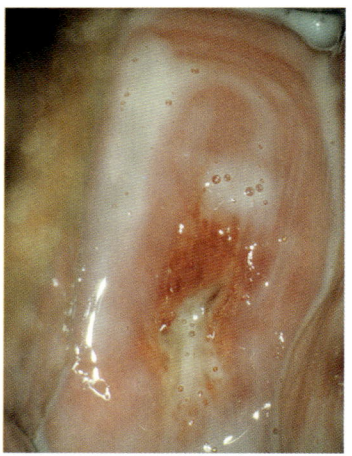

Abb. 4.2 Amin-Kolpitis (Gardnerella vaginalis). [Prof. Dr. E. E. Petersen, Freiburg]

Diagnostik

Im Nativpräparat, evtl. nach Färbung mit Methylenblau 0,1–1 %, lassen sich massenhaft Kokken und kurze Stäbchen erkennen. Der vorherrschende Keim ist meist **Gardnerella vaginalis,** ein kurzes, „kokkoides" Stäbchen. Die Durchmusterung des Abstrichs kann auch im Phasenkontrast bzw. im Dunkelfeld erfolgen.

Eine jede bakterielle Vaginose beinhaltet, sofern sie eine Zeit lang bestanden hatte, die sekundäre Besiedelung mit **Candida albicans** (➤ Abb. 4.3). Es ist geradezu bezeichnend für Candida, sich dort häuslich einzurichten, wo das physiologische Milieu gestört ist. Man erkennt die Pilze in der Spekulumeinstellung am gelblichen, bröckeligen Fluor (➤ Abb. 4.4) und im Nativpräparat vor allem an fädigen Strukturen oder den teilweise beweglichen Sporen (Sprossformen), wobei man sich zur sorgfältigen Durchmusterung des Abstrichpräparats schon etwas Zeit nehmen sollte.

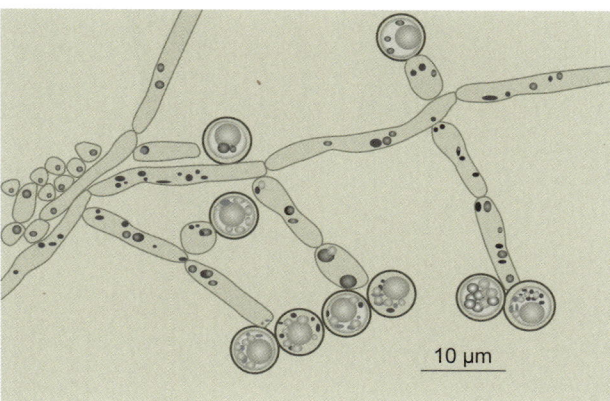

10 μm

Abb. 4.3 Candida albicans, Schemazeichnung.

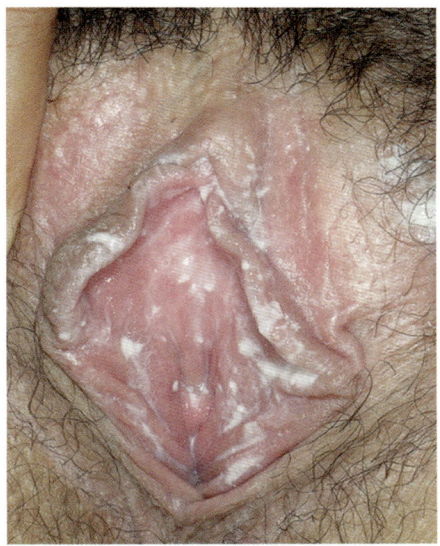

Abb. 4.4 Candida-Kolpitis mit bröckeligem Fluor. [14]

Therapie

Die übliche Therapie der Amin-Kolpitis bzw. bakteriellen Vaginose erfolgt durch Metronidazol und weitere **Antibiotika.** Zum Abschluss der Therapie kann Candida mittels lokaler Nystatinapplikationen (Vaginalsuppositorien, Creme) behandelt werden. Der Partner sollte stets einbezogen werden. Eine nachfolgende Darmsanierung (➤ Fach Verdauungssystem) ist, zumindest bei symptomatischen Patientinnen, sehr zu empfehlen.

Begleitend kann die Patientin medizinische Zubereitungen aus Milchsäure bzw. aus Laktobakterien einführen, alternativ auch ganz einfach Tampons, die zuvor in Bio-Joghurt (enthält die physiologischen Döderlein-Stäbchen!) getränkt wurden. Die Tampons werden am besten über Nacht eingelegt.

HINWEIS DES AUTORS

Bakterielle Vaginose, Kolpitis und Adnexitis werden am häufigsten an Sexualpartnern erworben, doch können sich Frauen – im Gegensatz zu Männern – auch jederzeit im Schwimmbad infizieren. Der Rat an ausgeheilte Patientinnen, solche joghurtgetränkten Tampons künftig auch für die Zeitdauer eines Schwimmbadbesuchs zu benutzen, hat sich mir in vielen Jahren ganz außerordentlich bewährt. Allfällige Rezidive waren so gut wie nicht mehr zu verzeichnen. Im Gegenzug erschienen einzelne Patientinnen und berichteten von einem Fluorrezidiv, weil sie diese Prophylaxe vergessen hatten.

Komplikation

Jeder bakteriell verursachte Fluor vaginalis beinhaltet die Gefahr einer Aszension der verursachenden Keime über das Endometrium in die Eileiter, wodurch im „besten Fall" eine Adnexitis und im schlimmsten Fall, als deren Folge, eine Sterilität droht. Die Ausheilung einer jeden Störung des physiologischen Vaginalmilieus, zumindest bei jüngeren Frauen, ist daher unabdingbar.

HINWEIS DES AUTORS

Häufiger ist allerdings der umgekehrte Vorgang, bei dem eine bestehende Adnexitis einen chronischen vaginalen Fluor unterhält. Es kann nicht genug betont werden, dass die Ausheilung eines Fluor, wenn die Ursache der Adnexitis übersehen wird, niemals gelingen kann. Dies ist aus meiner Sicht, neben fehlenden Partnertherapien, auch der wesentliche Grund für die über Jahre rezidivierenden Vaginosen zahlreicher Patientinnen, bei denen lokale Scheidenbehandlungen das Bild jeweils nur für wenige Wochen bessern und die Adnexitis vom behandelnden Therapeuten in (un)schöner Regelmäßigkeit übersehen wird.

Kolpitis

Bei der Kolpitis bestehen neben dem Ausfluss auch erkennbare Entzündungszeichen der Vaginalwand.

Krankheitsentstehung

Die wesentliche Ursache besteht in der bakteriellen Vaginose, doch sind auch Infektionen mit Candida albicans (Soorkolpitis) oder Trichomonaden (Trichomonadenkolpitis) eine häufige Ursache. Bakterien wie E. coli, Proteus, Enterokokken oder auch einmal ein vergessener Tampon sind ursächlich deutlich seltener. Abgesehen von der Trichomonadenkolpitis ist aber bei dem zumeist bestehenden Mischbild der eigentliche Erreger eher selten zu erkennen. Auch bei der Soorkolpitis ist Candida zumeist als sekundär, die bakterielle Mischflora aber als ursächlich zu betrachten (s. o.).

Symptomatik und Diagnostik

Vor allem bei überwiegend candidaverursachten Entzündungen ist die Vulva in der Regel beteiligt, sodass es neben dem Ausfluss auch zu Brennen und Juckreiz kommt. Die Vaginalwand ist gerötet, evtl. auch ödematös geschwollen.

Die **Trichomonadenkolpitis** verursacht neben fleckförmigen Rötungen der Vaginalwand häufig einen besonders typischen, grünlich-schaumigen Fluor (➤ Abb. 4.5). Die (begeißelten) Trichomonaden sind im Nativpräparat an ihren lebhaften Bewegungen gut zu erkennen und von Leukozyten abzugrenzen. Dies gilt allerdings nur, wenn der Fluor sofort nach seinem Ausstreichen auf dem Objektträger ausreichend mit physiologischer Kochsalzlösung versetzt und direkt im Anschluss an die Palpation durchgemustert wird. Manchmal dauert es auch etwas, bis die mikroskopische Lichtquelle die Protozoen erwärmt und aktiviert hat.

Therapie

Die Therapie entspricht der Therapie der bakteriellen Vaginose. Trichomonaden lassen sich durch eine einmalige Gabe des Antibiotikums Metronidazol entfernen. Wird eine Soorkolpitis, wie dies üblich ist, lokal mit Antimykotika (z. B. Nystatin) behandelt, so heilt die Entzündung darunter aus, wird aber ge-

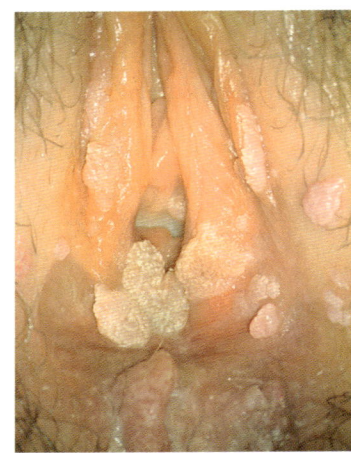

Abb. 4.6 Condylomata acuminata (HPV-Viren). [Prof. Dr. E. E. Petersen, Freiburg]

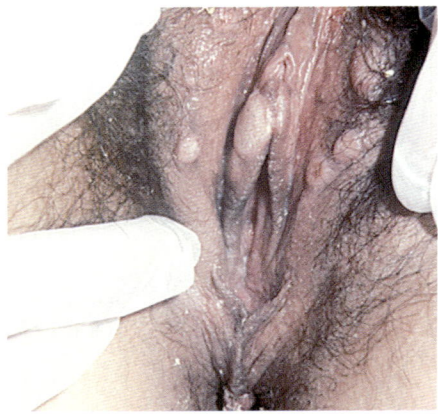

Abb. 4.7 Condylomata lata (Syphilis). [24]

setzmäßig in unregelmäßigen Abständen so lange rezidivieren, bis die eigentliche Ursache behandelt worden ist.

Komplikationen

Auf dem Boden einer chronischen Kolpitis entwickeln sich bei Anwesenheit von HPV-Viren nicht so selten spitze Kondylome (Condylomata acuminata, ➤ Abb. 4.6), die nicht mit den breiten Kondylomen (Condylomata lata, ➤ Abb. 4.7) der Syphilis (➤ Fach Infektionskrankheiten) verwechselt werden sollten.

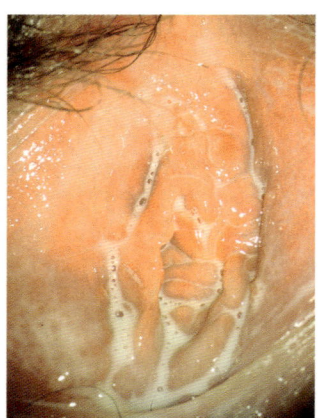

Abb. 4.5 Trichomoniasis mit schaumigem Fluor. [Prof. Dr. E. E. Petersen, Freiburg]

Zusammenfassung

Fluor vaginalis: subjektiv vermehrter Ausfluss
- **Ursachen:**
  - Fehlbesiedelung der Scheide (bakterielle Vaginose)
  - Entzündungen von Scheide, Gebärmutter und/oder Adnexe
  - Uteruspolyp
  - Uteruskarzinom (Ausfluss blutig, eitrig oder „fleischwasserfarben")

- **Diagnostik:**
  - Nachweis der Döderlein-Bakterien, Erregernachweis
  - Prüfung des pH-Werts

Bakterielle Vaginose (Amin-Kolpitis): Vermehrung anaerober Keime auf Kosten der Döderlein-Flora

- **Ursache:** meist Gardnerella vaginalis, Sekundärbesiedlung mit Candida
- **Symptome:**
  - dünnflüssiger, grau-weißlicher Fluor genitalis und Fischgeruch (nach Alkalisierung)
  - gelblicher, bröckeliger Fluor (bei sekundärem Candida-Befall)
- **Diagnostik:** Erregernachweis im Nativpräparat
- **Therapie:**
  - Antibiotika, nachfolgend Antimykotika
  - Partner einbeziehen!

Kolpitis: bakterielle Vaginose mit zusätzlichen Entzündungszeichen

- **Ursache:** verschiedene Erreger
- **Symptome:**
  - Fluor genitalis
  - Rötung (und Schwellung) der Vaginalwand
  - bei Candida oft auch Brennen und Juckreiz
- **Diagnostik:** Erregernachweis im Nativpräparat
- **Therapie:**
  - Antibiotika, nachfolgend Antimykotika
  - Partner einbeziehen!

4.2 Adnexitis

Grundlagen

Die Adnexitis ist üblicherweise eine **Salpingitis,** beschränkt sich also auf die Eileiter, ohne die Ovarien oder weitere Strukturen mit einzubeziehen. Es gibt Entzündungen, die hämatogen auf die Salpingen übergreifen wie vor allem die Tuberkulose oder auch einmal ein septischer Streuherd, doch ist dies außerordentlich selten. Die übliche Ursache der Salpingitis ist die Keimaszension aus Scheide oder Zervix, wobei es hier zunächst nicht notwendigerweise zu Veränderungen kommen muss. In aller Regel aber wird die bakterielle Vaginose erkennbar, besonders häufig auch die Chlamydien-Zervizitis, falls dieser Keim ursächlich beteiligt ist.

Die Adnexitis ist bei Frauen im geschlechtsreifen Alter in den vergangenen Jahren und wenigen Jahrzehnten zu einer ungemein häufigen Erkrankung geworden. Sie führt im Akutstadium zu mehr oder weniger ausgeprägten Symptomen, um dann nach ihrem Übergang ins chronische Stadium symptomarm zu verlaufen. Hier stehen dann eher ihre Folgen wie Dysmenorrhö, Dyspareunie und Sterilität im Vordergrund.

Ursachen

Nichtbakterielle Keime wie Candida oder Trichomonaden werden nach derzeitigem Wissensstand als Ursache einer Adnexitis ausgeschlossen. Der mit weitem Abstand häufigste Keim ist **Chlamydia trachomatis,** während die in früheren Jahrzehnten im Vordergrund stehenden **Gonokokken** deutlich seltener geworden sind. Noch seltener sind weitere bakterielle Keime wie Mykoplasmen, Streptokokken oder Enterobakterien.

> **MERKE**
>
> Die Infektion durch Chlamydia trachomatis (Serotypen D–K) gilt heute als die in der westlichen Welt häufigste sexuell übertragbare Erkrankung und gleichzeitig als Hauptursache von chronischer Adnexitis und Sterilität.

Nach verbreiteter Auffassung sind inzwischen etwa 15 % aller geschlechtsreifen Frauen mit Chlamydien infiziert – nach meiner Einschätzung, gestützt auf langjährige Untersuchungen unter Einbeziehung von Testungen, noch erheblich mehr (zumindest 20–25 %).

Selbstverständlich sind die **Partner dieser Patientinnen** ausnahmslos mitbetroffen, teilweise erkennbar z. B. an einer Prostatitis oder Urethritis, häufiger jedoch symptomlos lediglich als Keimträger. Als **Keimreservoir** für die Bakterien sind Urethra und Zervix mit ihren Drüsen und Buchten anzusehen, beim Mann Urethra, Nebenhoden und Prostata.

Krankheitsentstehung

Der Zervikalkanal stellt normalerweise eine recht gute Barriere für Bakterien dar, doch ist dieselbe zu manchen Zeiten – während der Menses, im Wochenbett oder auch in der Mitte des Zyklus – leichter zu überwinden. Abhängig ist die Aszension auch von der **Zahl der Bakterien,** wobei dies aber gerade bei Chlamydien und Gonokokken eine untergeordnete Rolle zu spielen scheint, weil sich diese Keime zunächst lokal in der Zervix vermehren.

Übertragen werden die Erreger, entsprechend der bakteriellen Vaginose bzw. der Kolpitis, durch **Geschlechtsverkehr,** doch ist nach meinen Erfahrungen (nicht für die Prüfung) die Ansteckung auch im Schwimmbad immer möglich. Vor allem Chlamydien, aber auch weitere Keime überleben selbst im gechlorten Schwimmbad lange genug, um eine Infektion zu ermöglichen, wie man auch an der Schwimmbadkonjunktivitis, ebenfalls verursacht durch Chlamydia trachomatis (➤ Fach Infektionskrankheiten), erkennen kann. An den zuverlässigen Schutz durch präparierte Tampons sei nochmals erinnert. Toiletten stellen mit einiger Sicherheit keine mögliche Infektionsquelle dar.

Nicht übersehen werden darf auch der Umstand, dass mindestens 50 % aller infizierten Frauen die Chlamydien unter der **Geburt** an ihre Kinder weitergeben. Dieselben können bis zur Pubertät symptomlos bleiben, doch entwickelt sich nicht so selten eine rezidivierende Urethritis unter dem Symptom der

Reizblase, bei der die Untersuchungen des Urins regelhaft ohne Befund verlaufen; oder es kommt zur Enuresis nocturna (nächtliches Einnässen), bei der die psychosomatische Schublade der Medizin sperrangelweit offen steht.

HINWEIS DES AUTORS

Ich hatte niemals ein Kind mit Enuresis nocturna in meiner Behandlung, bei dem nicht eine klar über Untersuchung und/oder Testung erkennbare Ursache bestanden hätte. In meiner persönlichen „Hitliste" erscheinen die Chlamydien auf Platz 1, gefolgt von Trichomonaden und geopathisch gestörten Schlafplätzen (➤ Fach Urologie).

Akute Adnexitis

Symptomatik

Die akute Salpingitis beginnt zumeist mit Fluor, einseitigen Unterbauchschmerzen, mäßigem Fieber und eventuell auch Übelkeit als Ausdruck der lokalen peritonealen Reizung. Das Fieber findet sich typischerweise zwischen 38 und 39 °C, kann aber bei einer Gonokokken-Salpingitis auch hoch sein, bei der Chlamydieninfektion niedriger oder sogar fehlen.

Insgesamt erinnert das Bild an eine **Appendizitis,** mit der sie bei Befall der rechten Adnexe auch nicht so selten verwechselt wird. Die Ähnlichkeit erstreckt sich auch auf scheinbar typische Appendizitis-Zeichen wie die erhöhte Temperaturdifferenz rektal/axillär. Ursache hierfür ist die entzündlich bedingte, zusätzliche Überwärmung des Unterbauchs. Dasselbe gilt für den kontralateralen Loslassschmerz (Blumberg-Zeichen) und weitere „Appendizitis-Zeichen". Die Lokalisation des Schmerzes, das sog. Punctum maximum, liegt allerdings eindeutig tiefer und macht eher denjenigen Therapeuten differenzialdiagnostische Probleme, die den Lanz-Punkt als aussagekräftig für eine Appendizitis erachten. Das wesentliche Unterscheidungskriterium bei Frauen „im gebärfähigen Alter" besteht also neben der häufig typischen Anamnese (neuer Partner, verstärkter Fluor) in der Lokalisation des heftigsten Druckschmerzes (Punctum maximum) – einmal über dem Unterrand des Coecums (McBurney) und einmal eben über der Adnexe (knapp unterhalb des Lanz-Punktes).

Die im Rahmen der Keimaszension teilweise bestehende Endometritis kann zu verstärkten und verlängerten **Blutungen** oder auch zu Zwischenblutungen führen.

MERKE

Akute Adnexitis
- einseitige Unterbauchschmerzen
- mäßiges Fieber
- Übelkeit
- verstärkter Fluor vaginalis
- Blutungsanomalien
- oft typische Anamnese
- Druckschmerz über McBurney, aber wesentlich ausgeprägter über der Adnexe

---

Diagnostik

Anamnese

Anamnestisch ist – abgesehen von den typischen Symptomen – häufig zu eruieren, dass seit einigen Wochen eine neue Partnerschaft besteht.

Untersuchung mit dem Spekulum

Bei der Spekulumeinstellung ist die bakterielle Vaginose zu vermuten (➤ Abb. 4.8) und anhand des Abstriches auch praktisch ausnahmslos zu bestätigen. Die Portio zeigt bei der Chlamydien-Adnexitis, zumindest nach längerem Bestand, eine außerordentlich typische Rötung, die im Alltag immer noch häufig mit der sog. Portioektopie (➤ Abb. 2.7) verwechselt wird. Die **entzündliche Rötung** mit auffallend verstärkter Gefäßzeichnung ist scharf begrenzt und besitzt eine **glatte Oberfläche,** die glasig überzogen scheint (➤ Abb. 4.9) – im Gegensatz zur Portioektopie, welche eher matt und gefeldert imponiert (➤ Abb. 4.10).

Palpation

Die auf die Abstrichentnahme folgende bimanuelle Untersuchung hat beim Verdacht auf eine akute Salpingitis mit beson

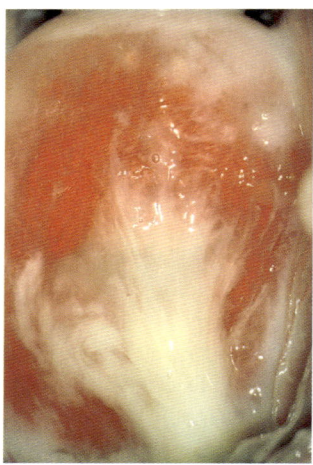

Abb. 4.8 Zervizitis durch Chlamydien und Gonokokken. [Prof. Dr. E. E. Petersen, Freiburg]

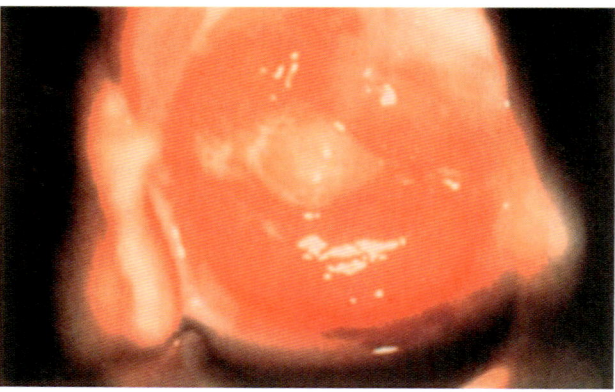

Abb. 4.9 Zervizitis [16]

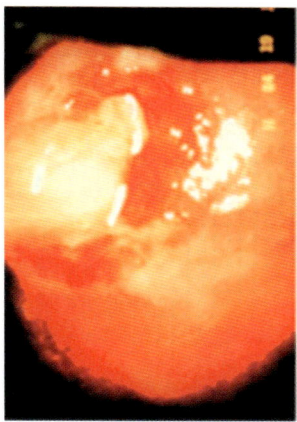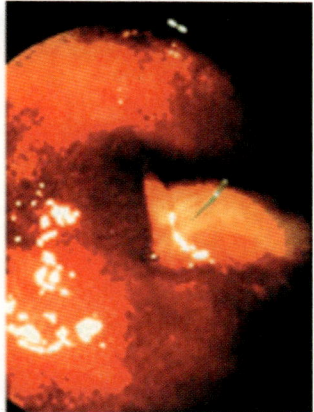

Abb. 4.10 Portioektopie [16]

derer Behutsamkeit zu erfolgen, weil der Adnexbereich hierbei in der Regel **außerordentlich druckschmerzhaft** ist – einschließlich der resultierenden Abwehrspannung. Man wird also, sofern man grundsätzlich um schmerzarme Untersuchungen bemüht ist, eher selten den typisch verdickten, weichen Eileiter tasten können und muss sich auf das indirekte Symptom der Schmerzhaftigkeit verlassen. Besser ist natürlich der korrekte Nachweis über die Sonografie.

Antikörpernachweis

Der Nachweis der **Chlamydien** durch die gebildeten Antikörper ist möglich, aber unzuverlässig, weil zumindest ein Teil der verwendeten Reagenzien mit anderen Chlamydien-AK kreuzreagiert. Beispielsweise besitzen 50 % aller Menschen Antikörper gegen Chlamydia pneumoniae, und auch von den ursächlich infrage kommenden Chlamydia-trachomatis-Bakterien gibt es zahlreiche Serotypen. Eindeutig wäre eine Bestimmung der Serum-Antikörper nur, wenn im zeitlichen Zusammenhang mit einer akuten Salpingitis ein Nachweis spezifischer IgM-Antikörper (➤ Abb. 4.11) gelingen würde. Seit Ende 2009 ist ein Schnelltest marktreif, der die Chlamydien angeb-

lich mit einer Sicherheit von immerhin 84 % aus dem Urin nachweisen kann.

Weitere infrage kommende Bakterien sind zumindest prinzipiell über ihre Antikörper nachweisbar.

Therapie

Die akute Adnexitis lässt sich gut mit Antibiotika behandeln. Wurden Chlamydien nachgewiesen, sollte vorsichtshalber über mindestens 14 Tage therapiert werden.

Chronische Salpingitis

Symptomatik

Die chronische Salpingitis, besonders wenn sie durch Chlamydien verursacht wurde, kann mit geringen Symptomen oder, nach vorherrschender Meinung, auch asymptomatisch verlaufen. Diskrete Hinweiszeichen bestehen häufig in Gestalt einer Dysmenorrhö, eines chronischen Fluor vaginalis, einer Reizblase oder auch als leichter, kaum noch beachteter, zumeist einseitiger Unterbauchschmerz.

Die **Reizblase** resultiert aus der gleichzeitigen Besiedelung von Tuben und Urethra durch die Chlamydien, die **Dysmenorrhö** und ein diskreter Unterbauchschmerz durch peritubare Verwachsungen, die mit einiger Gesetzmäßigkeit im Lauf der Zeit entstehen. Häufig ist, bedingt durch diese Adhäsionen, die Dysmenorrhö aber auch sehr ausgeprägt, verbunden nicht so selten mit einer Dyspareunie (10–20 % aller Frauen!).

Was vielleicht noch schwerer wiegt als Dysmenorrhö und Dyspareunie, ist die **Sterilität** in der Folge der Chlamydiensalpingitis (➤ 4.6), die immer mögliche Eileiterschwangerschaft oder alternativ auch einmal die rezidivierenden Aborte, unter denen diese Patientinnen zu leiden haben.

Diagnostik

Die Diagnostik der chronischen Salpingitis entspricht derjenigen der akuten Form. Der vaginale **Abstrich** zeigt hier niemals eine normale Döderlein-Flora, sondern zumeist ein entzündliches Mischbild verschiedenster Keime.

Die **bimanuelle Untersuchung** kann nun gewissenhaft durchgeführt werden, weil der Druckschmerz über den – häufig beidseits betroffenen – Adnexen nicht mehr allzu heftig ist. Der verdickte, in der Regel bereits derbe Eileiter kann bei schlanken Frauen, sofern man sich Zeit nimmt, relativ gut getastet werden. Die Verwachsungen zeigen sich am Verschiebeschmerz, besonders häufig aber alleine schon durch eine Gebärmutter, welche einseitig verzogen im Becken steht, in manchen Fällen mit dem Fundus in der Nähe oder direkt an der seitlichen Beckenwand. Es ist immer wieder erstaunlich, was hier bei den Voruntersuchungen alles als normal durchgegangen ist.

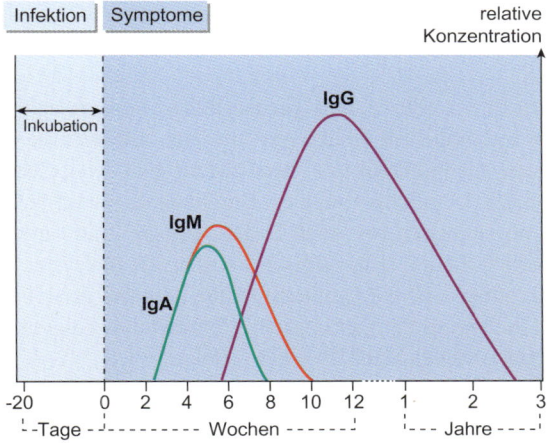

Abb. 4.11 Antikörper im Verlauf einer Chlamydieninfektion.

Therapie

HINWEIS DES AUTORS

Sofern man eine Testmethode (Tensor, Kinesiologie) sicher beherrscht, so stellt dieselbe nicht nur das geeignete Nachweisinstrument, sondern gleichzeitig auch die einzige Möglichkeit dar, die Chlamydien aus dem Genitale von Patientin und Partner zu entfernen.

Antibiotika

Chlamydien durchlaufen Ruhephasen, in denen sie für Antibiotika unangreifbar sind. Während noch vor 15–20 Jahren eine antibiotische Therapie mittels Doxycyclin oder Erythromycin als zuverlässig wirksam angesehen worden war, wird heute infolge der bahnbrechenden Arbeiten von Eiko Petersen (Uni Freiburg) davon ausgegangen, dass eine chronisch gewordene Chlamydieninfektion nicht mehr geheilt werden kann. Es gibt Empfehlungen, wonach die antibiotische Therapie über Monate verabreicht werden sollte, um wenigstens die Folgen klein zu halten.

Entzündungen der Adnexe, die nicht durch Chlamydien verursacht worden sind, lassen sich allerdings gut mit den üblichen antibiotischen Therapien behandeln.

HINWEIS DES AUTORS

Ich habe vor gut 20 Jahren, noch zu Zeiten einer antibiotischen 10-Tages-Empfehlung, bis zu 7 Wochen erfolglos antibiotisch behandelt und mir auf dieser frustrierenden Basis dann meine **homöopathische Test- und Therapiemethode** entwickelt. Ich behaupte, dass man mit den sog. KUF-Reihen (alte Bezeichnung), die diverse Potenzen von Chlamydia trachomatis enthalten (u. a. von Staufen-Pharma oder Holomed), die Bakterien sicher erkennen und vollständig aus dem Körper ausleiten kann. Geduld ist allerdings vonnöten, sofern die Infektion chronisch bestanden hatte. Im Allgemeinen muss man mit einer Therapiedauer von mindestens 6 Monaten rechnen – bei Testkontrollen und entsprechender Anpassung der Therapie im Abstand von 2–3 Wochen. Noch mühsamer wird die Therapie dadurch, dass der Partner stets mit einbezogen werden muss. Die in der Testung erscheinenden Potenzen laufen, im Gegensatz zu verbreiteten Meinungen, stets von den Hoch- zu den Tiefpotenzen. Man wird also dem Therapieende dann entgegensehen können, wenn die anfängliche D200 in den Bereich von D10 oder D8 gelangt ist. Aus der D6 oder D8 heraus, entsprechend der akuten Erstinfektion, erfolgt die Ausheilung. Dieselbe ist erreicht, wenn die Potenzen durchlaufen wurden und ein- oder mehrmalige Kontrollen nach der zuletzt erschienenen Tiefpotenz (stets doppelblind!) negativ geblieben sind. Genauer besprochen wird die testgestützte Therapie mit Nosodenpräparaten im ➤ Fach Pharmakologie.
Spätestens jetzt, nach meiner Meinung aber bevorzugt schon zu Beginn der Therapie, sollte die Behandlung darauf ausgerichtet sein, das Zerstörungswerk der Chlamydien rückgängig zu machen, also die **Verwachsungen** zu lösen und die Tuben durchgängig zu bekommen. In dieser Phase sollte den Patientinnen zur Verhütung geraten werden, weil eine Tube, die teilweise durchgängig geworden ist, die große Gefahr einer Tubargravidität (Extrauteringravidität, EUG) in sich birgt.
Mit dieser hier nur in ihren Grundzügen beschriebenen Therapie wird man bei Dysmenorrhö und Dyspareunie niemals versagen, bei der weiblichen Sterilität nur selten. Unabdingbare Voraussetzung ist allerdings wie bei jeder Therapie einer ernsthaften Erkrankung, dass die Patientin geopathisch unbelastet ist. Hier sollte man sich niemals auf das Urteil von Rutengängern, sondern ausschließlich auf die eigene Erfahrung (Fingerprobe, ➤ Fach Bewegungsapparat) und die doppelblinde Testung mit Testampullen verlassen.
Zur Beseitigung der Verwachsungen werden Enzympräparate benötigt sowie homöopathische Komplexpräparate. Selbstverständlich kann der homöopathisch sehr Erfahrene auch mit Einzelsubstanzen arbeiten. Ich habe dies in diesem Zusammenhang nie versucht, da sich mir die Enzyme (z. B. Karazym®) in Kombination mit den Komplexpräparaten (z. B. Traumeel® oder Hewetraumen®) auf einzigartige Weise bewährt haben.

Zusammenfassung

Adnexitis: Entzündung der Adnexe, meist als Salpingitis, also Entzündung der Eileiter
- **Ursachen:**
  - aufsteigende Infektionen aus Scheide oder Zervix
  - häufigster Erreger: Chlamydia trachomatis
  - Übertragung meist durch Geschlechtsverkehr
- **Symptome der akuten Salpingitis:**
  - Fluor genitalis
  - Appendizitis-Symptomatik: einseitige Unterbauchschmerzen, (mäßiges) Fieber, Druckschmerz
  - evtl. Blutungsstörungen
- **Symptome der chronischen Salpingitis:**
  - Fluor genitalis
  - Dysmenorrhö, Dyspareunie
  - Reizblase
  - Sterilität
  - symptomarmer Verlauf möglich
- **Diagnostik:**
  - Anamnese: neuer Partner, verstärkter Fluor
  - Abstrich, Untersuchung (entzündliche Rötung)
  - Palpation (bei der akuten Form meist schmerzbedingt nicht möglich)
  - evtl. Erregernachweis, z. B. im Urin
- **Therapie:** Antibiotika

4.3 Ovarialzysten

Zysten sind rundliche, flüssigkeitsgefüllte, von einer epithelialen Wand umgebene Hohlräume. Im Ovar entstehen sie überwiegend aus **Follikeln** bzw. dem hieraus gebildeten Gelbkörper. Follikelzysten bis etwa 2 cm Durchmesser (Graaf-Follikel) sind physiologisch (➤ Fach Endokrinologie) und reifen allmonatlich heran. Pathologisch werden Ovarialzysten also durch entsprechende Größenzunahme oder bei ihrer Persistenz, indem aus dem sprungreifen Tertiärfollikel aus irgendwelchen Gründen keine Ovulation erfolgt.

Weitere mögliche Ovarialzysten sind die **Kystadenome,** die nicht an einzelne Follikel gebunden sind, oder, im fortgeschrittenen Alter, maligne Neubildungen. Die **Schokoladenzysten**

(Teerzysten) des Ovars werden bei der Endometriose (➤ 4.4) besprochen.

Follikelpersistenz/Follikelzyste

Krankheitsentstehung

Bleibt die Ovulation aus dem Graaf-Follikel aus, so entsteht ein **anovulatorischer Zyklus.** Die Ursachen sind zumeist unklar, doch wird ganz pauschal von einer Störung im Regelkreis Hypothalamus/Hypophyse ausgegangen. Der Tertiärfollikel kann sich auf > 5 cm Durchmesser vergrößern, unverändert über 1–3 Monate bestehen bleiben oder sich relativ rasch zurückbilden. In jedem Fall produziert er weiterhin **Östrogene,** die an der Gebärmutterschleimhaut zur verstärkten Proliferation führen, gleichzeitig aber durch das fehlende Progesteron (kein Corpus luteum!) keinen normalen Zyklusverlauf zulassen. Durch das ständig dicker werdende Endometrium bei gleich bleibenden Östrogenspiegeln entsteht schließlich ein **relativer Östrogenmangel,** wodurch es zu Hormonentzugsblutungen kommt. Abgestoßen werden dabei lediglich die oberflächlichen Schleimhautschichten; eine normale Menstruation ist aufgrund der fehlenden (gestagenbedingten) sekretorischen Umwandlung nicht möglich. In der Folge kann es zu wochenlangen Schmierblutungen kommen.

Diagnostik

Im Ultraschall stellen sich diese Follikel mit dünner, glatter Wand und homogener Flüssigkeitsansammlung dar.

Therapie

Persistierende Follikel bzw. die aus ihnen entstehenden, bis zu 10 cm großen Follikelzysten bedürfen *keiner* Therapie, weil sie sich in der Regel nach spätestens 3 Monaten von alleine zurückbilden.

Corpus-luteum-Zyste

Krankheitsentstehung

Der nach erfolgter Ovulation aus dem Graaf-Follikel zurückbleibende Follikelrest faltet sich üblicherweise zu einem soli-den Zellverbund zusammen, der als Gelbkörper (Corpus luteum) bezeichnet wird und für die folgenden 2 Wochen neben Östrogenen auch Progesteron produziert. Aus der im Rahmen der Ovulation entstehenden Einblutung kann sich allerdings durch Verflüssigung des Blutkoagels auch ein **zystischer Hohlraum** ausbilden. Ist derselbe groß (> 2 cm), so spricht man von einer Corpus-luteum-Zyste. Besonders häufig entstehen solche Zysten in der Schwangerschaft. Die Progesteronsynthese geht in solchen Zysten nur langsam zurück, sodass die folgende Menstruation **verspätet** eintritt.

Therapie

Auch Corpus-luteum-Zysten bedürfen *keiner* Therapie, weil sie sich im Verlauf von 2–4 Monaten allmählich zum Corpus albicans zurückbilden.

Polyzystische Ovarien

Das Syndrom der polyzystischen Ovarien (PCO-Syndrom) wird auch als Stein-Leventhal-Syndrom bezeichnet, sofern bei diesen Patientinnen gleichzeitig eine Adipositas, Amenorrhö (mit Sterilität) und ein Hirsutismus bestehen.

Ursache

Die Ursache des PCO ist immer noch nicht sicher geklärt. Man vermutet LH-bedingte Störungen der Follikelreifung und eine auf Kosten der Östrogene erhöhte Androgenproduktion.

Diagnostik

Morphologisch – im Rahmen von Laparoskopie/Sonografie/ Histologie – sieht man deutlich vergrößerte, weißlich-graue Ovarien mit einer auffallend dicken Tunica albuginea und zahlreichen, bis zu 1 cm großen Zysten. Ovulationen finden nicht statt. Man findet deshalb weder Gelbkörper noch aus diesen entstandene Narben (Corpus albicans).

Therapie

Therapeutisch gibt man bei Bedarf Antiandrogene; bei Kinderwunsch kann man eine Keilexzision versuchen, als deren Folge eventuell Ovulationen möglich werden.

MERKE
- PCO-Syndrom
  - Amenorrhö oder anovulatorische Zyklen
  - große polyzystische Ovarien
- Stein-Leventhal-Syndrom
  - zusätzlich Virilisierung mit Hirsutismus
  - Adipositas

Zusammenfassung

Ovarialzysten: rundliche, flüssigkeitsgefüllte, von einer epithelialen Wand umgebene Hohlräume
- **Ursachen:** Follikelpersistenz (Follikelzyste), Persistenz des Gelbkörpers (Corpus-luteum-Zyste), Kystadenome, maligne Neubildungen, Endometriose
- **Symptome:**
  - Follikelzyste: Hormonentzugsblutungen, Schmierblutungen
  - Corpus-luteum-Zyste: verspätete Menstruation
  - PCO-Syndrom: Amenorrhö
  - Stein-Leventhal-Syndrom: Amenorrhö, Virilisierung mit Hirsutismus, Adipositas
- **Diagnostik:** Sonografie
- **Therapie:**
  - Follikelzyste, Corpus-luteum-Zyste: keine
  - PCO-Syndrom: evtl. Antiandrogene, Keilexzision

4.4 Endometriose

Der Begriff der Endometriose leitet sich von Endometrium ab und besagt, dass Endometriumanteile in Form von kleinen

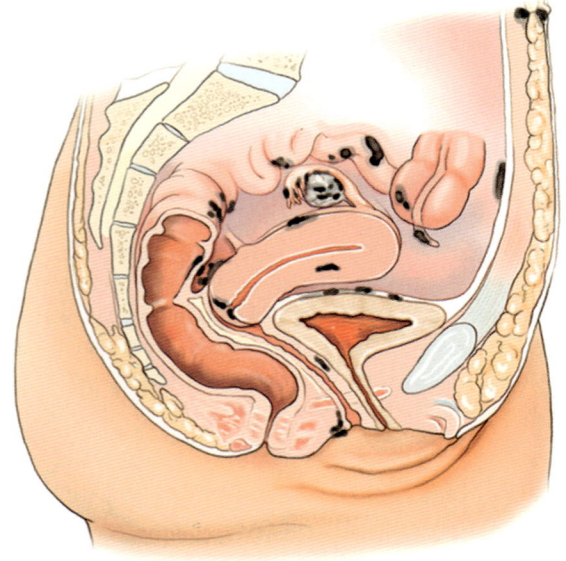

Abb. 4.12 Mögliche Endometrioseherde (dunkle Flecken) im Körper. [17]

Tab. 4.1 Lokalisationen der Endometriose.

Endometriosis genitalis interna (40 %)	Endometriosis genitalis externa (> 50 %)	Endometriosis extragenitalis (5 %)
• Myometrium (Adenomyosis uteri) • Tuben	• Ovarien • Douglas-Raum • Vagina/Vulva	• Harnblase • Darmwand • peritoneale Absiedelungen • Bronchien, Lunge • Leber • Extremitäten

Schleimhautinseln dort gelandet sind, wo sie nicht hingehören (➤ Abb. 4.12). Dieselben können sich (in 40 % der Fälle) in unmittelbarer Nachbarschaft der Gebärmutterschleimhaut, also in Myometrium oder Tuben befinden (Endometriosis genitalis interna = primäre Endometriose), *oder* (in 55 %) mehr oder weniger weit hiervon abgelagert haben (Endometriosis genitalis externa).

Die Erkrankung tritt ausschließlich in den Jahren der Geschlechtsreife auf. Nach der Menopause atrophieren die Schleimhautinseln. Am häufigsten diagnostiziert wird sie zwischen dem 20. und 30. Lebensjahr. Man geht in Deutschland von rund 40.000 Neuerkrankungen/Jahr aus und schätzt den Anteil der betroffenen Frauen auf immerhin 6–8 %.

Lokalisationen

Bevorzugte Lokalisationen sind Tuben und Ovarien oder der Douglas-Raum, seltener auch Vagina und Vulva (➤ Tab. 4.1). Sehr selten (5 %) findet man Endometriumschleimhaut sogar extragenital (Endometriosis extragenitalis) irgendwo im Bauchraum einschließlich Peritoneum, Harnblase oder Darmwand, oder evtl. sogar in Lunge oder Extremitäten.

Krankheitsentstehung

Für die Entstehung der Endometriose gilt heute die sog. **Verschleppungstheorie.** Danach wird Gebärmutterschleimhaut, vor allem im Rahmen einer verstärkten Peristaltik bei der Menstruation, retrograd in die Tuben, die Ovarien oder die freie Bauchhöhle verschleppt und setzt sich dort als Implantat fest (➤ Abb. 4.13). Alternativ können kleine Zellgruppen auch ins Myometrium eindringen oder über eröffnete Gefäße hämatogen in die Peripherie gelangen, um dann irgendwo hängen zu bleiben (Endometriosis extragenitalis).

Symptomatik

Die Endometrioseherde reagieren genauso wie das reguläre Endometrium auf die zyklischen Hormonspiegel. Durch den Einfluss der Östrogene proliferieren sie, durch die Gestagenwirkung werden sie sekretorisch umgewandelt. Zur Zeit der Menstruation kommt es in den Gewebeinseln ebenfalls zur **Blutung.** Sofern das Blut abfließen kann, wird nicht viel passieren. Blutet es dagegen in die Ovarien, die Tuben oder weite-

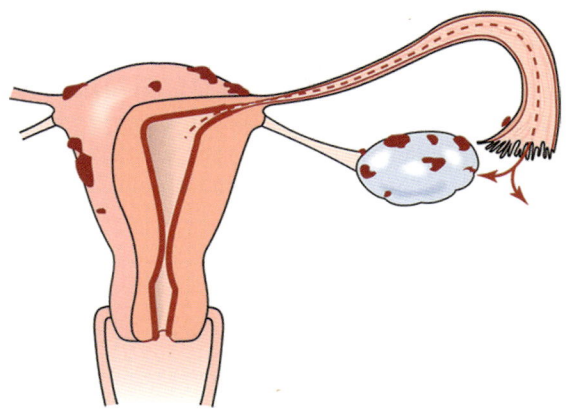

Abb. 4.13 Entstehung der Endometriose. [18]

re Gewebe, so können erhebliche Beschwerden entstehen, besonders ausgeprägt während und direkt vor der Menstruation. Nicht so selten kommt es zur **Sterilität,** evtl. ohne weitere Symptome. Auch Verwachsungen, die sekundär zur Dysmenorrhö führen, sind möglich.

- Bei einem Befall des Myometriums (= Adenomyosis uteri, ➤ Abb. 4.14) steht die (sekundär entstandene) **Dysmenorrhö** im Vordergrund. Der Uterus ist vergrößert. Diese Endometrioseform entsteht in der Regel erst nach dem 40. Lebensjahr.
- Bei Endometrioseherden im Douglas-Raum entstehen neben der Dysmenorrhö auch häufig Schmerzen bei der Kohabitation **(Dyspareunie).**
- Herde in den Eileitern können zu Einblutungen ins Lumen (Hämatosalpinx), zu entsprechenden Auftreibungen und zur **Sterilität** führen.
- Aus Darmwandherden können **Darmblutungen** resultieren.
- Bei Herden im Ovar kommt es zu Zystenbildungen mit Einblutungen, die sich teerartig bzw. schokoladenfarben umwandeln und deshalb als Teerzyste bzw. **Schokoladenzyste** bezeichnet werden. Bei sehr großen Zysten oder resultie-

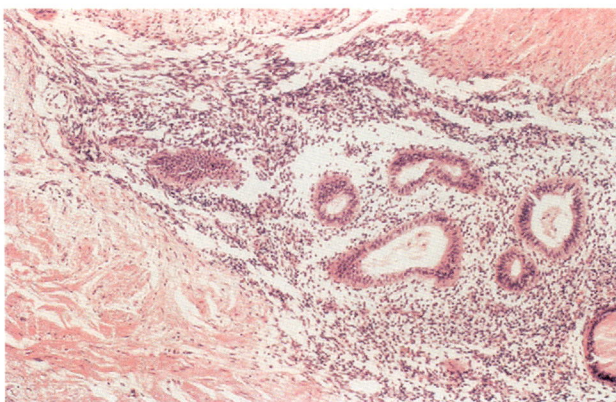

Abb. 4.14 Endometrioseherde im Myometrium (Adenomyose). [25]

renden Verwachsungen mit der Umgebung können Schmerzen entstehen.

Diagnostik

Zur Diagnose einer Endometriose benötigt man zumeist die Laparoskopie (Bauchspiegelung) oder andere endoskopische Verfahren, weil die kleinen Gewebeinseln im Ultraschall schlecht zu erkennen sind.

Therapie

Einzelne Herde werden möglichst **operativ entfernt,** eventuell mittels Elektro- oder Thermokoagulation bzw. durch Laserbehandlung. Bei einem ausgedehnten Befall werden zunächst **Gestagene** in ansteigender Dosierung zugeführt, wodurch in vielen Fällen innerhalb eines Zeitraums von 3–6 Monaten eine Rückbildung oder sogar vollständige Atrophie der Schleimhaut erreicht wird. Nebenwirkungen bestehen in Virilisierungserscheinungen, die aber weitgehend reversibel sind.

Eine weitere Möglichkeit besteht in der Gabe von Substanzen, die in der Wirkung dem hypothalamischen **GnRH** (➤ Fach Endokrinologie) entsprechen und die Ovarien und damit auch die Endometrioseherde ruhigstellen. Als Nebenwirkung sieht man die Nebenwirkungen des Östrogenmangels (z. B. Hitzewallungen). Die Therapie ist erfolgreich, wenn sich die Herde narbig umwandeln, sodass nach Beendigung der Therapie und Regeneration des Endometriums nur noch hier Funktionsfähigkeit gegeben ist. Die Rezidivrate der Herde liegt allerdings bei 30 %.

Zusammenfassung

Endometriose: Schleimhautinseln außerhalb des Endometriums
- **Lokalisationen:**
  - Endometriosis genitalis interna (40 %): Myometrium (Adenomyosis uteri), Tuben
  - Endometriosis genitalis externa (> 50 %): Ovarien, Douglas-Raum, Vagina
  - Endometriosis extragenitalis (5 %): z. B. Harnblase, Darmwand, Bauchraum, Lunge
- **Ursache:** Verschleppung endometrialen Gewebes durch verstärkte Peristaltik
- **Symptome:**
  - Dysmenorrhö, Dyspareunie
  - Sterilität
  - Darmblutungen
- **Diagnostik:** Laparoskopie
- **Therapie:**
  - operative Entfernung einzelner Herde
  - Gestagene in ansteigender Dosierung
  - GnRH zur Ruhigstellung der Herde

4.5 Uterusmyom

Myome (Leiomyome) sind gutartige Tumoren aus glatten Muskelzellen und bindegewebigen Anteilen, die extrem selten auch maligne zum Leiomyosarkom entarten können (< 0,1 %). Ihr Entstehen in der Gebärmutterwand ist außerordentlich häufig. Etwa 20–40 % aller Frauen über 30 Jahre sind davon betroffen.

Myome sind in der Regel rundlich. Sie besitzen keine echte Kapsel, doch lässt sich das Gewebe gegen das umgebende Myometrium gut abgrenzen (➤ Abb. 4.15), sodass die Myomentfernung chirurgisch keine besonderen Schwierigkeiten bereitet.

Krankheitsentstehung

Myomgewebe enthält eine größere Anzahl an Rezeptoren für Progesteron und vor allem Östradiol als das umliegende Myometrium, sodass seine Anregung zum Wachstum überwiegend östrogenabhängig ist. Man könnte dies mit den Verhältnissen in der Schilddrüse vergleichen, wo die Thyreozyten unterschiedlich stark vom TSH der Hypophyse stimuliert werden. Aus Zellen mit umfangreicherer Rezeptorausstattung entstehen dann im Verlauf der Jahre die Adenome. Eine vergleichbare Situation findet sich auch in der Prostata, die testosteronstimuliert eine Hyperplasie entwickelt.

Entsprechend der Ursache entstehen Myome in der Gebärmutter *nur* in den **Jahren der Geschlechtsreife** und hier dann eben in Bereichen, wo die vorgegebene Menge an Hormon besonders ausgeprägt wirken kann. In der **Prämenopause** überwiegen die Östrogene im Verhältnis zu den Gestagenen, sodass hier das Myomwachstum beschleunigt erfolgt. Fehlen die Ös-

trogene nach der Menopause, bilden sich die Myomknoten zurück.

Durch die hormonabhängige Entstehung aus Myometriumbereichen erhöhter Sensibilität entstehen in den meisten Fällen gleichzeitig an unterschiedlichen Lokalisationen mehrere Myomknoten. Solitäre Myome sind eher selten. Ist die Gebärmutter von Myomen durchsetzt, so spricht man vom **Uterus myomatosus.**

Einteilung

Die Einteilung der Myome (➤ Abb. 4.16) erfolgt zunächst nach ihrer **Lokalisation.** Man unterscheidet also Uterusmyome von den (selteneren) Zervixmyomen. Des Weiteren definiert man Myome, die sich aus dem Myometrium in Richtung der Uterushöhle entwickeln (**submuköse Myome**) und solche, welche an der Außenseite des Uterus in Richtung Bauchhöhle wachsen und das Peritoneum vorbuckeln (**subseröse Myome**). Am häufigsten wachsen Myome allerdings **intramural** unter allgemeiner Vergrößerung der Gebärmutter, die dadurch den 2- bis 3-fachen Umfang erreichen kann. Etwa bei jedem 3. Myom kommt es sekundär zu Veränderungen.

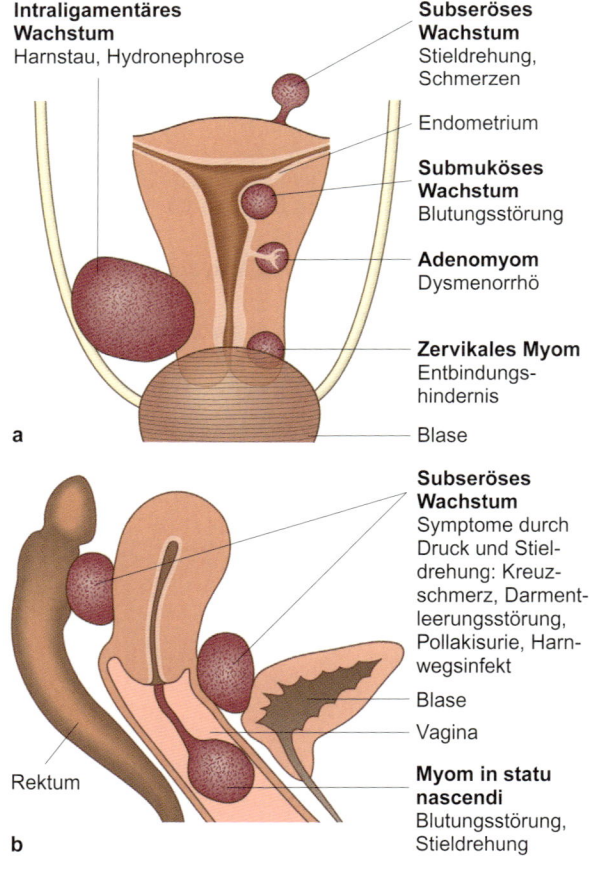

Abb. 4.16 Wachstumsformen und Folgen von Myomen in Frontal- (a) und seitlicher Ansicht (b). [14]

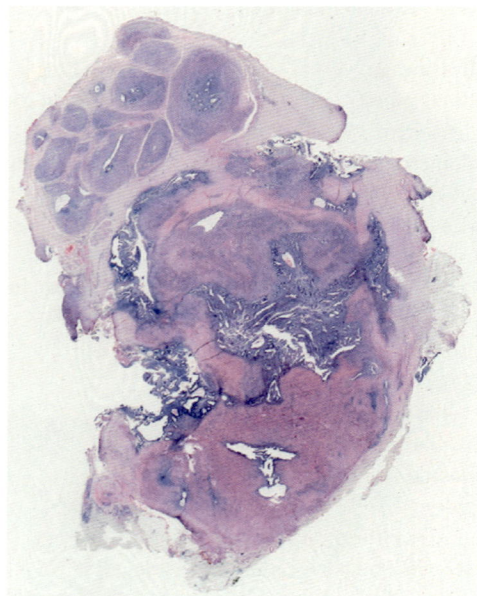

Abb. 4.15 Myom der Cervix uteri. [6]

Symptomatik

Das wesentliche Symptom der Uterusmyome sind Blutungsstörungen, zumeist in der Form der **Hypermenorrhö** oder der **Menorrhagie.** Eher selten kommt es zu Zwischenblutungen durch Aufbrechen der Myomwand, eventuell in der Form der Metrorrhagie. Die Blut- und damit Eisenverluste können erheblich sein – teilweise geht pro Zyklus bis zu einem Liter Blut verloren (= 500 mg Eisen). Die Blutungsstörungen erklären sich mechanisch durch eine Vergrößerung der blutenden Fläche und durch Störungen der Kontraktionsfähigkeit des Myometriums infolge der Myomknoten. Teilweise entstehen auch Erweichungen der Knoten.

Beschwerden bestehen häufig nicht, doch können große Myome die Harnblase komprimieren, sodass es zur Pollakisurie kommt. Beim Wachstum in die Kreuzbeinhöhle entstehen Kreuzschmerzen, beim Druck auf das Rektum eine Obstipation. Nekrotisierungen und Vereiterungen, vor allem bei submukösen Myomen, führen zu einem eitrigen Fluor genitalis (➤ Abb. 4.16). Subseröse Myome wachsen manchmal gestielt in die Bauchhöhle hinein. Kommt es zur Stieldrehung, entsteht eine ischämische Nekrose mit der Gefahr eines akuten Abdomens.

Diagnostik

In der bimanuellen Palpation wird die umschriebene oder generalisierte Vergrößerung des Uterus erkennbar. Meist genügt dann die nachfolgende Sonografie zur sicheren Diagnosestellung.

Therapie

Eine (operative) Entfernung eines Myoms oder des gesamten Uterus ist in der Prämenopause nur bei Komplikationen notwendig, weil nach der Menopause ohnehin eine Rückbildung zu erwarten ist. Bei Bedarf kann mit Gestagenen oder Antiöstrogenen die Zeit bis dahin überbrückt werden.

Zusammenfassung
Uterusmyome: häufige gutartige Tumoren aus glatten Muskelzellen und bindegewebigen Anteilen in der Gebärmutterwand
- **Ursachen:** durch erhöhte Anzahl an Rezeptoren starkes, östrogenabhängiges Wachstum
- **Einteilung:**
  - nach Lokalisation: Uterusmyome, Zervixmyome
  - nach Lage in der Uteruswand: submuköses, subseröses, intramurales Myom
- **Symptome:**
  - Blutungsstörungen (Hypermenorrhö, Menorrhagie, Metrorrhagie) mit Eisenmangelanämie
  - Pollakisurie
  - Obstipation
  - Rückenschmerzen

- **Komplikationen:**
  - Erweichungen in der Folge von Durchblutungsstörungen, evtl. mit großen, blutgefüllten Hohlräumen
  - Verhärtungen als Folge von Fibrosierungen oder Kalkeinlagerungen
  - Stieldrehung gestielter Myome → Mangeldurchblutung und Nekrotisierung → eventuell eitriger Fluor vaginalis oder akutes Abdomen (sehr selten)
- **Diagnostik:** bimanuelle Palpation, Sonografie
- **Therapie:** operative Entfernung (nur bei Komplikationen)

4.6 Sterilität

Definitionen

Fertilität bedeutet Fruchtbarkeit. Die Störung der Fertilität wird als Infertilität bzw. Sterilität bezeichnet. Dabei bedeutet **Sterilität** die Unmöglichkeit, schwanger zu werden, und **Infertilität** das Unvermögen, das Kind trotz eingetretener Schwangerschaft auszutragen.

Bezüglich der Sterilität kann noch eine primäre von einer sekundären Form unterschieden werden. Eine **primäre Sterilität** liegt vor, wenn es trotz regelmäßiger ungeschützter Kohabitation noch niemals zu einer Schwangerschaft gekommen ist. Bei der **sekundären Sterilität** tritt trotz früherer Schwangerschaft(en) keine weitere Schwangerschaft ein.

MERKE
- **Fertilität:** Fruchtbarkeit (bei fertilen Partnern und regelmäßigem Geschlechtsverkehr kommt es üblicherweise innerhalb eines Jahres zur Schwangerschaft)
- **Sterilität:** Unmöglichkeit, schwanger zu werden (primäre Sterilität) oder nochmals schwanger zu werden (sekundäre Sterilität)
- **Infertilität:** Unvermögen, ein Kind auszutragen

In Deutschland bleiben nach offiziellen Angaben etwa 15 % der Paare ungewollt kinderlos. Dabei sollen die Ursachen in 40–50 % der Fälle bei der Frau, in 35–40 % beim Mann und in 15 % bei beiden zu suchen sein. Angeblich kann in 10–20 % der Fälle die Ursache nicht gefunden werden, was bedeutet, dass sie in 80–90 % gefunden wurde.

HINWEIS DES AUTORS
Wer ein offenes Fenster als Ursache für seinen grippalen Infekt ansieht, der liegt etwa genauso weit daneben wie die Medizin mit ihren „erkannten" Sterilitätsursachen.

Ursachen

Für die weibliche Sterilität gibt es angeblich zahlreiche Ursachen, die von zugewachsenen Tuben über Hormonstörungen bis hin zu psychischen Faktoren reichen. Nach offiziellen Einschätzungen sind die Ursachen zu 60 % in Hormonstörungen (Achse Hypothalamus-Hypophyse-Ovar) zu suchen, zu 25 % in vaginalen, extragenitalen, psychischen bzw. „idiopathischen" (= Ursache unbekannt) und zu lediglich 15 % in Gründen, die mit Veränderungen von Zervix, Uterus oder Tuben zusammenhängen.

Hormonelle Ursachen

Wesentliche hypothalamisch-hypophysäre Ursachen sind die Hyperprolaktinämie, die Hypophyseninsuffizienz (Sheehan-Syndrom), Hypophysentumoren oder Beeinflussungen der GnRH-Sekretion durch Disstress, Hochleistungssport oder eine Anorexia nervosa. Oft bleibt die Ursache der hypothalamischen Insuffizienzen auch unklar.

Ovarielle Ursachen

Als ovarielle Ursachen gelten eine Fehlanlage (Dysgenesie), das Stein-Leventhal-Syndrom, weitere Ovarialzysten oder -tumoren und eine Ovarial- oder Tubenendometriose.

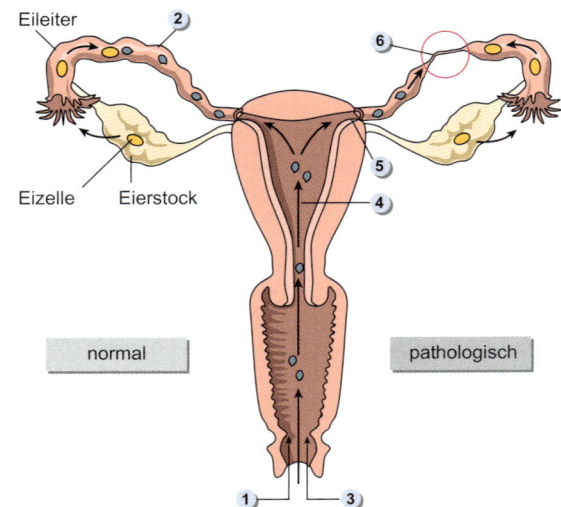

Abb. 4.17 Wirkung von Chlamydien auf die Fertilität. Normalerweise wandern die Spermien durch Scheide und Gebärmutter (1) in die Eileiter. Der ist durchgängig (2) und die Spermien erreichen ungehindert die Eizelle, die sie befruchten. Bei einer Chlamydieninfektion gelangen die Erreger ebenfalls über die Scheide in den Genitaltrakt (3) und steigen über die Gebärmutter (4) in die Eileiter auf. Hier rufen sie Entzündungen hervor (5), die letztlich dazu führen, dass die Eileiter nicht mehr durchgängig sind (6) und die Spermien nicht mehr bis zur Eizelle gelangen.

Sonstige Ursachen

Dazu gehören Uterusfehlbildungen, vaginale Fehlbildungen, Zervizitis, Spermienantikörper, Hypothyreose, Diabetes mellitus und Genussgifte wie Alkohol und Nikotin.

Diagnostik der Sterilität

Anamnese

Die Anamnese beider Partner umfasst üblicherweise **psychische Faktoren** (Ablehnung der Mutterrolle, seelische Konflikte, übersteigerter Kinderwunsch), **familiäre Aspekte** (Kinderlosigkeit bei nahen Verwandten, Erbkrankheiten), **Suchtmittel** (Drogen, Alkohol und natürlich auch Nikotin) sowie **aktuelle Allgemeinerkrankungen** wie Diabetes mellitus, Störungen der Schilddrüse usw.

Die weitere Anamnese der Frau erstreckt sich auf die **Zyklusanamnese** – von der Menarche bis zur Messung der Basaltemperatur (ovulatorische Zyklen mit Temperaturanstieg ab Zyklusmitte?) – auf gynäkologische Vorerkrankungen und Operationen bis hin zur Sexualanamnese (Koitushäufigkeit, Vaginismus usw.). Beim Mann wird ergänzend u. a. nach einem zurückliegenden Mumps, Hodenhochstand, Gefäßerkrankungen oder Leistenbruch gefragt bzw. gesucht.

Untersuchung

Die Untersuchung sollte **beim Mann** neben der Inspektion (z. B. Varikozele?) und Palpation von Hoden, Nebenhoden und Prostata immer auch ein Spermiogramm umfassen, bei dem neben der Gesamtmenge des Ejakulats (2–6 ml) vor allem auch die Zahl der Spermien (20–80 Mio./ml) und deren Beweglichkeit (mindestens zwei Drittel der Spermien beweglich) beurteilt werden. Ergänzend kann aus dem Serum der Spiegel des LH/FSH und des Testosterons bestimmt werden.

Die Untersuchung **der Frau** umfasst die übliche bimanuelle Palpation, die Beurteilung des Zervixschleims in der Zyklusmitte (Spinnbarkeit, Farnkrautphänomen), die Auswertung der Basaltemperaturkurven, Laborwerte vor allem hinsichtlich Prolaktin, Schilddrüsenhormonen und Androgenen, sowie die Vaginalsonographie, mit der die Dicke des Endometriums, die Ovarien (Follikelwachstum?) und weitere Parameter erkennbar werden.

HINWEIS DES AUTORS

Leider werden gerade hier die Möglichkeiten moderner Geräte nicht ausgeschöpft. Beispielsweise wird üblicherweise mit leerer Blase sonographiert, sodass sich die Tuben und vor allem deren Lumen nicht darstellen lassen. Ich bevorzuge im Rahmen einer Vaginalsonographie eine zumindest halb volle Blase, weil hierbei störende Dünndarmschlingen verdrängt werden und die beiden Tuben so an die Blasenwand zu liegen kommen, dass sie sich mit akzeptablem Zeitaufwand zumeist (nicht immer) problemlos darstellen und beurteilen lassen.

Weitere Untersuchungsmöglichkeiten bestehen in **hormonellen Funktionstests** (Gestagen, Östrogen, Clomifen) sowie im sog. **Postkoitaltest** nach Sims-Huhner. Hierbei wird etwa 12 h nach einer ungeschützten Kohabitation Zervixschleim entnommen und unter dem Mikroskop auf das Vorhandensein und die Menge von beweglichen Spermien untersucht.

Durchgängigkeit der Eileiter

Mittels einer Sonde, die über die Scheide in die Gebärmutterhöhle eingeführt wurde, kann **Kontrastmittel in die Tuben** eingebracht werden. Damit sind die Tuben und ihr Lumen im Ultraschall zu erkennen und der Durchtritt des Kontrastmittels in die Bauchhöhle kann nachgewiesen werden. Das gleiche Verfahren ist auch mit wasserlöslichem Kontrastmittel unter Durchleuchtung möglich, wobei die Patientin allerdings einer Strahlenbelastung ausgesetzt ist.

Über eine Laparoskopie (Bauchspiegelung) kann eine grobe Überprüfung von Ovarien und Tuben erfolgen, ergänzt durch die sog. **Chromopertubation,** bei der eine Farbstofflösung (In-digokarmin) mittels einer im Uterus liegenden Sonde in die Tuben eingebracht wird und über das Laparoskop bei durchgängigen Tuben in der Bauchhöhle erkannt werden sollte.

HINWEIS DES AUTORS

Gemein ist diesen Verfahren, dass sie über die Durchlässigkeit der Tuben für ein befruchtetes Ei nicht wirklich etwas aussagen, sofern sie für die Flüssigkeit durchlässig sind, und dass teilweise zusätzliche Schädigungen der Eileiterschleimhaut entstehen.

Therapie der Sterilität

Hormonelle Methoden

Die übliche Therapie erfolgt bei Hormonstörungen mit Amenorrhö oder **anovulatorischen Zyklen** durch GnRH. Entwickelt wurde hierfür der sog. Zyklomat, eine Minipumpe, die im 90-minütigen Rhythmus GnRH intravenös oder subkutan verabreicht. In etwa 80 % der Fälle kommt es hierbei nach 10–14 Tagen zur Ovulation. Alternativ, und kostengünstiger, können auch die Gonadotropine LH und vor allem FSH verabreicht werden. Befinden sich die körpereigenen Gonadotropine trotz anovulatorischer Zyklen im Normbereich, so versucht man mittels antiöstrogener Substanzen (Clomifen) die LH/FSH-Sekretion weiter zu erhöhen.

Das wesentliche Risiko der hormonellen Verfahren besteht in einer Überstimulation der Ovarien mit der Reifung mehrerer Follikel und dem gehäuften Auftreten von Mehrlingsschwangerschaften, sofern dieser Methode einmal Erfolg beschieden sein sollte.

HINWEIS DES AUTORS

Die hormonelle Stimulation, beispielsweise mit Clomifen, kann man im medizinischen Alltag regelhaft auch bei Frauen mit vollkommen normalen ovulatorischen Zyklen beobachten. Die Sinnhaftigkeit derartiger Therapieformen sollte überdacht werden.

Bei einer Sterilität, die durch eine **Androgenüberproduktion** der NNR verursacht wurde, kann man Glukokortikoide in niedriger Dosierung versuchen. Die Aktivität der NNR wird hierdurch in geringem Umfang reduziert.

Bei der **Hyperprolaktinämie,** die nicht durch ein erkanntes Hypophysenadenom oder weitere Ursachen erzeugt wurde, gibt man Dopaminantagonisten wie Bromocriptin oder Lisurid.

Tubare Sterilität

Die tubare Sterilität, wenn sie denn erkannt worden ist, kann **mikrochirurgisch** angegangen werden. Vor allem, wenn die Motilität der Eileiter durch peritubare Verwachsungen eingeschränkt ist und das Ei dadurch nicht mehr aufgefangen werden kann, bestehen recht gute Erfolgsaussichten. Insgesamt liegt die Erfolgsrate dieser operativen Methode jedoch nur bei 15 %.

Insemination

Versagen die Therapieversuche oder besteht bei einem Paar eine nicht zu behebende Störung der Kohabitation, verbleibt noch die Möglichkeit der Insemination. Der männliche Samen (frisch oder kältekonserviert) wird hierbei mit unterschiedlichen Techniken in den weiblichen Genitaltrakt (meist Uterushöhle) verbracht.

- Als homologe Insemination wird hierbei das Einbringen des Partnersamens bezeichnet.
- Steht kein Ejakulat ausreichender Qualität zur Verfügung, so kann auf Spendersamen aus der Samenbank zurückgegriffen werden (heterologe Insemination).

Die Spermien werden, teilweise nach Aufbereitung beispielsweise durch Zentrifugation oder weitere Anreicherungstechniken, über einen Katheter in den Zervikalkanal oder direkt in die Gebärmutterhöhle eingebracht. Die Erfolgsrate liegt bei der intrauterinen Insemination bei 15 %.

Die **heterologe Insemination** ist in Deutschland zwar erlaubt, könnte jedoch zu rechtlichen Problemen führen. Das geborene Kind gilt zunächst als eheliches Kind, kann jedoch seine Ehelichkeit bis zum 18. Lebensjahr anfechten. Grund ist „das Recht eines jeden Menschen, seine biologischen Eltern zu kennen". In einem solchen Fall darf der Samenspender nicht anonym bleiben und muss darüber hinaus damit rechnen, zum Unterhalt verpflichtet zu werden!

In-vitro-Fertilisation

Sind beide Eileiter irreparabel geschädigt, so bleibt als allerletzte Möglichkeit für die Frau, doch noch zu einem eigenen Kind zu kommen, die In-vitro-Fertilisation. Nach dem Embryonenschutzgesetz bleibt sie dem Arzt vorbehalten, fällt also unter das Behandlungsverbot für Heilpraktiker: Nach hormoneller Stimulation und Reifung mehrerer Follikel werden durch Punktion der Ovarien mehrere reife Eizellen gewonnen. Nach dem Hinzufügen von Samen und Reifung über etwa 2 Tage lassen sich die ersten Zellteilungen beobachten. Nach dem Erreichen von Stadien mit 4–8 Zellen werden möglichst 3 Embryonen (mehr sind nicht erlaubt → Embryonenschutzgesetz) in den Uterus eingebracht (Embryotransfer). Die Erfolgsrate der ausgetragenen Schwangerschaften liegt pro durchgeführtem Behandlungszyklus bei lediglich 13,5 % (IVF-Register).

MERKE

Es ist in Deutschland streng verboten, überzählige Embryonen zu züchten, zu klonen oder für Forschungszwecke zu verwenden (→ Embryonenschutzgesetz).

Leihmutterschaft

Wird die Eizelle einer Frau, die keine Kinder austragen kann, in vitro befruchtet und der gebildete Embryo in die Gebärmutter einer anderen Frau verpflanzt und hier ausgetragen, so spricht man von der Leihmutterschaft. Die Leihmutterschaft ist in Deutschland verboten (→ Embryonenschutzgesetz).

HINWEIS DES AUTORS

Sterilitätsursachen

In Deutschland bleibt seit etlichen Jahren etwa jede 5. Frau kinderlos, wobei man in „gewollt" (5 % aller jungen Frauen) und „ungewollt" (15 %) differenzieren kann. Auffallend hierbei ist, dass nach eigenen Statistiken etwa 20–25 % aller geschlechtsreifen Frauen von Chlamydien infiziert sind. Auffallend ist auch, dass unter meinen Sterilitätspatientinnen ausnahmslos jede Chlamydien hatte und ausnahmslos jede hierdurch bedingt eine chronische Adnexitis. Es fällt schwer, diesen Zusammenhang als Zufall einzuschätzen.

Alternative Sterilitätstherapie

Die Therapie wurde bereits unter „Adnexitis" vorgestellt und soll hier ihrer Bedeutung wegen in ihren Grundzügen zusammengefasst werden (s. auch ➤ Fach Pharmakologie). Ich erinnere daran, wie simpel sie ist im Vergleich zu den jahrelangen und oft genug vergeblichen Bemühungen der Medizin. Allerdings hat jede Methode auch ihre Grenzen. So führt z. B. bei nicht behebbaren Kohabitationsstörungen kein Weg an einer Insemination vorbei.

- Für Testung (➤ Fach Pharmakologie) und homöopathische Therapie der Chlamydienadnexitis werden beide Partner benötigt.
- Schlafplatzsanierungen sind unabdingbar. Ich habe bei geopathisch belasteten Patienten, unabhängig von der Art der schweren und/oder chronischen Erkrankung, niemals Heilungen erreicht.
- Von Bedeutung ist das Erkennen und Ausleiten von miasmatischen Störungen (→ Hahnemann), was mit den entsprechenden Testampullen problemlos gelingt.
- Noch vor der eigentlichen Chlamydientherapie sollten über geeignete Nosoden Umweltgifte und weitere Belastungen erkannt und ausgeleitet werden.
- Parallel zur Ausleitung der Chlamydien gebe ich Zink in einer Dosierung, die dem Tagesbedarf entspricht (10 mg). Besonders wichtig ist das Zink bei einem gestörten Immunsystem oder auch bei Belastungen durch Schwermetalle wie Quecksilber oder Blei.
- Die eigentliche Sterilitätstherapie bedarf im Wesentlichen nur der im Abstand von etwa 2–3 Wochen angepassten Chlamydienpotenzen sowie der begleitenden Therapie der Verwachsungen in und neben den Tuben. Hierfür hat sich mir die einfache Kombination eines gut zusammengesetzten Enzympräparats (z. B. Karazym®) mit dem Komplexpräparat Hewetraumen® bzw. Traumeel® außerordentlich bewährt.
- Wer ein Sonographiegerät besitzt, kann damit den Fortgang der Therapie wesentlich genauer überprüfen, als dies durch die bimanuelle Untersuchung möglich ist.

Die Therapie des Partners beschränkt sich, sofern keine Beschwerden wie z. B. eine chronische Prostatitis bestehen, auf die jeweils angepassten Chlamydienpotenzen sowie die begleitend unterstützte Ausleitung – z. B. mit Lymphdiaral® Tr. (3 × 10/Tag).

Wichtig ist aus meiner Sicht, der Patientin von einem ungeschützten Verkehr während der Therapie abzuraten. In dem Zuge, wie die anfangs verschlossenen Eileiter sich eröffnen, wächst für eine Übergangszeit auch die Gefahr einer Eileiterschwangerschaft. Der Zeitraum bis zur ausreichenden Wiederherstellung der Durchgängigkeit liegt, sofern eine langjährige Sterilität vorhergegangen war, bei etwa 6 Monaten.

Immer wieder aufs Neue begeistert, dass im Verlauf der Therapie, nach etwa 2–3 Monaten, die vorbestehende Dysmenorrhö verschwindet. Gleichzeitig verschwinden auch eventuell bestehende Ovarialzysten, unregelmäßige Zyklen oder sonstige Störungen wie z. B. eine Migräne, soweit sie einmal nicht HWS-bedingt war. Wegen der Verschaltung über den Blasenmeridian ist es manchmal auch erst zu diesem Zeitpunkt möglich, zuvor nicht therapierbare ISG-Blockaden zu lösen (→ Chirotherapie).

Zusammenfassung

Sterilität: Unmöglichkeit, schwanger zu werden (im Gegensatz zur Infertilität als Unvermögen, ein Kind auszutragen)

- **Ursachen** bei der Frau:
  - Hormonstörungen (60 %), z. B. Hyperprolaktinämie, die Hypophyseninsuffizienz (Sheehan-Syndrom), Hypophysentumoren
  - vaginale, extragenitale, psychische, idiopathische Ursachen (25 %)
  - Veränderungen von Zervix, Uterus, Tuben (15 %)
- **Diagnostik:**
  - Anamnese (z. B. Psyche, Familie, Suchtmittel, Zyklusanamnese)
  - Untersuchung von Mann und Frau
  - hormonelle Funktionstests
  - Prüfung der Durchgängigkeit der Eileiter
- **Therapie:**
  - Hormonsubstitution
  - mikrochirurgische Eröffnung der Eileiter
  - künstliche Befruchtung, In-vitro-Fertilisation
  - alternative Therapie mittels Nosoden, Enzymen und Homöopathie

4.7 Mastitis

Die Entzündung der weiblichen Brustdrüse erfolgt zumeist während der Stillzeit und wird dann als Mastitis puerperalis bezeichnet (Puerperium = Wochenbett). Nur selten kommt es während der Schwangerschaft oder zu anderen Zeiten zur Mastitis (*non*puerperalis).

Krankheitsentstehung

Die wesentliche Ursache besteht in feinen Einrissen der Brustwarze (Schrunden, Rhagaden) als Folge der mechanischen Alteration und begünstigt durch unzureichende Pflege nach dem Anlegen des Säuglings. Die Hautverletzung wird von Bakterien (fast immer Staphylococcus aureus) dazu benutzt, in die Milchgänge aufzusteigen (intrakanalikulär) und sich im Drüsengewebe zu vermehren (➤ Abb. 4.18).

Symptomatik

Die Mastitis beginnt mit Fieber und evtl. Schüttelfrost sowie einer schmerzhaften, derben Schwellung der Brust. Rötung und Überwärmung sind möglich (➤ Abb. 4.19). In der Regel kommt es zur lymphogenen Aussaat mit Beteiligung der axillären oder klavikulären Lymphknoten, selten auch zur septischen hämatogenen Streuung. Bei verspäteter Therapie können eitrige Einschmelzungen mit Abszessbildung entstehen.

Prophylaxe

Die Prophylaxe der Mastitis erfolgt durch möglichst perfekte Pflege der Brustwarzen mit geeigneten Salben, ausreichende Hygiene sowie durch das Vermeiden eines Milchstaus. Hierfür muss manchmal zwischendurch abgepumpt werden.

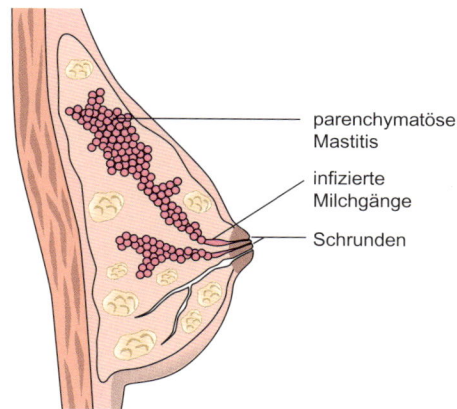

parenchymatöse Mastitis

infizierte Milchgänge

Schrunden

Abb. 4.18 Entstehung einer Mastitis.

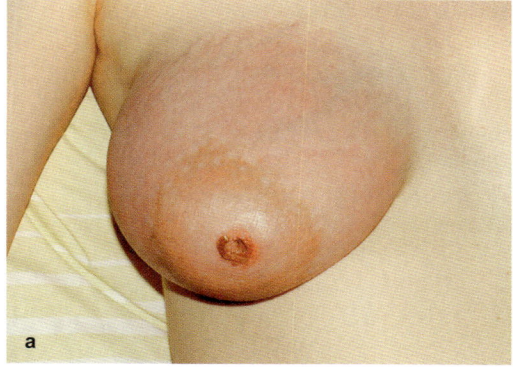

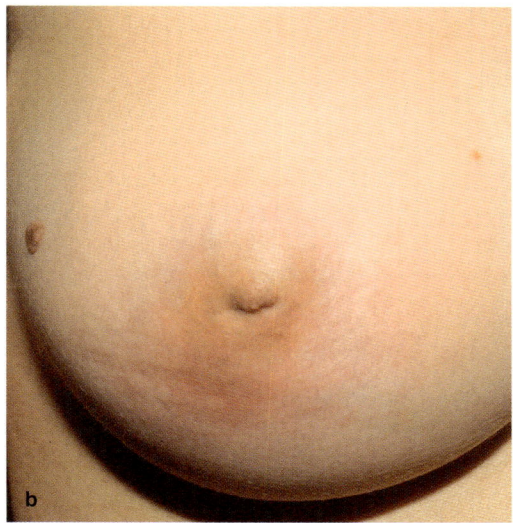

Abb. 4.19 Mastitis puerperalis (a) und nonpuerperalis (b). [Prof. Dr. E. E. Petersen, Freiburg]

Therapie

Die übliche Therapie besteht in der Gabe von Antibiotika und feuchten Umschlägen. Bei Abszessbildung wird inzidiert. In der Regel wird unter Mithilfe von Prolaktinhemmern abgestillt.

HINWEIS DES AUTORS

Mir hat sich die Gabe von Phytolacca (D3 oder D4) im Verein mit Umschlägen (z. B. Quark) sehr bewährt. Die Milch der betroffenen Seite sollte bis zur Ausheilung abgepumpt werden. Abstillen wird dadurch üblicherweise nicht erforderlich.

Zusammenfassung

Mastitis: Entzündung der weiblichen Brustdrüse
- **Ursachen:**
  - Einrisse der Brustwarze als Folge der mechanischen Alteration
  - begünstigt durch unzureichende Pflege
  - Eindringen von Bakterien (fast immer Staphylococcus aureus)
- **Symptome:**
  - Fieber und evtl. Schüttelfrost
  - schmerzhafte, derbe Schwellung der Brust
  - evtl. Rötung und Überwärmung
  - evtl. Abszessbildung
- **Therapie:**
  - Antibiotika
  - feuchte Umschläge
  - Inzision bei Abszessbildung

4.8 Mastopathie

Die Mastopathie ist die häufigste Brusterkrankung bei Frauen zwischen 35 und 50 Jahren. Schätzungen zufolge ist jede zweite Frau von den Veränderungen betroffen.

Ursachen

Als Ursache wird ein relativer Überschuss an Östrogenen im Verhältnis zu den Gestagenen angenommen. Nach dieser Definition leidet also jede zweite Frau (!) an einem Östrogenüberschuss. Seltener besteht auch eine Hyperprolaktinämie.

Symptomatik und Gewebeveränderungen

Es handelt sich um derbe knotige Veränderungen, die teilweise schmerzen (**Mastodynie**) – ganz besonders prämenstruell – oder sogar eine Sekretion aus der Mamille hervorrufen. Man findet Proliferationen und Regressionen des Drüsengewebes, Adenosen, Ödembildungen und zystische Veränderungen (Mastopathia cystica fibrosa). Das Drüsengewebe wird also

mehr oder weniger umfangreich umgebaut. Dabei werden 3 Ausprägungen bzw. Grade unterschieden:
- Beim **Grad I** bestehen einfache Umwandlungen und Fibrosierungen des Drüsengewebes, noch ohne Epithelproliferation.
- Beim **Grad II** werden derartige Proliferationen erkennbar.
- Der **Grad III** schließlich beinhaltet darüber hinaus auch noch Zelltypien in den Proliferationen und birgt damit ein erhöhtes Risiko zur Entstehung eines Karzinoms.

Diagnostik

Bei der Palpation fühlt sich der Drüsenkörper **derb-höckerig** an. Teilweise entstehen sehr grobe Knoten. Im **Ultraschall** gelingt die Abgrenzung zu Fibroadenomen oder einem Karzinom. Zur Erkennung von Zelltypien (Grad III) ist eine **Biopsie** erforderlich.

Therapie

Die Therapie kann mit Gestagenen in der 2. Zyklushälfte oder mit Prolaktinhemmern (bei Hyperprolaktinämie) versucht werden. Eine Ausheilung ist allerdings nicht möglich.

Zusammenfassung

Mastopathie: häufigste Brusterkrankung bei Frauen zwischen 35 und 50 Jahren
- Ursachen: relativer Östrogenüberschuss, seltener auch Hyperprolaktinämie
- **Symptome:**
  - knotige, teils schmerzhafte Veränderungen
  - evtl. Sekretion aus der Mamille
- **Diagnostik:**
  - Palpation
  - Sonografie
  - evtl. Biopsie
- **Therapie:**
  - Gestagene in der 2. Zyklushälfte
  - evtl. Prolaktinhemmer

4.9 Fibroadenom

Das Fibroadenom stellt – vor allem bei Frauen zwischen 20 und 40 Jahren – den häufigsten gutartigen Tumor der Mamma dar. Es handelt sich um glattwandige, manchmal gelappte, derb-elastische Mischtumoren aus Drüsenepithel- (= Adenom) und Bindegewebe (Fibrom). Wenn sie sich nicht sicher von einem Karzinom unterscheiden lassen, werden sie operativ entfernt. Andernfalls können sie belassen werden (➤ Abb. 4.20).

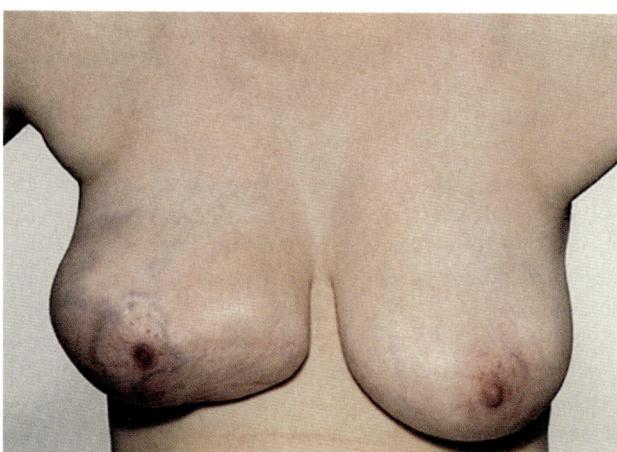

Abb. 4.20 Knotiges Fibroadenom. [21]

4.10 Prämenstruelles Syndrom

Das prämenstruelle Syndrom (PMS) ist, wie der Name besagt, eine Erkrankung der 2. Zyklushälfte und hier besonders „der Tage vor den Tagen". Es betrifft angeblich 50 % aller Frauen im gebärfähigen Alter, besonders häufig aber Frauen > 35 Jahre.

Die Symptome zeigen sich sowohl somatisch an unterschiedlichen Organen als auch psychisch.

Ursachen

Die eigentliche Ursache ist nach wie vor unbekannt, doch werden allgemein der Einfachheit halber psychische, vegetative und endokrine Faktoren gemeinsam angeschuldigt („psychoneuroendokrine Dysfunktion"), neben einer „eventuell gesteigerten Sensitivität auf normale Hormonspiegel".

Natürlich beinhalten Hormonschwankungen auch zerebrale Veränderungen bis hin zu depressiven Verstimmungen bzw. Wassereinlagerungen oder eine Mastodynie. Die Migräne, soweit sie nicht HWS-bedingt ist, hat als besonders häufige Ursache ebenfalls hormonelle Unregelmäßigkeiten sowie, im Zusammenhang mit der Adnexitis samt ihrer Einbettung in den Blasenmeridian, auch dessen Störung, woraus eben Kopf- und Nackenbeschwerden bzw. eine Migräne hervorgehen können. Verwachsungsbedingte Kreuzschmerzen nebst einer Dyspareunie sind bei der chronischen Adnexitis ebenfalls ein häufiges Ereignis.

Symptomatik

Psychische Symptome zeigen sich in Reizbarkeit, Lethargie, Depressionen bzw. ganz pauschal als Affektlabilität. Zerebrale Vorerkrankungen wie eine Migräne oder sogar Epilepsie können in dieser Zeit exazerbieren.

Die **körperlichen Symptome** sind vielgestaltig. Besonders häufig bestehen Brustspannen (Mastodynie) oder sogar eine Schwellung der Brüste, Gewichtszunahme bis hin zu erkennbaren Ödemen, Völlegefühl und Verdauungsbeschwerden mit Meteorismus, Kopf- und Kreuzschmerzen. Auffallend häufig besteht bei den Betroffenen neben einer Dyspareunie auch eine Dysmenorrhö, also Beschwerden zu einem Zeitpunkt, an dem das PMS definitionsgemäß eigentlich vorüber sein sollte.

Therapie

Die üblichen therapeutischen Empfehlungen beinhalten psychische Hilfen, diätetische oder physiotherapeutische Maßnahmen sowie Analgetika. In ausgeprägteren Fällen wird die „Pille" empfohlen, weil man damit sowohl die Symptome als auch die nachfolgende Dysmenorrhö in den meisten Fällen lindern oder sogar zum Verschwinden bringen kann.

Zusammenfassung

Prämenstruelles Syndrom: betrifft „die Tage vor den Tagen"
- **Ursache:**
  - unbekannt
  - (psychoneuroendokrine Dysfunktion)

- **Symptome:**
  - Affektlabilität
  - Schwellung der Brüste mit Mastodynie
  - Gewichtszunahme, Ödeme
  - Völlegefühl und Verdauungsbeschwerden, Meteorismus
  - Kopf- und Kreuzschmerzen
  - Dyspareunie, Menses mit Dysmenorrhö
- **Therapie:**
  - psychische Hilfen
  - diätetische oder physiotherapeutische Maßnahmen
  - Analgetika
  - evtl. hormonale Antikonzeptiva

4.11 Gynäkologische Karzinome

Epidemiologie

Jedes spezifisch weibliche Organ kann von einem Karzinom betroffen sein. Mehr als ein Drittel aller Malignome der Frau entfallen hierauf; bei Frauen bis zu einem Lebensalter von 50 Jahren ist es sogar mehr als die Hälfte. Das Mammakarzinom ist in den westlichen Ländern nicht nur der häufigste Krebs der Frau, sondern, nach dem Dickdarmkarzinom und gemeinsam mit dem Prostatakarzinom, der zweithäufigste insgesamt (➤ Tab. 4.2).

Ganz allgemein nimmt die **Häufigkeit** auch der weiblichen Malignome mit dem Alter stetig zu. Beispielsweise werden Karzinome von Ovar oder Uteruskörper bei jungen Frauen kaum gesehen. Eine Ausnahme stellen die Karzinome von Mamma und Cervix uteri dar, bei denen bereits ab einem Alter von etwa 35 Jahren die Inzidenz deutlich ansteigt.

Die **Sterblichkeit** (Letalität) an diesen Neubildungen unterscheidet sich teilweise erheblich, weil z. B. Tumoren wie die Karzinome von Mamma oder Uterus dank frühzeitiger Symptome, geeigneter Vorsorgemaßnahmen und/oder verbesserter Therapiemöglichkeiten eine wesentlich bessere Prognose besitzen als z. B. das Ovarialkarzinom (➤ Tab. 4.3).

TNM-Klassifikation

Die Stadieneinteilung maligner Tumoren erfolgt überwiegend nach dem TNM-System. **T** steht für den Primärtumor und seine Größe bzw. sein Übergreifen auf Nachbarorgane, **N** für einen Lymphknotenbefall (Nodi lymphatici) und **M** für die Metastasierung.

Hinter dem jeweiligen Buchstaben steht entweder eine 0 (null), sofern kein Befall erkennbar ist, oder eine Zahl, die den Umfang des malignen Prozesses beschreibt. Beispielsweise bedeutet T3N1M0 einen Primärtumor fortgeschrittener Größe und den Befall einzelner regionärer Lymphknoten bei fehlenden Fernmetastasen. Die präoperative Einteilung muss häufig postoperativ angepasst werden und wird dann zu pTNM. P steht für postoperativ, einschließlich der histologischen Klassifizierung!

4.11.1 Mammakarzinom

Das Mammakarzinom ist das häufigste Karzinom der Frau. Zumindest jede 10. Frau erkrankt im Laufe ihres Lebens daran, allein in Deutschland pro Jahr mehr als 57.000 Frauen – mit ansteigender Häufigkeit vor allem ab dem 45. Lebensjahr. Entsprechend der Inzidenz nimmt auch die Letalität am Mammakarzinom (derzeit etwa 18.000 pro Jahr) zu, auch wenn die Therapien immer effektiver werden. Das Karzinom entsteht in vielen Fällen gleichzeitig an unterschiedlichen Lokalisationen (multizentrisch). Bereits bei einem bis zu lediglich 2 cm großen Tumor ist in mehr als 25 % der Fälle davon auszugehen, dass in derselben Brust weitere Herde bestehen, in 3 % der Fälle sogar in der Mamma der Gegenseite.

Tab. 4.2 Häufigkeit maligner Tumoren (nach Robert-Koch-Institut).

Maligner Tumor	♀	♂	Häufigkeit pro Jahr	Platzierung ♀/insgesamt
Mammakarzinom	> 57.000		> 57.000	1./2.
Prostatakarzinom		> 57.000	> 57.000	–/2.
Dickdarmkarzinom	36.000	> 37.000	> 73.000	2./1.
Lungenkarzinom	> 13.000	< 33.000	46.000	3./4.
Leukämien/Lymphome	> 11.000	> 12.000	24.000	4./6.
Uteruskarzinom	> 11.000		> 11.000	5./11.
Ovarialkarzinom	> 9.000		> 9.000	6./12.
malignes Melanom	> 8.000	> 6.000	15.000	7./9.
Magenkarzinom	< 8.000	11.000	19.000	8./7.
Harnblasenkarzinom	> 7.000	> 21.000	29.000	9./5.
Pankreaskarzinom	> 6.000	> 6.000	13.000	10./10.
Nierenkarzinom	> 6.000	< 11.000	17.000	11./8.
Zervixkarzinom	> 6.000		> 6.000	12./13.

Tab. 4.3 Sterblichkeit an malignen Tumoren.

Maligner Tumor	♀	♂	Gesamtsterblichkeit/Jahr	Relative Letalität
Mammakarzinom	17.600		17.600	31 %
Prostatakarzinom		11.100	11.100	20 %
Dickdarmkarzinom	14.000	13.700	27.700	38 %
Lungenkarzinom	11.000	28.800	39.800	86 %
Leukämien/Lymphome	6.200	6.600	12.800	53 %
Uteruskarzinom	2.600		2.600	24 %
Ovarialkarzinom	5.500		5.500	61 %
malignes Melanom	1.000	1.300	2.300	15 %
Magenkarzinom	5.200	6.200	11.400	60 %
Harnblasenkarzinom	2.600	3.600	6.200	21 %
Pankreaskarzinom	6.600	6.400	13.000	99 %
Nierenkarzinom	2.000	4.100	6.100	35 %
Zervixkarzinom	1.700		1.700	28 %

Risikofaktoren

An Risikofaktoren für die Entstehung eines Mammakarzinoms (➤ Tab. 4.4) sind bis heute nur wenige bekannt, und manches erscheint noch spekulativ. Als Risikofaktor betrachtet man u. a.

- ein vorangegangenes Karzinom der anderen Brust,
- ein früheres Carcinoma in situ (s. u.),
- eine Mastopathie 3. Grades sowie
- eine familiäre Belastung, also Brustkrebs bei der Mutter oder einer Schwester vor dem 40. Lebensjahr.

Gerade bei den familiären Häufungen (5–10 % der Fälle) weiß man inzwischen, dass hier **chromosomale Mutationen** auf den Chromosomen 13 und 17 fast regelmäßig zu finden sind (sog. BRCA-Gene). Hier kommt es auch gehäuft zu Ovarialkarzinomen. Da diese Mutationen jeweils ganz unterschiedliche Genorte betreffen, wäre eine diesbezügliche Vorsorgeuntersuchung mit einem immensen Aufwand verbunden; sie wird deshalb auch nicht durchgeführt.

Tab. 4.4 Risikofaktoren des Mammakarzinoms.

Mutantenträgerinnen („breast cancer gen") auf Chromosom 13/17
familiäre Belastung (Mutter, Schwester)
Frauen mit vorangegangenem Mammakarzinom der Gegenseite oder einem weiteren Malignom (Uterus, Ovar, Darm) in der Eigenanamnese
Mastopathie Grad III
Adipositas, fettreiche Ernährung
Nullipara, späte Erstgebärende (> 35 J.)
frühe Menarche (< 12 J.), späte Menopause (> 52 J.)
Alter über 50 Jahre
Hormonale Kontrazeptiva verursachen neuen Studien zufolge ein minimal erhöhtes Risiko – und schützen andererseits vor dem Uterus- und Ovarialkarzinom.

MERKE

Man kennt einzelne Faktoren, die vor einem Mammakarzinom schützen. Dies sind vor allem möglichst frühzeitige und zahlreiche Schwangerschaften bzw. lange Laktationen (Stillzeiten).

Warum das Mammakarzinom bei Frauen in Skandinavien, Deutschland, England und den weißen Frauen Nordamerikas wesentlich häufiger ist als bei Japanerinnen oder z. B. in Südeuropa oder Südamerika, ist nicht bekannt. Diskutiert werden Ernährungsgewohnheiten, genetische Faktoren sowie die größere Anzahl an Kindern in diesen Ländern.

Einteilung

Unterschieden wird zunächst in invasive Karzinome und in das sog. Carcinoma in situ. Bei den invasiven Karzinomen trennt man Karzinome, die von den Milchgängen ausgehen (duktale Karzinome), von lobulären Karzinomen. Die duktalen Karzinome besitzen einen Anteil von 80 %.

Das **Carcinoma in situ** ist als Vorstufe des invasiven Karzinoms aufzufassen. Bei der duktalen Form sind die Milchgänge umschrieben von einem sehr breiten, atypischen Epithel ersetzt, das vom Umfang her noch nicht getastet, jedoch mit modernen Sonographiegeräten eventuell bereits erkannt werden kann. In der Mammographie ergeben sich als wichtigster Hinweis sog. **Mikroverkalkungen.** Da das Carcinoma in situ zwar noch kein invasives Karzinom darstellt, demnach auch nicht metastasiert, andererseits aber jederzeit in ein „echtes" Karzinom übergehen kann, sollte es bei seiner Entdeckung umfassend entfernt werden. Dies ist im Alltag schwierig, weil seine Grenzen auch mit den modernen Geräten häufig nicht zu erkennen sind. Die Therapie umfasst in solchen Fällen also entsprechend einem invasiven Karzinom die Bestrahlung oder sogar Entfernung der Brust (Ablatio mammae, Mastektomie).

Beim **invasiven Mammakarzinom** unterscheidet man neben den beiden Hauptformen (s. o.) noch einzelne Sondertypen wie das inflammatorische Karzinom, bei dem es zu reaktiven Entzündungen kommt (➤ Abb. 4.21), und das Paget-Karzinom (Morbus Paget). Der **Morbus Paget** ist gekennzeichnet durch eine nässende Entzündung der Brustwarze mit krustenartigen Belägen (➤ Abb. 4.22). Histologisch besteht ein Carcinoma in situ. Was jedoch schwerer wiegt, ist die fast immer gleichzeitig zu beobachtende Entartung tiefer liegenden Drüsengewebes (invasives duktales Karzinom). Sehr selten entsteht das Paget-Karzinom auch einmal im Bereich anderweitiger apokriner Drüsen, z. B. axillär oder genitoanal.

Verlauf

Mammakarzinome wachsen in aller Regel langsam. Man geht davon aus, dass es bei einem Drittel aller Karzinome 10 Jahre dauert, bis der Tumor 1 cm groß geworden ist. Bei einem weiteren Drittel vergehen 10–20 Jahre und beim letzten Drittel schließlich mehr als 20 Jahre, bis das Karzinom diese Größe erreicht hat. Davon ausgehend könnte man schlussfolgern, dass bei den meisten Karzinomen eine rechtzeitige Erkennung und Entfernung möglich sein sollte, sofern die Vorsorgemaßnahmen effizienter wären.

Häufigkeitsverteilung

Mammakarzinome entstehen in gut der Hälfte aller Fälle im oberen äußeren Quadranten der Brust (➤ Abb. 4.23). Die andere Hälfte verteilt sich auf die weiteren Quadranten und auf den Bereich der Brustwarze.

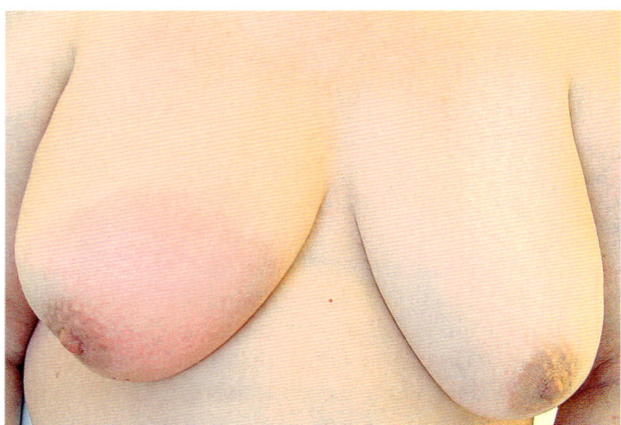

Abb. 4.21 Inflammatorisches Mammakarzinom rechts. [14]

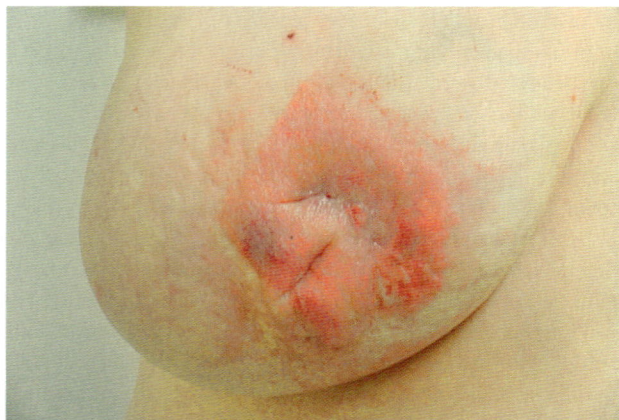

Abb. 4.22 Morbus Paget. [14]

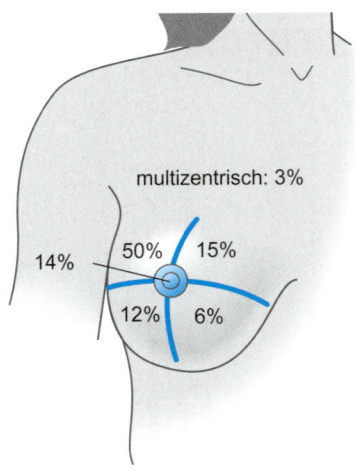

Abb. 4.23 Häufigkeitsverteilung beim Mammakarzinom. [10]

Metastasierung

Die Metastasierung erfolgt **lymphogen** überwiegend in die Lymphknoten der Axilla, seltener in diejenigen oberhalb der Schlüsselbeine (supraklavikulär) oder nach retrosternal (➤ Abb. 1.19). **Hämatogen** entstehen besonders häufig Metastasen in Lunge und Knochen (Wirbelsäule, Becken und lange Röhrenknochen), teilweise auch in Leber, Gehirn und weiteren Organen.

Man muss davon ausgehen, dass bei rund zwei Dritteln der Karzinome bei ihrer Entdeckung und Erstbehandlung bereits **Metastasen** bestehen. Dieselben sind allerdings häufig noch so klein, dass sie der Diagnose entgehen und, wegen des langsamen Wachstums, erst zu einem sehr viel späteren Zeitpunkt, z. T. erst nach bis zu 10 Jahren, erkennbar werden.

Symptomatik

Als **Frühsymptome** entstehen neben den tastbaren, derben Knoten Einziehungen der Haut, die bei kleinen Knoten häufig erst erkennbar werden, wenn man die Haut der betroffenen Region anspannt oder zusammenschiebt **(Plateau-Phänomen)**. Größere Knoten sind mit der Umgebung verbacken, also unverschieblich.

Die Brust kann bei einem größeren Tumor vergrößert erscheinen, aber durch den Schrumpfungsprozess auch kleiner. Nur in 10 % der Fälle entstehen Schmerzen. Besonders auffallend ist die (seltene) Einziehung und Fixierung der Mamille (➤ Abb. 3.14), die dadurch erklärbar ist, dass die umgewandelten und schrumpfenden Milchgänge ja alle in Richtung Brustwarze verlaufen.

Lokale Ödeme oder eine (blutige) Sekretbildung aus der Mamille sind möglich. Die **Haut** erscheint manchmal durch ein Lymphödem oder Beteiligung des subkutanen Fettgewebes auch grobporig (sog. Orangenhaut). Bei weiterem Wachstum des Karzinoms wird schließlich die Haut auch direkt in den Prozess einbezogen. Es kommt zu Knötchenbildungen oder im

Extremfall sogar zu **Ulzerationen.** Letzteres ist bei indolenten Frauen durchaus einmal zu beobachten. Ich hatte selbst auf meiner Station im Krankenhaus eine Patientin mit exulzeriertem Mammakarzinom, die sich bis dahin nicht in ärztliche Behandlung begeben hatte.

Alle genannten Phänomene stellen mögliche Erstsymptome dar, können jedoch im eigentlichen Sinn nicht mehr als Frühsymptome gewertet werden. Als einziges wirkliches „Frühsymptom" kann nur ein kleiner, soeben tastbarer Knoten (< 1 cm) angesehen werden. Aus diesem Grund würden die Vorsorgeuntersuchungen bzw. die Anleitungen zu den häuslichen Selbstuntersuchungen auch die eigentliche und einzig wirksame Prophylaxe darstellen, sofern sie effizienter wären (Abschnitt Untersuchung).

Diagnostik

Die Diagnose wird durch die apparativen Untersuchungen (Mammographie, Sonografie u. a.) wahrscheinlich gemacht, muss aber häufig durch Feinnadelpunktion oder im Einzelfall sogar intraoperative zytologische Untersuchungen erhärtet werden.

Therapie

Die Therapie eines Mammakarzinoms besteht in der **Operation.** Hier ist man in den letzten Jahren von den früheren radikalen Operationsmethoden abgerückt und zu schonenderen, nach Möglichkeit brusterhaltenden Verfahren übergegangen. Um die früher notwendige Ausräumung der Achselhöhle mit Entfernung aller dort befindlichen Lymphknoten zu vermeiden, kann man heute präoperativ eine radioaktive Substanz oder einen Farbstoff in den Bereich des Tumors spritzen, um anhand des Lymphabflusses im Szintigramm den für den Tumorbereich zuständigen ersten Lymphknoten (**„Wächterlymphknoten"**) ausfindig zu machen (➤ Abb. 4.24, ➤ Abb. 4.25). Lassen sich hier intraoperativ keine Metastasen nachweisen, braucht die Achselhöhle nicht ausgeräumt zu werden, wodurch die nachteiligen Folgen (s. u.) vermieden werden.

Nach brusterhaltenden Operationen wird im Anschluss an die Operation **bestrahlt.** Zusätzlich wird in jedem Fall eine **Chemo-** oder **Hormontherapie** angeschlossen, die statistisch eine um mehr als 20 % verbesserte Überlebensrate bewirkt. Entscheidend für die Art dieser Therapie ist die Frage, ob die Tumorzellen Rezeptoren für Östrogene und/oder Gestagene aufweisen. Sind sie hormonsensitiv, so besteht die Therapie in antiöstrogenen Substanzen (Tamoxifen). Die **5-Jahres-Überlebenszeit** liegt so bei immerhin 75 % der Betroffenen; 20 Jahre Überlebenszeit erreicht zumindest jede Zweite!

Inzwischen gehen immer mehr Kliniken dazu über, bereits vor der Operation einen Chemotherapie-Zyklus durchzuführen, um die Größe des Primärtumors zu reduzieren und die Ergebnisse, auch hinsichtlich einer intraoperativen Ausstreuung von Tumorzellen, zu verbessern.

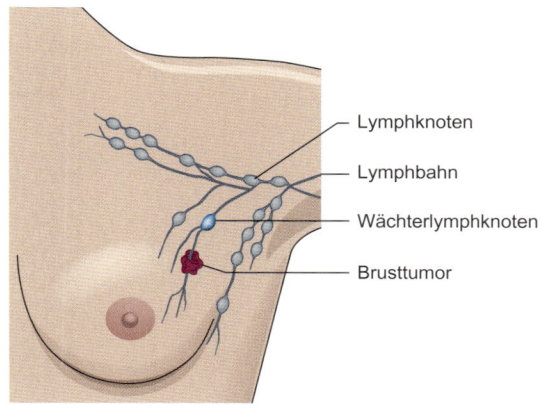

Abb. 4.24 Wächterlymphknoten

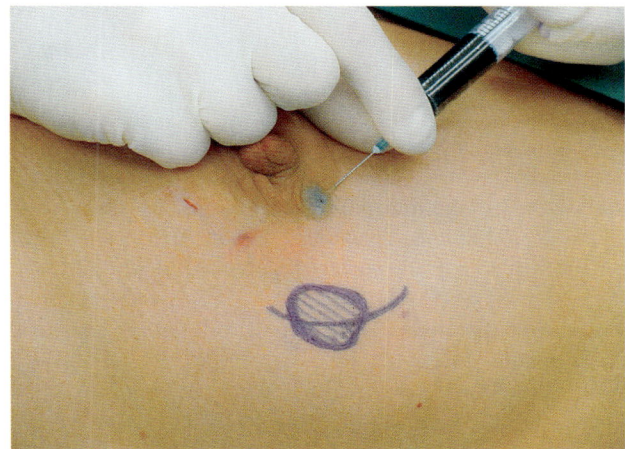

Abb. 4.25 Injektion eines Farbstoffes zum Auffinden des Wächterlymphknotens (Sentinel-Lymphknoten). [14]

Grundsätzlich hängt die Überlebensrate natürlich vor allem von der Größe des Primärtumors und von der Frage ab, ob er bereits lymphogen oder sogar hämatogen gestreut hat. Die Abhängigkeit von der Streuung in die regionären Lymphknoten wird auf ➤ Abb. 4.26 deutlich.

Komplikationen

Die wesentliche postoperative Komplikation besteht, sofern die Lymphknoten der Axilla umfassend entfernt werden mussten, evtl. sogar mit axillärer Nachbestrahlung, in der Entwicklung eines **Lymphödems** im betroffenen Arm, das auch mittels Lymphdrainage nur schwer beherrschbar ist. Die umfangreichere Ausbildung solcher Ödeme ist wegen der schonenderen Operationsverfahren allerdings wesentlich seltener als in früheren Jahren.

Vorbeugend sollten die Patientinnen auf einengende Kleidung verzichten, den betroffenen Arm nicht überlasten, nach Möglichkeit Verletzungen, Entzündungen, Überwärmungen und Unterkühlungen in demselben vermeiden sowie Bewegungsübungen und Massagen nur nach genauen Anleitungen durchführen.

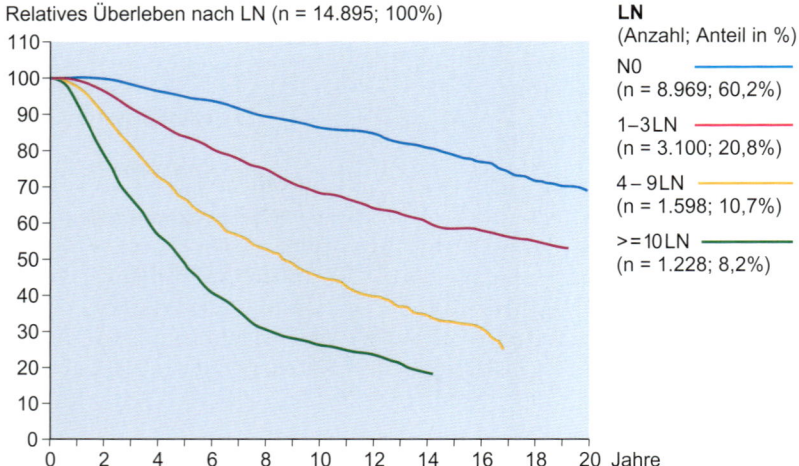

Relatives Überleben nach LN (n = 14.895; 100%)

LN
(Anzahl; Anteil in %)
N0
(n = 8.969; 60,2%)
1–3LN
(n = 3.100; 20,8%)
4–9LN
(n = 1.598; 10,7%)
>=10LN
(n = 1.228; 8,2%)

Abb. 4.26 Überlebenszeit in Abhängigkeit von der Zahl an befallenen Lymphknoten (LN). [8]

Nachsorge

Patientinnen mit therapiertem Mammakarzinom werden in den ersten Jahren engmaschig (4-mal/Jahr) kontrolliert bzw. überwacht – u. a. mittels Ultraschall, Röntgen, Knochenszintigraphie und Mammographie der Gegenseite. Als Tumormarker aus dem Serum eignen sich CEA und CA 15–3.

Zusammenfassung

Mammakarzinom: häufigstes Karzinom der Frau, das mindestens jede 10. Frau betrifft, in der Regel langsames Wachstum, am häufigsten im oberen äußeren Quadranten der Brust, oft multizentrisch

- **Risikofaktoren:**
  - Mutantenträgerinnen („breast cancer gen") auf Chromosom 13/17
  - familiäre Belastung (Mutter, Schwester)
  - Frauen mit vorangegangenem Mammakarzinom der Gegenseite oder einem weiteren Malignom (Uterus, Ovar, Darm) in der Eigenanamnese
  - Mastopathie Grad III
  - Adipositas, fettreiche Ernährung
  - Nullipara, späte Erstgebärende (> 35 J.)
  - frühe Menarche (< 12 J.), späte Menopause (> 52 J.)
  - Alter über 50 Jahre
  - Hormonale Kontrazeptiva verursachen neuen Studien zufolge ein minimal erhöhtes Risiko – und schützen andererseits vor dem Uterus- und Ovarialkarzinom.
- **Einteilung:**
  - Carcinoma in situ
  - duktales Karzinom (Hauptform)
  - lobuläres Karzinom
  - Sonderformen wie Paget-Karzinom und inflammatorisches Karzinom
- **Symptome:**
  - tastbare, derbe Knoten
  - Einziehungen der Haut
  - Einziehung der Mamille (selten)
  - Schmerzen in der Brust (ca. 10 %)
  - Orangenhaut, Ulzerationen
- **Diagnostik:**
  - apparative Untersuchungen
  - Bestätigung durch Biopsie
- **Therapie:**
  - operative Entfernung inkl. Ausräumung der Achselhöhle (sofern erforderlich)
  - postoperative Bestrahlung
  - Chemotherapie, teils bereits präoperativ
  - Hormontherapie bei rezeptorpositiven Karzinomen
- **Komplikationen:**
  - Lymphödem bei Ausräumung der Axilla
  - Rezidiv, eventuell erst viele Jahre später

4.11.2 Uteruskarzinom

Der Gebärmutterkrebs lässt sich in den Gebärmutterhalskrebs (Zervixkarzinom) und in maligne Tumoren des Gebärmutterkörpers unterteilen. Zu Letzteren gehört das Endometriumkarzinom und (selten!) das Uterussarkom, welches seinen Ausgang von der Muskulatur der Gebärmutterwand nimmt.

Häufigkeit

Zervixkarzinom und Endometriumkarzinom sind häufige Karzinome. Ihre Inzidenz liegt in der Größenordnung von 20–25 pro 100.000 Frauen und Jahr. Damit erreichen sie zusammengenommen mit 18.000/Jahr immerhin ein Drittel der Zahl der Mammakarzinome. Anschaulicher ist vielleicht eine weitere Zahl: Allein in Baden-Württemberg kommt es pro Jahr zu 1.000 malignen Neubildungen an der Cervix uteri, in Deutschland insgesamt beträgt die Zahl mehr als 6.000.

Der Krebs des Gebärmutterhalses entsteht in der Geschlechtsreife, der Krebs des Endometriums betrifft bevorzugt das höhere Lebensalter (Durchschnittsalter 66 Jahre).

Während das Karzinom des Uteruskörpers, entsprechend den Malignomen in Mamma und Ovar, seit Jahren stetig zunimmt, wahrscheinlich in Folge der zunehmenden Lebenserwartung, ist beim Zervixkarzinom eine Verlagerung in der Häufigkeit weg vom Karzinom und hin zu seinen Vorstufen zu erkennen. Dies hängt höchstwahrscheinlich mit der Zahl und Effizienz der Vorsorgeuntersuchungen zusammen, die hier durchaus als sehr zuverlässig zu betrachten sind. Das Endometriumkarzinom ist dadurch deutlich häufiger als das Zervixkarzinom.

Zervixkarzinom

Das Zervixkarzinom (Kollumkarzinom) ist üblicherweise ein **Plattenepithelkarzinom,** nur selten ein Adenokarzinom. Es entsteht in den meisten Fällen an der Grenze zwischen dem Plattenepithel der Portio und dem einschichtigen Zylinderepithel des Zervikalkanals. Es ist damit der direkten Sicht, in jedem Fall aber der Abstrichentnahme zugänglich.

Krankheitsentstehung

Gesetzmäßig entwickelt sich das invasive Karzinom über Dysplasie und später nachfolgendes Carcinoma in situ. Das bevorzugte Lebensalter für die Entstehung der Dysplasie liegt bei 28 Jahren, dasjenige des Carcinoma in situ bei 35. Es verbleibt also bis zur Bildung des invasiven Karzinoms mit durchschnittlich 52 Jahren für Erkennen und Heilung der Krebsvorstufen eine ausreichend lange Zeitspanne, sofern die Vorsorgeuntersuchungen genutzt werden. Einen ersten kleinen Altersgipfel beobachtet man allerdings bereits zwischen 35 und 45 Jahren.

Ursachen und Risikofaktoren

Als wesentliche Ursache des Gebärmutterhalskrebses sind **menschliche Warzenviren** (humanes Papillomavirus HPV – vor allem die Typen HPV 16 und 18) anzusehen, die beim Geschlechtsverkehr übertragen werden. HPV ist häufig auch in Karzinomen von Vagina und Vulva, Anus, Penis und Respirationstrakt zu finden.

Begünstigend wirken mangelnde Hygiene des Partners sowie eine Infektion durch Herpesviren vom Typ 2. Die Durchseuchungsrate liegt in den westlichen Ländern bei 70 %.

Symptomatik

Mögliche Symptome entstehen *nicht* während der Vorstadien, sondern erst nach längst erfolgtem Übergang in ein invasives Karzinom. Hier kann es zu **Kontaktblutungen** (Blutungen bei der Kohabitation) oder fleischwasserfarbenem **Ausfluss** kommen. **Schmerzen** entstehen frühestens, wenn überhaupt, in Spätstadien. Im zytologischen Abstrich erkennt man massive Zellveränderungen (Pap V).

Therapie

Die Therapie besteht in der **Operation.** Dysplasien, die bei der zytologischen Untersuchung noch kein Stadium Pap IV erreicht haben, werden beobachtet. Andernfalls erfolgt die Konisation, die bereits mit einer vollständigen Heilung gleichgesetzt werden kann (➤ 3.1.2). Invasive Karzinome werden möglichst umfassend operiert. Sind die Nachbarorgane bereits infiltriert und bestehen Metastasen, geht die Letalität allerdings wie üblich gegen 100 %.

Prophylaxe

2007 wurde ein **Impfstoff** gegen die HPV-Typen 16 und 18, die für etwa 70 % der Zervixkarzinome verantwortlich sind, in den STIKO-Impfkalender aufgenommen (vorerst nur für Mädchen zwischen 12 und 17 Jahren!). Enthalten sind auch die Typen 6 und 11, welche spitze Kondylome (Condylomata acuminata) im Anogenitalbereich verursachen. Vorsorgeuntersuchungen werden durch die Impfung nicht entbehrlich, denn die restlichen 30 % der Karzinome werden durch ein Dutzend weiterer HPV-Viren verursacht, gegen die die aktuelle Impfung nicht schützt.

Zusammenfassung

Zervixkarzinom: meist Plattenepithelkarzinom an der Grenze zwischen dem Plattenepithel der Portio und dem einschichtigen Zylinderepithel des Zervikalkanals; Altersgipfel 52. Lebensjahr
- **Ursachen:**
  - humanes Papillomavirus HPV, vor allem die Typen HPV 16 und 18
  - mangelnde Hygiene des Partners und Infektion durch Herpesviren vom Typ 2 wirken begünstigend
- **Symptome:**
  - Kontaktblutungen
  - fleischwasserfarbener Ausfluss
- **Therapie:**
  - Konisation bei Dysplasien
  - operative Entfernung bei invasiven Karzinomen

Korpuskarzinom

Das Endometriumkarzinom (Korpuskarzinom) entsteht in der Funktionalis der Gebärmutterschleimhaut. Betroffen sind üblicherweise ältere Frauen nach der Menopause, deren Funktionalis nicht mehr zyklisch abgestoßen wird, mit einem Altersgipfel zwischen dem 65. und 75. Lebensjahr. In Deutschland kam es 2004 zu mehr als 11.000 neu gebildeten Karzinomen.

Der Tumor entsteht bevorzugt im Uterusfundus oder in den Tubenecken. Von hier aus infiltriert er entweder das Myometrium oder er wächst polypös in die Gebärmutterhöhle hinein. Schließlich ist die gesamte Gebärmutter tastbar vergrößert.

Risikofaktoren

Als Risikofaktoren gelten wie beim Mammakarzinom Adipositas, Kinderlosigkeit und die Gabe von Östrogenen ohne begleitende Gestagensubstitution, wie dies in früheren Jahren üblich war. Relativ häufig tritt das Endometriumkarzinom gleichzeitig mit Karzinomen der Mamma oder der Ovarien auf. Hormonelle Substitutionen, die neben Östrogenen auch Gestagene enthalten, vermindern dagegen deutlich das Risiko für die Entstehung eines Karzinoms des Corpus uteri.

Symptomatik

Das häufigste und wichtigste Frühsymptom ist die **postmenopausale Blutung** aus dem Uterus. In der Regel kommt es bereits in Stadium I des Karzinoms zu solchen Blutungen, sodass die Heilungsaussichten (operativ) perfekt sind.

ACHTUNG

Jede Blutung nach der Menopause, auch bei Frauen unter Hormonsubstitution, ist auf ein Endometriumkarzinom verdächtig und muss abgeklärt werden!

Manchmal kommt es aber auch ohne Blutung lediglich zu einem **Fluor genitalis,** eventuell mit der Folge einer hartnäckigen Colpitis senilis. Entwickelt sich das Korpuskarzinom bereits während der Geschlechtsreife, besteht das wichtigste Frühsymptom in **Zyklusstörungen** (Menorrhagie, Metrorrhagie).

Ein geringer Anteil an Endometriumkarzinomen zeigt *keine* Hormonabhängigkeit. Hier findet man chromosomale Mutationen. Ihre Prognose ist deutlich schlechter als diejenige der üblichen Karzinome, da sie nur selten Frühsymptome zeigen und daher erst in fortgeschrittenen Stadien erkannt werden.

Diagnostik und Therapie

Die Diagnose erfolgt mittels einer Abrasio (Ausschabung) und histologischen Aufarbeitung, die Therapie besteht in der Operation.

MERKE

Das Karzinom metastasiert in der Regel erst, wenn bereits Symptome bestehen, sodass seine Prognose mit insgesamt > 75 % Überlebenden sehr gut ist.

Zusammenfassung

Endometriumkarzinom: Karzinom des Uterus insbesondere im Uterusfundus oder in den Tubenecken; Altersgipfel 65.–75. Lebensjahr
- **Risikofaktoren:**
  – Adipositas
  – Kinderlosigkeit
  – Östrogentherapie ohne begleitende Gestagene
- **Symptome:**
  – Blutung in der Postmenopause
  – Fluor genitalis (Postmenopause)
  – Blutungsstörungen in der Prämenopause
- **Diagnostik:** Abrasio
- **Therapie:** operative Entfernung (Hysterektomie)

4.11.3 Ovarialkarzinom

Das Ovarialkarzinom ist ein maligner Tumor des höheren Lebensalters (> 65 Jahre), doch sind in bis zu 10 % der Fälle auch jüngere Frauen < 45 betroffen. In Deutschland entstehen pro Jahr annähernd 10.000 Karzinome des Ovars. Damit entfallen auf diesen Tumor 5 % aller Malignome der Frau (6. Platz in der Rangfolge bösartiger Tumoren). Zusätzlich entstehen häufig Metastasen (= Krukenberg-Tumor) abdomineller Karzinome in dem Organ.

Krankheitsentstehung

Die maligne Entartung kann von jeder Struktur des Ovars ihren Ausgang nehmen. Weit im Vordergrund steht allerdings das einschichtige Oberflächenepithel (Keimepithel), das die Eierstöcke direkt unterhalb des Peritoneums überzieht. Dieses Epithel reißt bei jeder Ovulation ein und muss anschließend wieder regenerieren. Dabei kommt es manchmal zu Verlagerungen von Epithelanteilen unter die Oberfläche des Eierstocks, aus denen dann Karzinome hervorgehen können.

Risikofaktoren

Aus diesem Zusammenhang heraus wird deutlich, dass das Risiko für die Entstehung des Karzinoms mit der Zahl an Ovulationen zunehmen muss. Im Umkehrschluss bedeutet dies, dass zahlreiche Schwangerschaften (mit langen Stillzeiten) oder die langjährige Einnahme der Pille vor dem Karzinom schützen.

Weitere Risikofaktoren sind **familiäre** Gegebenheiten wie die sog. BRCA-Gene (➤ 4.11.1), die **Adipositas** einschließlich der häufig zugrunde liegenden Fehlernährung sowie allgemein **zunehmendes Lebensalter.**

Symptomatik und Prognose

Die Eierstöcke liegen, locker aufgehängt und mit viel Platz nach allen Seiten, in der Bauchhöhle. Während z. B. das Uteruskarzinom über die Scheide Zugang zur Außenwelt hat und sich durch Blutungen oder Fluor vaginalis bemerkbar machen kann, entfällt dies bei den Karzinomen des Ovars. Durch das meist späte Auftreten in der vorgerückten Postmenopause treten keine hormonellen Störungen auf, die eine Untersuchung veranlassen würden. Wie üblich entstehen i. d. R. auch keine Schmerzen. Zusammengefasst bedeutet dies, dass die Karzinome, sofern sie nicht anlässlich penibel durchgeführter Vorsorgeuntersuchungen entdeckt werden, bei ihrer Erstentdeckung mehrheitlich bereits metastasiert sind – als Peritonealkarzinose durch abschilfernde Zellen oder Einwachsen in die Nachbarorgane. Entsprechend schlecht ist die **Prognose.** Die Letalität liegt insgesamt bei 60 % und damit wesentlich höher als bei sämtlichen weiteren gynäkologischen Neubildungen.

Die **Erstsymptome** können bei hormonproduzierenden Tumoren in genitalen Blutungen bestehen, sind jedoch zumeist die Symptome der Metastasen. Zunehmender Bauchumfang durch Tumorwachstum und Aszites-Bildung sowie diffuse Unterbauchbeschwerden stehen im Vordergrund. Müdigkeit, Leistungsknick, Kachexie oder ein Ileus sind möglich.

Therapie

Eine vollständige operative Entfernung ist häufig nicht möglich. Glücklicherweise zeigen die modernen Chemotherapien eine gute Wirksamkeit mit mehr oder weniger vollständiger Rückbildung der Tumoren, sodass die Mehrzahl der Patientinnen > 5 Jahre überlebt. Als wichtigster Tumormarker des Serums (nur zur Verlaufskontrolle!) gilt CA 125.

Zusammenfassung

Ovarialkarzinom: maligner Tumor des höheren Lebensalters, meist ausgehend vom einschichtigen Oberflächenepithel (Keimepithel)

- **Risikofaktoren:**
  - Nullipara, fehlende Stillzeiten, keine hormonelle Verhütung
  - frühe Menarche, späte Menopause
  - familiäre Faktoren: chromosomale Mutationen (BRCA-Gene)
  - fett- und fleischreiche Ernährung, Adipositas
  - zunehmendes Lebensalter
- **Symptome:**
  - genitale Blutungen (bei hormonproduzierenden Tumoren)
  - zunehmender Bauchumfang, Aszites
  - diffuse Unterbauchbeschwerden
  - Symptome der Metastasen
- **Therapie:**
  - operative Entfernung, soweit möglich
  - Chemotherapie

5 Schwangerschaft, Geburt und Kindesentwicklung

5.1 Schwangerschaft

> **HINWEIS PRÜFUNG**
>
> Schwangerschaft und Geburt sind nur sehr eingeschränkt prüfungsrelevant. Die Vorgänge werden dennoch, einem allgemeinen Verständnis und dem medizinischen Alltag zuliebe, etwas ausführlicher dargestellt.

Beginn der Schwangerschaft

Kohabitation

Im Rahmen der Kohabitation gelangen bei der **Ejakulation** des Mannes 2–6 ml Samenflüssigkeit (Seminalplasma) ins hintere Scheidengewölbe der Frau. Das Seminalplasma stammt zum überwiegenden Teil aus Prostata und Bläschendrüsen. Enthalten sind pro ml etwa 60–80 Mio. Spermatozoen (reife Spermien), insgesamt also bis zu 400 Millionen, von denen zumindest zwei Drittel beweglich sind.

Aus dem Spermadepot heraus erfolgt, ermöglicht durch die Schleimverflüssigung in Zyklusmitte, die **Aszension** in den Zervikalkanal. Innerhalb von 90 Minuten nach der Kohabitation befinden sich hier bereits mehrere Millionen Spermien. Dabei wirkt der Schleimpfropf wie ein Filter, das atypische Spermien an der Aszension hindert; andererseits bildet er ein Reservoir, aus dem noch 1–3 Tage lang nach und nach Spermien in die Gebärmutterhöhle abgegeben werden. Die Eigenbeweglichkeit der Spermatozoen ermöglicht dann das weitere Vordringen in die Eileiter. Ihre Lebensdauer und Befruchtungsfähigkeit wird auf 3 (maximal 4) Tage geschätzt, sodass als wesentliche Zeit der Befruchtungsfähigkeit die 3 Tage vor der Ovulation angesehen werden müssen. Wegen der weit kürzeren Lebenszeit der Eizelle (s. u.) ist bereits 1 Tag nach dem Eisprung kein Schwangerschaftseintritt mehr möglich.

Eine weitere wichtige Eigenschaft des Zervixschleims besteht in der sog. **Kapazitation,** also dem Vorgang der Reifung der Spermatozoen, ohne die eine spätere **Imprägnation,** das Eindringen eines Spermiums in die Eizelle (s. u.), nicht möglich wäre.

In den Tuben bildet sich durch den Östrogeneinfluss der Zyklusmitte eine Schleimansammlung, die den Zilienschlag, der ja gegen die Gebärmutter hin gerichtet ist, vorübergehend lähmt und den Spermien die Aszension erleichtert.

Der **weibliche Orgasmus** ist im Hinblick auf die Befruchtung nicht erforderlich, doch wird die Samenflüssigkeit durch die orgastischen Kontraktionen der Gebärmutter beschleunigt in die Gebärmutterhöhle transportiert. Man findet so bereits 5 Minuten nach der Ejakulation die ersten Spermien in den Tuben, was aufgrund der Spermienmotilität alleine nicht möglich wäre (Zeitdauer in diesem Fall: zumindest 1–2 Stunden).

Befruchtung

Wesentlich bei der Ovulation ist, dass sich der Fimbrientrichter der Tube über den sprungreifen Graaf-Follikel stülpt und das Ei auffängt, weil dasselbe andernfalls in die Bauchhöhle landen würde. Dieses Darüberstülpen erfolgt wahrscheinlich chemotaktisch. Besonders erstaunlich an diesem Vorgang ist,

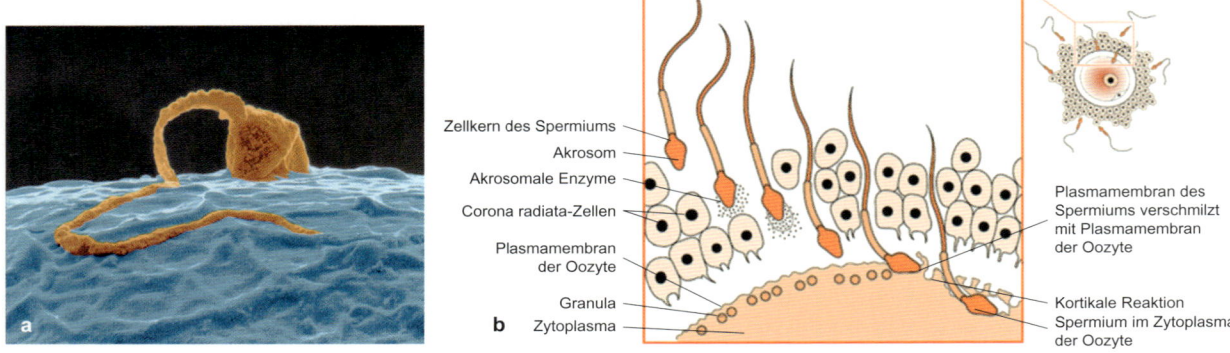

Abb. 5.1 Eindringen eines Spermiums in die Eizelle. **a** Rasterelektronenmikroskopische Aufnahme. [40] **b** Schema. [32]

dass sogar das Ovar mithilft und sich um seine Längsachse dreht.

Die **Eizelle** (Oozyte) besteht aus dem Zellkern, dem Ooplasma (Dotter = Energievorrat) und – außerhalb der Zellmembran – einer Hülle, der sog. Zona pellucida. Die Oozyte stellt mit einem Durchmesser von mindestens 120 μm die größte Zelle des Menschen dar. Bei der Ovulation wird sie, umgeben von Follikelflüssigkeit und Zellen des Cumulus oophorus (Zona radiata), in die Tube abgegeben. Ihre Lebensdauer, also auch Befruchtungsfähigkeit, beträgt 6–8 h, maximal 12 h.

Eizelle und Spermien treffen spätestens 10–12 h nach der Ovulation im ampullären Teil der Tube aufeinander. Sobald ein Spermatozoon auf die Zona pellucida trifft, kann es durch seine Eigenbeweglichkeit und durch die Wirkung lytischer Enzyme eindringen (**Imprägnation, ➤** Abb. 5.1), wobei es zuvor auch noch die Zellen des Cumulus oophorus passieren muss. Der Schwanz wird hierbei abgestoßen. Im selben Moment verändert die Zona pellucida ihre Struktur und wird für weitere Spermien unpassierbar. Insgesamt dauert die Verschmelzung nahezu 24 Stunden.

Mehrlingsschwangerschaften

Zwillinge (Gemini, Gemelli) entstehen als **zweieiige Zwillinge,** wenn bei einer Frau gleichzeitig zwei Eizellen ausgestoßen und befruchtet werden. Dies ist möglich, sofern sich ausnahmsweise zwei dominante Follikel zum Graaf-Follikel entwickeln oder wenn sich in einem einzigen Follikel zwei Eizellen befinden und ausgestoßen werden. Die entstehenden Kinder gleichen sich wie andere Geschwister auch.

Eineiige Zwillinge dagegen entstehen aus einer einzigen befruchteten Eizelle, indem sich zu einem unterschiedlich möglichen Zeitpunkt der weiteren Entwicklung dieses Stadium in zwei Keime trennt. Hieraus geht hervor, dass nicht nur das Geschlecht dieser Kinder identisch sein muss, sondern auch die weiteren Erbanlagen. Bei einer frühzeitigen Trennung bildet jeder Embryo eine eigene Fruchthöhle aus; erfolgt sie dagegen erst zwischen dem 8. und 12. Tag, entwickeln sich die Embryos in einer gemeinsamen Fruchthöhle (➤ Abb. 5.2). Bei einer Trennung nach dem 13. Tag entstehen siamesische

Zwillinge, d. h. eine vollständige Trennung ist nicht mehr möglich.

Die **Häufigkeit von Zwillingsgeburten** liegt bei ca. 1 : 85 Geburten. Das Verhältnis von zweieiigen zu eineiigen Zwillingen beträgt ungefähr 2 : 1. Allgemein gilt, dass Mehrlingsschwangerschaften noch sorgfältiger als üblich zu überwachen sind.

Wird die Eizelle in seltensten Ausnahmefällen durch zwei Spermien befruchtet, so kann sich in der Gebärmutterwand eine invasiv wachsende sog. Blasenmole entwickeln.

Meiose

Die Meiose (Reifeteilung, Reduktionsteilung) der Eizelle beginnt bereits in der Fetalzeit des Mädchens, wobei die Halbierung des Chromosomensatzes zu diesem Zeitpunkt lediglich vorbereitet wird. Abgeschlossen wird die Meiose mit der eigentlichen **Reduktionsteilung,** dem Halbieren des Chromosomensatzes, erst viele Jahre später unmittelbar nach der Ovulation.

Die 2. Reifeteilung (**Meiose II = Äquatorialteilung**) wird durch das Eindringen des Spermiums ausgelöst. Nun teilen sich die Chromosomen in die **Chromatiden.** Durch Verschmelzung der Kerne von Eizelle und Spermium, den beiden **Gameten,** entsteht die **Zygote,** eine Zelle mit diploidem Chromosomensatz aus 46 Chromosomen. Diese Kernver-

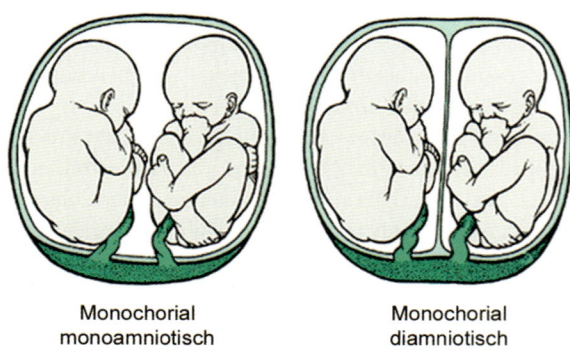

Monochorial monoamniotisch   Monochorial diamniotisch

Abb. 5.2 Entwicklung eineiiger Zwillinge. [4]

schmelzung wird als **Konjugation** bezeichnet. Das Geschlecht des entstehenden Menschen ist durch den haploiden Chromosomensatz des Spermiums mit X- oder Y-Chromosom vorgegeben.

Blastozyste

Nach Entstehung der Zygote wird die Corona radiata enzymatisch aufgelöst. Gleichzeitig beginnen bereits die mitotischen Zellteilungen. Nach ungefähr 24 h ist das Zweizellstadium erreicht, nach 44 h das Vierzellstadium und noch vor Abschluss des 3. Tages haben sich 8 Zellen gebildet. Wenige Stunden spä-

ter, insgesamt nach 3 Tagen (60–72 h), ist mit einem Stadium aus 32 Zellen die sog. **Morula** entstanden (➤ Abb. 5.3).

Am 4. Tag p. c. (post conceptionem = nach der Empfängnis; gemeint ist damit der Koitus, der zur Befruchtung geführt hat) wandelt sich die Morula in einen flüssigkeitsgefüllten Hohlraum, die sog. **Blastozyste,** mit erster Differenzierung in den innen liegenden Embryoblasten und die äußere Trophoblastschicht. Die Ernährung erfolgt aus dem Ooplasma sowie aus den Sekreten des Eileiters. Zu diesem Zeitpunkt hat das Schwangerschaftsprodukt die Gebärmutterhöhle erreicht (➤ Abb. 5.3). Ermöglicht wird dies durch den Zilienschlag, den zum Uterus hin gerichteten Sekretstrom sowie die Peristaltik der Tuben.

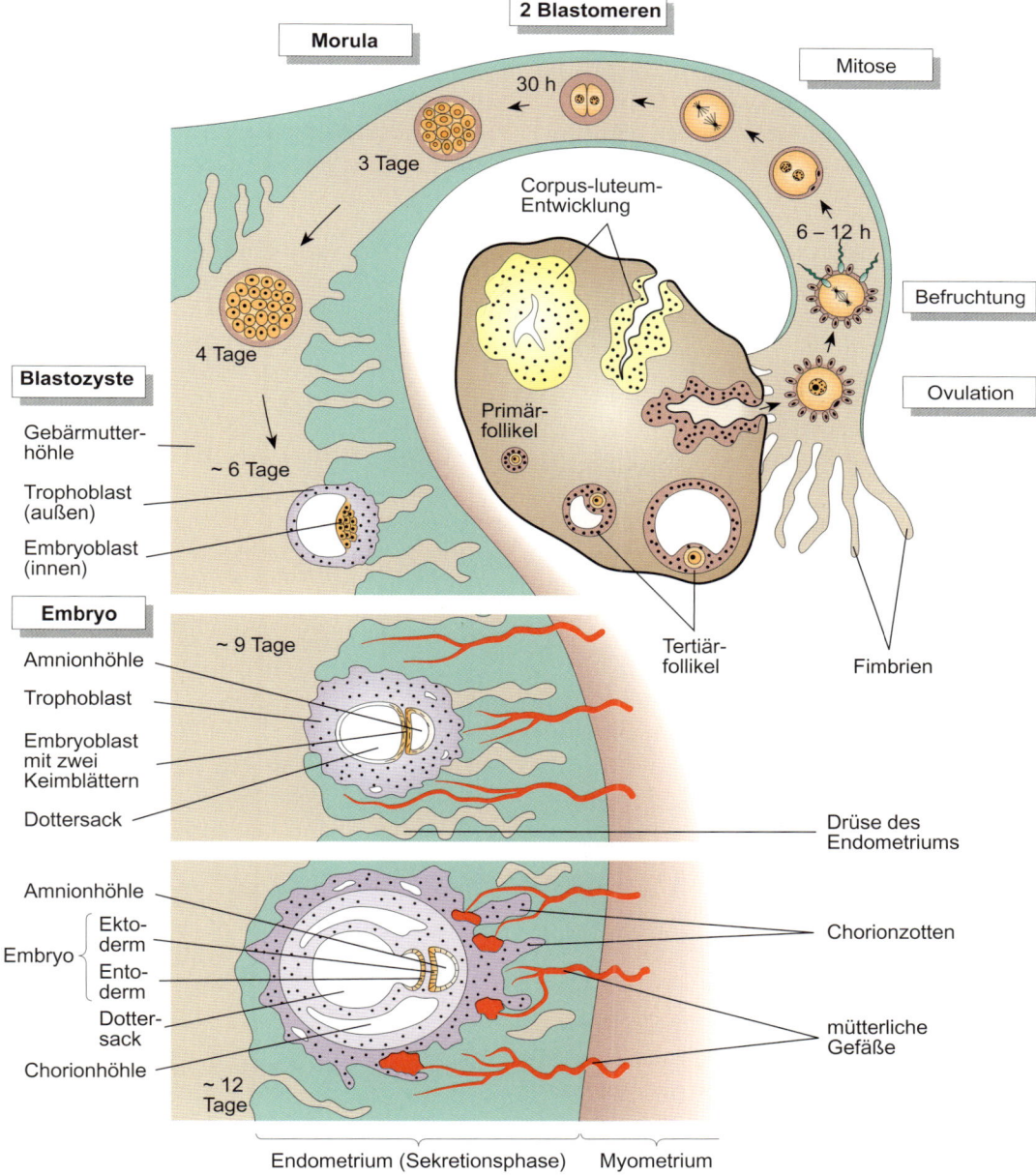

Abb. 5.3 Entwicklung der Eizelle von der Ovulation bis zum frühen Embryonalstadium. [31]

Implantation

Im nächsten Schritt verklebt die Blastozyste mit dem Endometrium und dringt, begünstigt durch Enzyme des Trophoblasten, etwa am 6. Tag in das aufgelockerte Endometrium ein (➤ Abb. 5.3, ➤ Abb. 5.4). Die Anheftungsstelle ist in der Mehrzahl der Fälle ein oberer Anteil der Uterushinterwand. Es entsteht gleichsam eine Grube, in die die Blastozyste nach und nach hineinsinkt, bis sich abschließend wieder Endometriumanteile darüberschieben. Dieses Versinken im Endometrium wird als **Implantation** oder **Nidation** (Einnistung) bezeichnet. Die Nidation bezeichnet gleichzeitig den Beginn der „eigentlichen" Schwangerschaft – schon deswegen, weil mehr als die Hälfte (!) der befruchteten Eizellen abgeht, ohne dass es zu einer Schwangerschaft gekommen wäre. In diesen Fällen beginnt die Menstruation durch die verlängerte Hormonproduktion des Gelbkörpers um einige Tage verspätet und ist i. d. R. auch etwas stärker als gewohnt.

Trotzdem wird der Einfachheit halber für den **offiziellen Beginn der Schwangerschaft,** auch für Berechnungen, zu-meist der Zeitpunkt der Konzeption, also der zur Befruchtung führenden Kohabitation, angenommen. Nach anderer Meinung beginnt die Schwangerschaft mit der Imprägnation, also dem Eindringen des Spermiums in die Eizelle.

Plazenta

Aus der äußeren Schicht des sich weiter differenzierenden Trophoblasten, die als Synzytiotrophoblast bezeichnet wird (➤ Abb. 5.4), entsteht der größte Anteil der Plazenta (Mutterkuchen, „Nachgeburt"). Die Plazenta bildet am Ende der Schwangerschaft eine 3 cm dicke Scheibe mit einem Durchmesser von bis zu 20 cm und einem Gewicht von 500–600 g.

Die Zotten des Synzytiotrophoblasten sprossen in die Endometriumschleimhaut ein und enden hier in Lakunen, die von mütterlichem Blut der Spiralarterien durchströmt werden. Der mütterliche Anteil der Plazenta besteht vor allem aus der sog. Basalplatte als Teil der weiterentwickelten Funktionalis des Endometriums, die ab diesem Zeitpunkt Dezidua genannt wird (➤ Abb. 5.5, ➤ Abb. 5.6).

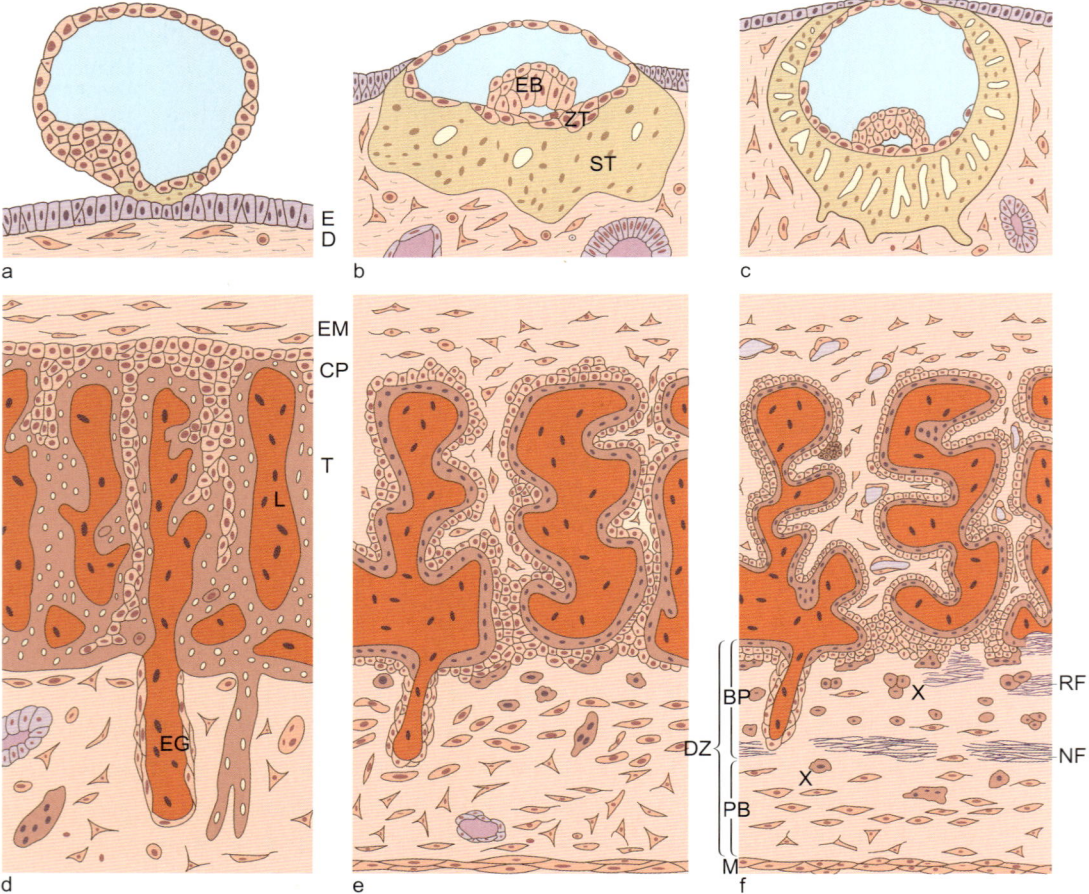

Abb. 5.4 Typische Stadien der Implantation und Plazentaentwicklung. E = Uterusepithel, D = Dezidua, EB = Embryoblast, ZT = Zytotrophoblast, ST = Synzytiotrophoblast, EM = extraembryonales Mesoderm, CP = Chorionplatte, T = Trabekel und Primärzotten, L = mütterliche Blutlakunen, EG = endometriale Gefäße, RF = Rohr-Fibrinoid, NF = Nitabuch-Fibrinoid, BP = Basalplatte, PB = Plazentabett, DZ = Durchdringungszone, M = Myometrium, X = invasive Trophoblastzellen. **a** 6.–7. Tag. **b** 7.–8. Tag. **c** 8.–9. Tag. **d** 12.–15. Tag. **e** 15.–21. Tag. **f** 18. Tag–Geburt. [14]

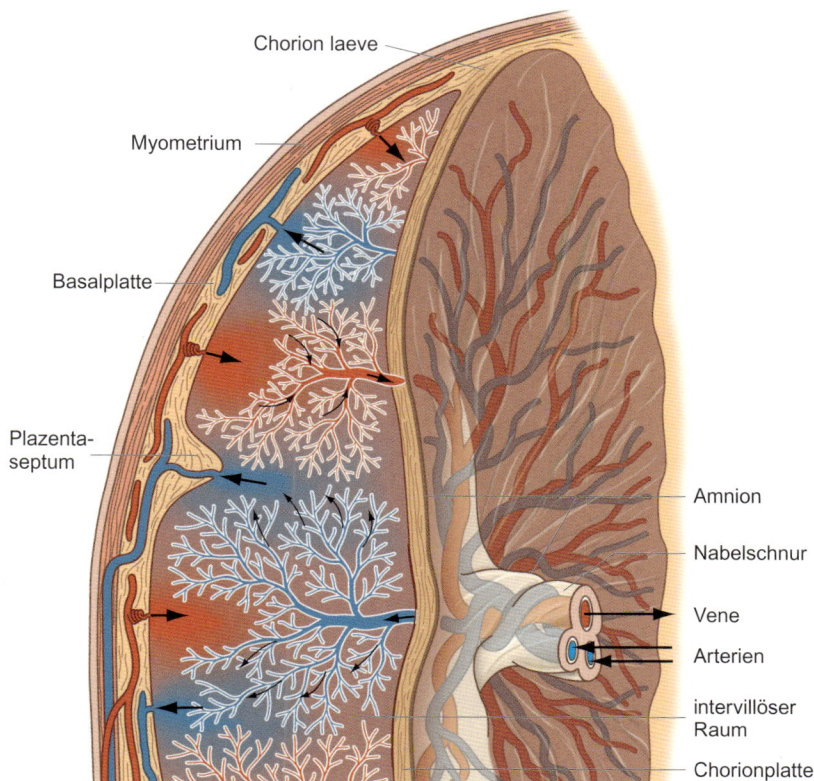

Chorion laeve

Myometrium

Basalplatte

Plazenta-
septum

Amnion

Nabelschnur

Vene

Arterien

intervillöser
Raum

Chorionplatte

Abb. 5.5 Reife menschliche Plazenta. Dargestellt ist ein Sektor des Organs mit 4 Zottenbäumen. In der Uteruswand sind mehrere mütterliche Gefäße (uteroplazentare Arterien und Venen) dargestellt. Die Pfeile im intervillösen Raum symbolisieren den mütterlichen Blutstrom. [14]

Je nach der **Anheftungsstelle** an der Vorder- oder Hinterwand des Uterus(-Fundus) spricht man von einer Vorder- bzw. Hinterwandplazenta. Erreicht sie das untere Uterinsegment, entsteht die tiefsitzende Plazenta. Unter einer teilweisen oder vollständigen Placenta praevia versteht man eine Anheftungsstelle im Bereich des inneren Muttermundes. Hier wird üblicherweise eine Schnittentbindung erforderlich.

Die Zottenoberfläche wird als synzytiokapilläre Membran bezeichnet. Sie trennt das mütterliche vom fetalen Blut. Sie stellt damit das eigentliche Ziel der Plazenta dar, an dem der Stoffaustausch stattfindet. Hierbei bestehen folgende Möglichkeiten (➤ Abb. 5.7):

- Aufgrund der Konzentrationsunterschiede kommt es zur **Diffusion** – z. B. der Gase O_2 und CO_2.
- ATP-abhängige **Carriersysteme** und Pumpen sorgen für den Austausch von Molekülen wie Glukose, Aminosäuren und Vitaminen oder Ionen wie Iodid.
- IgG wird aktiv in der Art der **Pinozytose** durch die Zellmembran geschleust.
- Schließlich findet in geringstem Umfang durch Membranporen oder Trophoblastdefekte auch eine **Diapedese** von Zellen statt.

Nabelschnur

Die Nabelschnur bildet sich aus dem sog. Haftstiel als Verbindung zwischen dem Synzytiotrophoblasten und dem Embryo.

Sie enthält **2 Nabelarterien** (Aa. umbilicales), die aus den Aa. iliacae internae des Kindes hervorgehen, und **1 Nabelvene** (V. umbilicalis), die das aufgesättigte fetale Blut zur unteren Hohlvene und damit zum Herzen des Kindes zurücktransportiert. Die Nabelschnur verbindet den kindlichen Bauchnabel mit dem fetalen Anteil der Plazenta und ist 50–60 cm lang. Neben den 3 Gefäßen verläuft hier auch der sog. **Dottergang** (Ductus omphaloentericus), aus dem sich der kindliche Darm entwickelt.

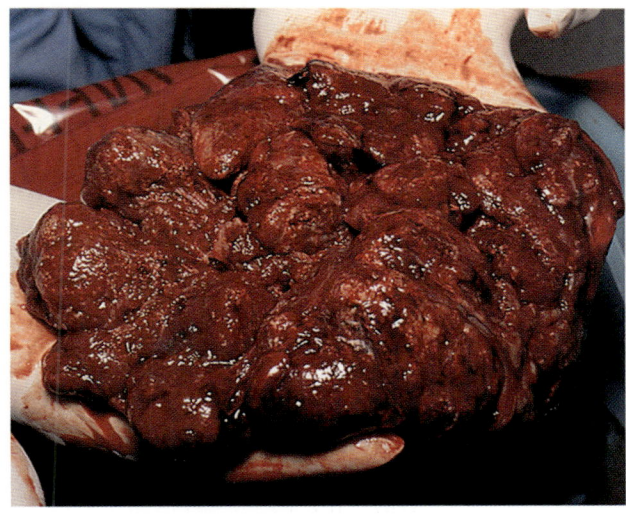

Abb. 5.6 Geborene reife Plazenta. [33]

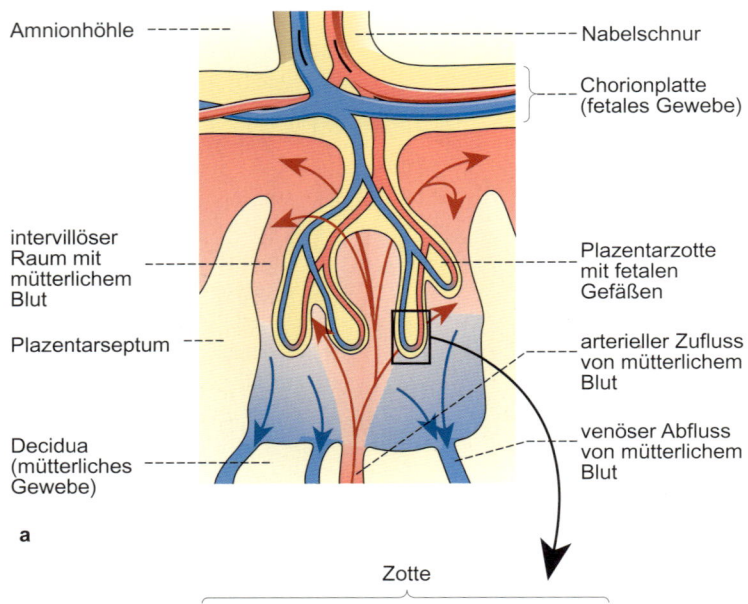

Amnionhöhle

Nabelschnur

Chorionplatte
(fetales Gewebe)

intervillöser
Raum mit
mütterlichem
Blut

Plazentarzotte
mit fetalen
Gefäßen

Plazentarseptum

arterieller Zufluss
von mütterlichem
Blut

Decidua
(mütterliches
Gewebe)

venöser Abfluss
von mütterlichem
Blut

a

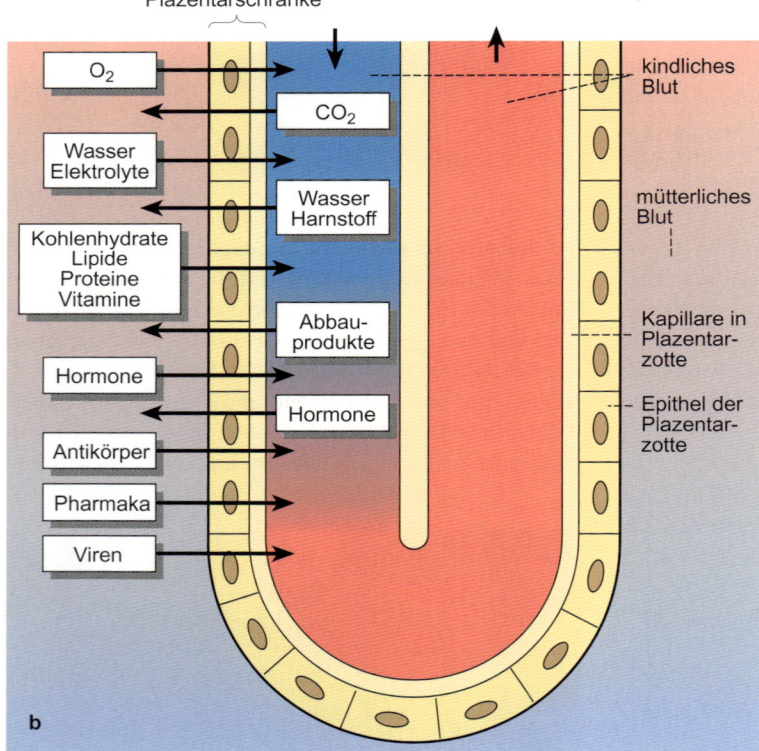

Zotte

Plazentarschranke

O_2

CO_2

kindliches
Blut

Wasser
Elektrolyte

Wasser
Harnstoff

mütterliches
Blut

Kohlenhydrate
Lipide
Proteine
Vitamine

Abbau-
produkte

Kapillare in
Plazentar-
zotte

Hormone

Hormone

Epithel der
Plazentar-
zotte

Antikörper

Pharmaka

Viren

b

Abb. 5.7 Austauschvorgänge in der Plazenta.
a Mütterlicher und kindlicher Kreislauf in der Plazenta. **b** Austauschvorgänge zwischen mütterlichem und kindlichem Blut. [31]

Der fetale Kreislauf wird im ➤ Fach Herz-Kreislauf-System besprochen.

MERKE

Die Nabelschnur enthält zwei Nabelarterien, die sauerstoffarmes Blut transportieren, und eine Nabelvene mit sauerstoffreichem Blut.

Hormonproduktion

Die Plazenta stellt auch eine **endokrine Drüse** dar, in der vor allem vom Synzytiotrophoblasten Hormone gebildet und überwiegend in den mütterlichen Kreislauf abgegeben werden (➤ Abb. 5.8). Neben Östrogenen und Progesteron entstehen u. a. HCG (humanes Choriongonadotropin) und HPL (humanes Plazentalaktogen). Die wesentliche Funktion dieser Hormone besteht in einer Stimulation von Uterus und Ovarien zur

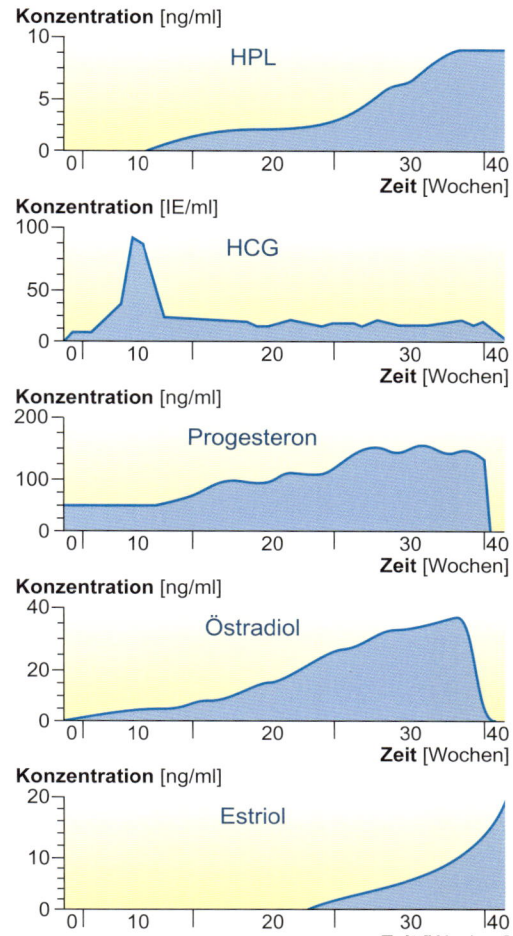

Abb. 5.8 Hormone in der Schwangerschaft. [31]

Erhaltung der Schwangerschaft und in der Vorbereitung weiterer mütterlicher Aufgaben (z. B. Wachstum der Brust):

- **HCG:** HCG entspricht mit seinen Untereinheiten weitgehend den Hormonen LH, FSH, TSH und Prolaktin. Seine Aufgabe in den ersten Schwangerschaftsmonaten besteht in einer Stabilisierung und Hormonstimulation des Corpus luteum, bis dessen Funktion von der Plazenta selbst übernommen wird (zunehmend ab der 8., vollständig ab der 20. SSW). Sein Nachweis aus Serum oder Urin dient als **Schwangerschaftstest.** Die heutigen Tests mit ihrer hohen Empfindlichkeit weisen eine Schwangerschaft bereits deutlich vor der nächsten, erwarteten Periode nach.
- **HPL:** HPL wird durch die Chorionzellen des Synzytiotrophoblasten gebildet. Es stimuliert den mütterlichen Stoffwechsel zur verstärkten Bereitstellung von Glukose und vor allem Fettsäuren sowie die Mamma zu Wachstum und, gemeinsam mit HCG, Milchbildung. Struktur und Funktion ähneln dem Wachstumshormon STH der Hypophyse.
- **Progesteron:** Das Progesteron der Plazenta löst ab dem 2. Schwangerschaftsmonat zunehmend das Corpus luteum

graviditatis ab und erhält mit seinem Serumspiegel die Schwangerschaft.

Die plazentaren Hormone entstehen größtenteils aus einer Zusammenarbeit bzw. einem Wechselspiel zwischen mütterlichen und kindlichen Faktoren. Dies bezeichnet man als **feto-maternale Einheit** (➤ Abb. 5.9). Beispielsweise bildet, zumindest in den ersten Schwangerschaftsmonaten, die Mutter in ihrer NNR (später die NNR des Kindes) die Vorläuferstadien für die plazentaren Östrogene, die dann vom Synzytiotrophoblasten in Östriol, Östron u. a. umgewandelt werden. Der ausreichend hohe Spiegel des Östriols dient dementsprechend auch als Nachweis für eine erhaltene fetomaternale Einheit beim Verdacht auf Plazentainsuffizienz. Auch der Serumspiegel des HPL kann zum Nachweis einer ausreichenden Plazentafunktion dienen.

> **MERKE**
>
> Man könnte die Plazenta, indem sie für ihre Hormonproduktion auf Vorläufermoleküle der NNR angewiesen ist, auch als unvollständige endokrine Drüse bezeichnen.

Entwicklung der Organe

Im innen liegenden Anteil der Blastozyste (= Embryoblast) werden zum Zeitpunkt der Implantation zwei Zellschichten erkennbar (➤ Abb. 5.3, ➤ Abb. 5.10):

- Aus der äußeren Zelllage, dem **Ektoderm,** entstehen später die Haut, das Nervensystem und die Sinnesorgane.
- Die innere, der Blastozystenhöhle zugewandte Zellschicht **(Entoderm)** ist die Anlage für die inneren Organe.

Um den 13. Tag p. c. herum schiebt sich, ausgehend vom embryonalen Mesenchym, zwischen diese beiden Schichten eine weitere Lage von Zellen. Dieses 3. Keimblatt wird als **Mesoderm** bezeichnet. Aus ihm entstehen Knochen, Muskeln, Bindegewebe und Gefäßsystem.

Fruchtwasser

Aus dem Ektoderm trennt sich eine Zellschicht ab, die gemeinsam mit den weiteren Zellen des Ektoderms und unter ständigem Wachstum in sich eine Höhle entstehen lässt, die **Amnionhöhle.** In diese sich um den Embryoblasten herumlegende, stetig vergrößernde Höhle wird eine klare, graue Flüssigkeit sezerniert, das **Fruchtwasser.**

Die Menge des Fruchtwassers steigert sich im Verlauf der Schwangerschaft auf 1,0–1,5 Liter. Die Erneuerungsgeschwindigkeit dieser Flüssigkeit beträgt lediglich 3 h. Auch der Fetus ist ab der 12. SSW an diesem Austausch beteiligt, indem er die Flüssigkeit trinkt und durchschnittlich 40 ml Urin/Tag an sie abgibt. Die wesentliche Funktion von Amnionhöhle und enthaltenem Fruchtwasser ist neben der Ermöglichung der einsetzenden Funktion von Verdauungstrakt und Nieren im Schutz des Kindes, z. B. gegenüber Stoßbelastungen, sowie der Ermöglichung seiner Bewegungen zu sehen.

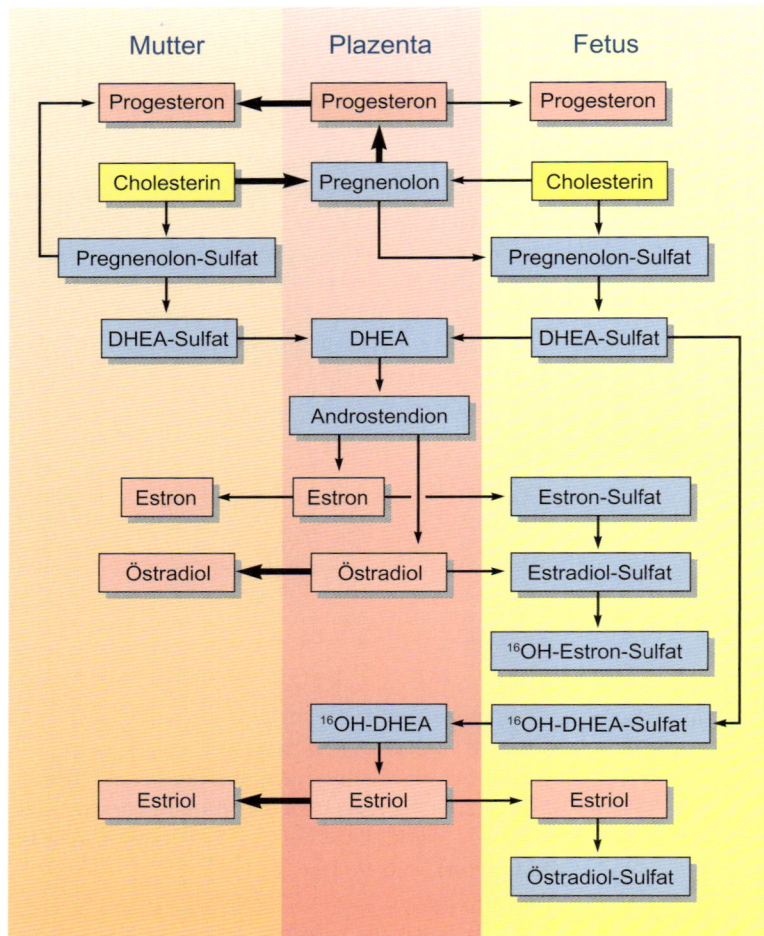

Abb. 5.9 Steroidproduktion in der fetoplazentaren Einheit; DHEA = Dehydroepiandrosteron. [31]

Dottersack und weitere Entwicklung

Ähnlich wie die Zellen des Ektoderms vermehren sich auch die Zellen des **Entoderms** und bilden in sich eine Höhle, den **Dottersack** (➤ Abb. 5.10). Aus dem Dottersack schnürt sich das Darmrohr ab, mit Ausbildung des Dottergangs (Ductus omphaloentericus) als Verbindung zwischen dem sich entwickelnden Ileum und dem Nabel.

Aus dem Dottersack entsteht etwa am 16. Tag eine weitere Ausstülpung in Richtung auf das kaudale Ende des Embryos, die als **Allantois** bezeichnet wird (➤ Abb. 5.11) und sich später teilweise zur Kloake entwickelt. Als Kloake wird der (vorübergehende) gemeinsame Endteil von Darm und Urogenital-

trakt bezeichnet. Aus den Gefäßen der Allantois gehen die Plazentagefäße hervor.

Die **Eihäute** des Embryos bestehen aus zwei Schichten, dem äußeren **Chorion** (entstanden aus dem Trophoblasten und seinen Zotten) und dem innen durch den Druck des sich vermehrenden Fruchtwassers zunehmend am Chorion anliegenden **Amnion.** Die Chorionzotten verbinden den fetalen Anteil mit der Dezidua der Mutter (➤ Abb. 5.12).

Bereits nach etwa fünf Wochen p. c. haben sich die dorsal liegende Neuralplatte mit Neuralrinne, der Kopf mit kleinem Gesichtsanteil sowie stummelförmige Gliedmaßenknospen gebildet, sodass der Embryo ab diesem Zeitpunkt als solcher erkennbar geworden ist (➤ Abb. 5.13, ➤ Abb. 5.14, ➤ Abb. 5.15). Auch das Herz beginnt – im Ultraschall gut zu beobachten – zu schlagen. Zu diesem Zeitpunkt beträgt die Körperlänge gerade einmal 1,5 cm.

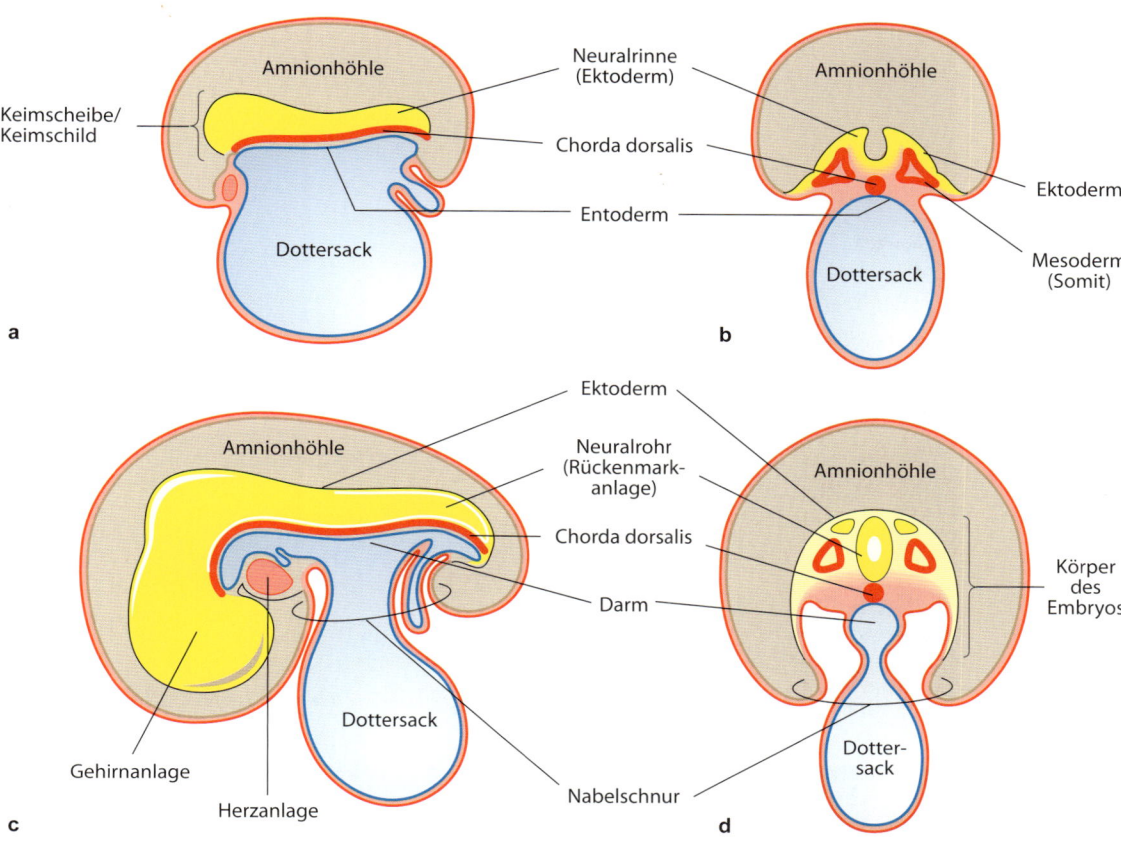

Abb. 5.10 Stadien der Embryonalentwicklung. **a, b** Längsschnitt (a) und Querschnitt (b) der scheibenförmigen Keimanlage am Ende der 3. Woche. Die 3 Keimblätter Ektoderm (gelb), Mesoderm (rot) und Entoderm (blau) sind von Dottersack und Amnionhöhle umgeben. **c, d** Längsschnitt (c) und Querschnitt (d) durch die Keimanlage nach Abfaltung vom Dottersack am Ende der 4. Woche. Die Bildung des Neuralrohrs ist abgeschlossen, der Darm entwickelt sich, die Nabelschnur entsteht. [31]

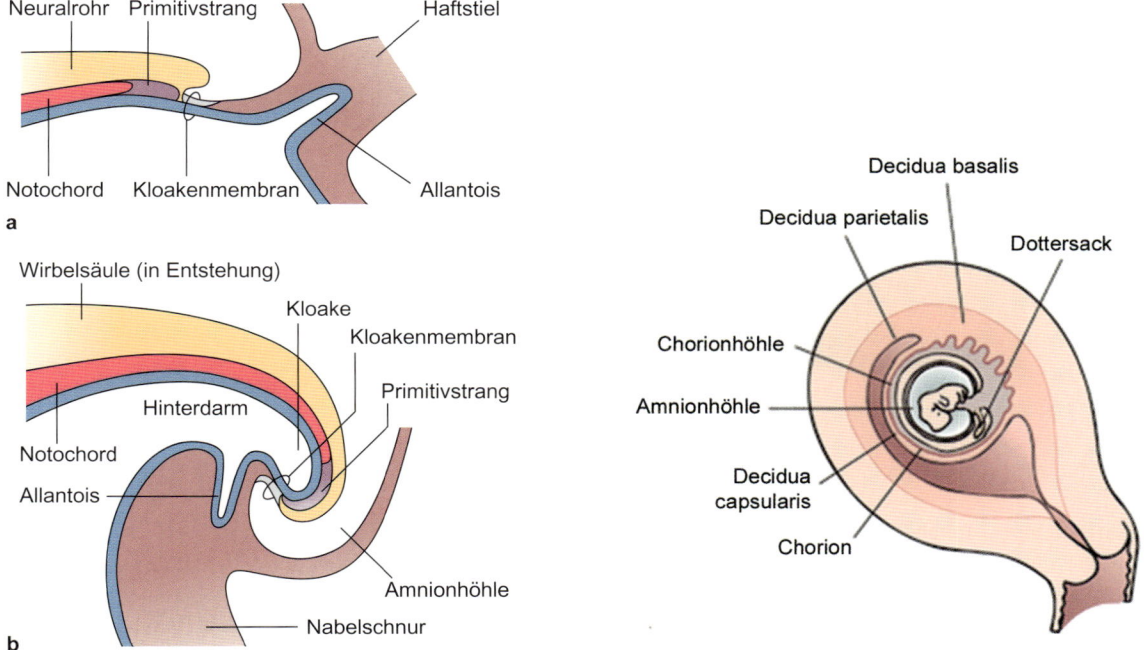

Abb. 5.11 Entwicklung der Allantois. **a** Sagittaler Schnitt durch den hinteren Teil eines Embryos am Anfang der 4. Woche. **b** Ähnlicher Schnitt am Ende der 4. Woche.

Abb. 5.12 Embryo in der 5. SSW p. c. [9]

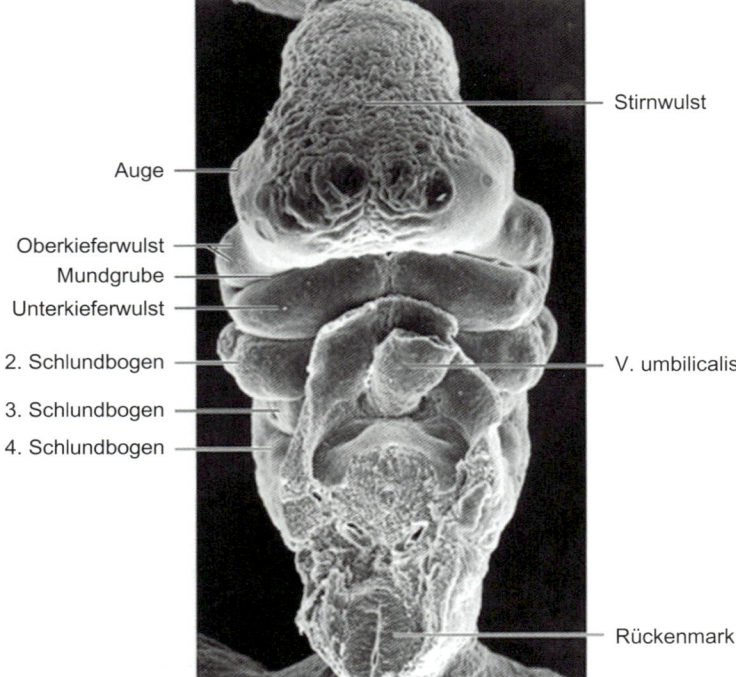

Auge

Oberkieferwulst

Mundgrube

Unterkieferwulst

2. Schlundbogen

3. Schlundbogen

4. Schlundbogen

Stirnwulst

V. umbilicalis

Rückenmark

Abb. 5.13 Embryo im Alter von 4 Wochen. [22]

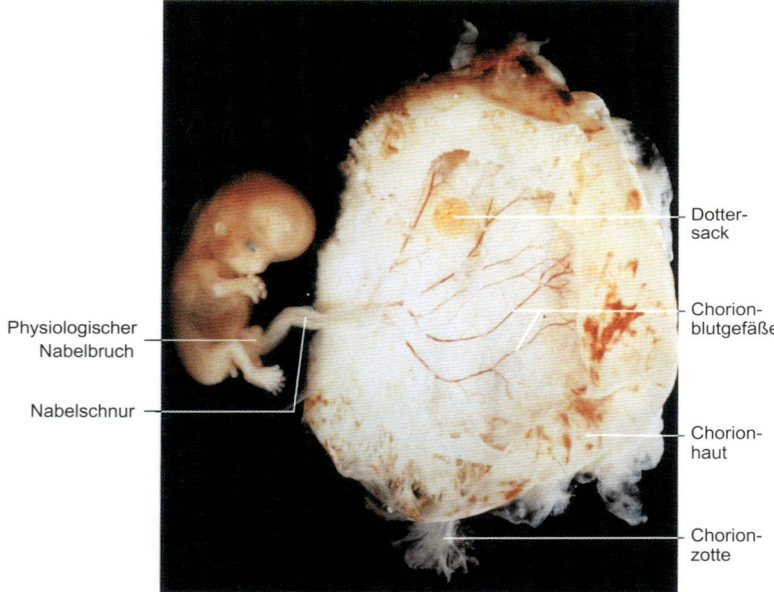

Physiologischer
Nabelbruch

Nabelschnur

Dotter-
sack

Chorion-
blutgefäße

Chorion-
haut

Chorion-
zotte

Abb. 5.14 Plazenta und Fruchtblase mit 4 cm großem Embryo (8. SSW). [22]

Mütterliche Anpassungen

Schwangerschaft und Geburt eines Kindes bedeuten einen tiefen Einschnitt im Leben einer Frau und führen zu ganz erheblichen körperlichen und psychischen Veränderungen. Im Folgenden sollen nur die wichtigsten körperlichen Folgen aufgelistet werden.

Herz-Kreislauf-System

Die gesamte **Flüssigkeitszunahme** in der Schwangerschaft beträgt bis zu 8 Liter. Hiervon entfallen immerhin 1,5 Liter auf den intravasalen Raum, sodass das zirkulierende Blutvolumen um ein Drittel ansteigt. Die unausweichliche Folge besteht in einer exzentrischen Hypertrophie beider Ventrikel. Trotz dieser gewaltigen Zunahme des intravasalen Volumens steigt der **Blutdruck** jedoch nicht, weil dieses Zusatzvolumen zum ver-

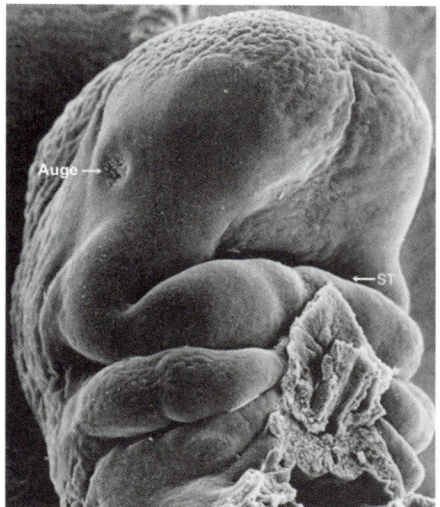

Abb. 5.15 Gehirnanlage des Neuralrohrs (4 Wochen; ST = Mundgrube). [2]

mehrten Fettgewebe, zu Gebärmutter und Plazenta strömt, sich also auf einen größeren Querschnitt verteilt. Außerdem nimmt parallel hierzu sowohl der arterielle Gefäßwiderstand (Arteriolen) als auch die Tonisierung der venösen Kapazitätsgefäße ab. Als verursachende Mediatoren vermutet man NO und das Prostazyklin der Endothelien. Dies führt dazu, dass vor allem im 2. Trimenon sowohl der systolische als auch der diastolische Blutdruck leicht abfallen, während zum Geburtstermin in etwa die Ausgangswerte erreicht werden.

Der **venöse Druck** steigt, vor allem im Einflussgebiet der V. cava inferior, deutlich an, woran überwiegend das Kind mit seiner Kompression der unteren Hohlvene beteiligt ist. Da gleichzeitig auch der onkotische Druck des Plasmas durch eine relative Abnahme des Albumins vermindert ist, lassen sich – je nach Veranlagung – Knöchelödeme und eine Varikosis an Beinen, Analkanal, Vulva und Vagina kaum vollständig vermeiden. Umso wichtiger ist es, über Kompressionsstrümpfe, vermehrtes Bewegen, das Vermeiden längeren Stehens und wiederholtes Hochlegen der Beine eine möglichst frühzeitig einsetzende Vorsorge zu treffen.

Auch das Schlafen bzw. Liegen auf dem Rücken oder auf der rechten Körperseite sollte eingeschränkt werden, weil hierdurch die Kompression der rechts der Wirbelsäule verlaufenden Hohlvene verstärkt wird. Dieses sog. **Vena-cava-Kompressionssyndrom** könnte, abgesehen von der Entstehung von Varizen und Hämorrhoiden, auch zum Blutdruckabfall bei der Schwangeren bis hin zur symptomatischen Hypotonie mit Tachykardie, Kaltschweißigkeit, Übelkeit und Bewusstseinsstörungen führen.

MERKE

Prophylaxe von Varikosis und Vena-cava-Kompressionssyndrom

- Kompressionsstrümpfe
- Vermeiden längeren Stehens
- viel Bewegung unter zwischenzeitlichem Hochlegen der Beine
- Liegen auf der linken Körperseite

Blut

- In der Folge der gesteigerten Hämatopoese, der Neubildung von mütterlichen und fetalen Geweben sowie des Blutverlusts unter der Geburt und an die Plazenta entsteht ein **Mehrbedarf an Eisen,** der in der Größenordnung von 1.000 mg liegt. Dieser Mehrbedarf kann durch die Ernährung keinesfalls vollständig ausgeglichen werden, sodass eine Eisensubstitution der Schwangeren unabdingbar ist. Leider wird im medizinischen Alltag immer noch häufig so lange damit gewartet, bis das Hb auf Werte unter 12 oder sogar 11 g/dl abgefallen ist, sodass es regelmäßig zur Mangelversorgung kommt.
- In der Folge des erhöhten Cortisolspiegels (s. u.) entsteht in der Schwangerschaft eine **Leukozytose** auf bis zu 15.000 Zellen/µl, was beim Verdacht auf (bakterielle) Infektionen zu berücksichtigen ist. Auch die BSG ist beschleunigt (s. u.).
- Die östrogenbedingt gesteigerte Bildung der Gerinnungsfaktoren führt zu einem **erhöhten Thromboserisiko** hauptsächlich im Wochenbett, dem durch frühzeitige Mobilisierung, evtl. ergänzt durch Heparin s. c., begegnet werden muss.
- Durch die hohen Cortisolspiegel sowie das HPL der Plazenta sind auch die **Glukose**-Serumspiegel erhöht – im Einzelfall bis zur diabetischen Stoffwechsellage.

Gastrointestinaltrakt

- Der erhöhte Östrogenspiegel induziert eine Proliferation der Blutgefäße u. a. im Bereich des **Zahnfleisches,** woraus Hypertrophien, eine Blutungsneigung und eventuell auch entzündliche Vorgänge (Gingivitis hypertrophicans) resultieren.
- Der erhöhte Progesteronspiegel führt zu einer Tonusminderung der glatten Muskulatur des Verdauungsschlauches mit Neigung zu **Obstipation** und **Reflux** in die Speiseröhre. Der ösophageale Reflux wird durch die zunehmende intraabdominelle Druckerhöhung weiter begünstigt. Prophylaktisch sollte der Schwangeren zu häufigeren, kleinen und fettarmen Mahlzeiten geraten werden. Die abendliche Mahlzeit sollte mehrere Stunden vor dem Schlafengehen eingenommen werden, damit der Magen trotz seiner verminderten Motilität bis dahin ganz entleert werden kann.
- Auch die Gallenblase ist von der progesteroninduzierten Motilitätsminderung betroffen, in deren Folge eine **längere Verweildauer der Gallenflüssigkeit** und unvollständige Entleerungen resultieren. Die Stase begünstigt die Entstehung von Gallensteinen (➤ Fach Verdauungssystem).
- In der Leber entstehen östrogenbedingt größere Mengen an hormonbindenden Globulinen und Gerinnungsfaktoren. Da gleichzeitig die Albuminmenge in Relation zur intravasalen Flüssigkeitsmenge abnimmt, kommt es zu einer **beschleu-**

nigten BSG. Deren Bestimmung, z. B. zur Infektdiagnostik, lässt also in der Schwangerschaft keine eindeutigen Aussagen zu.

Endokrines System (➤ Abb. 5.16)

- Der **Hypophysenvorderlappen** (HVL) kann sich wegen der Zunahme der prolaktinbildenden Zellen auf das dreifache Volumen vergrößern – vor allem, weil der Prolaktinspiegel des Serums bis zum Ende der Schwangerschaft kontinuierlich ansteigt, um Wachstum und Differenzierung von Drüsengewebe und Milchgängen zu ermöglichen. Die Steigerung der Durchblutung kann mit der Volumenzunahme nicht ganz Schritt halten, sodass der HVL bei einer zusätzlichen Minderdurchblutung gefährdet ist. Ein großer Blutverlust im Rahmen der Geburt führt deshalb gerade an der Hypophyse besonders leicht zum Infarkt. Dies wird als **Sheehan-Syndrom** bezeichnet. Die Erhöhung der Serumspiegel an den Hormonen ACTH, TSH und STH resultieren dagegen nicht aus einer Mehrproduktion in der Hypophyse, sondern entstammen der Plazenta.

- Das **Corpus luteum graviditatis** vergrößert sich etwa bis zur 8. SSW. Danach werden Östrogene und Progesteron zunehmend von der Plazenta gebildet, sodass sich die Ovarien verkleinern und in einen „Ruhezustand" übergehen.

- Aus der östrogenbedingten Steigerung des thyroxinbindenden Globulins (TBG) resultiert eine **Stimulation der Schilddrüse** mit erhöhten T_3/T_4-Spiegeln, wobei der freie, wirksame Anteil der Hormone unverändert bleibt. Zusätzlich ist der Iodidbedarf auch deshalb von den üblichen 100–200 µg Tagesbedarf auf 200–300 µg erhöht, weil die renalen Verluste in der Schwangerschaft größer sind und ganz besonders natürlich deswegen, weil der Fetus etwa ab der 10. SSW dringend ausreichende Mengen an Iodid für die Funktion seiner eigenen Schilddrüse benötigt. Eine Substitution der Schwangeren mit Iodid ist also unabdingbar (200–300 µg/Tag).

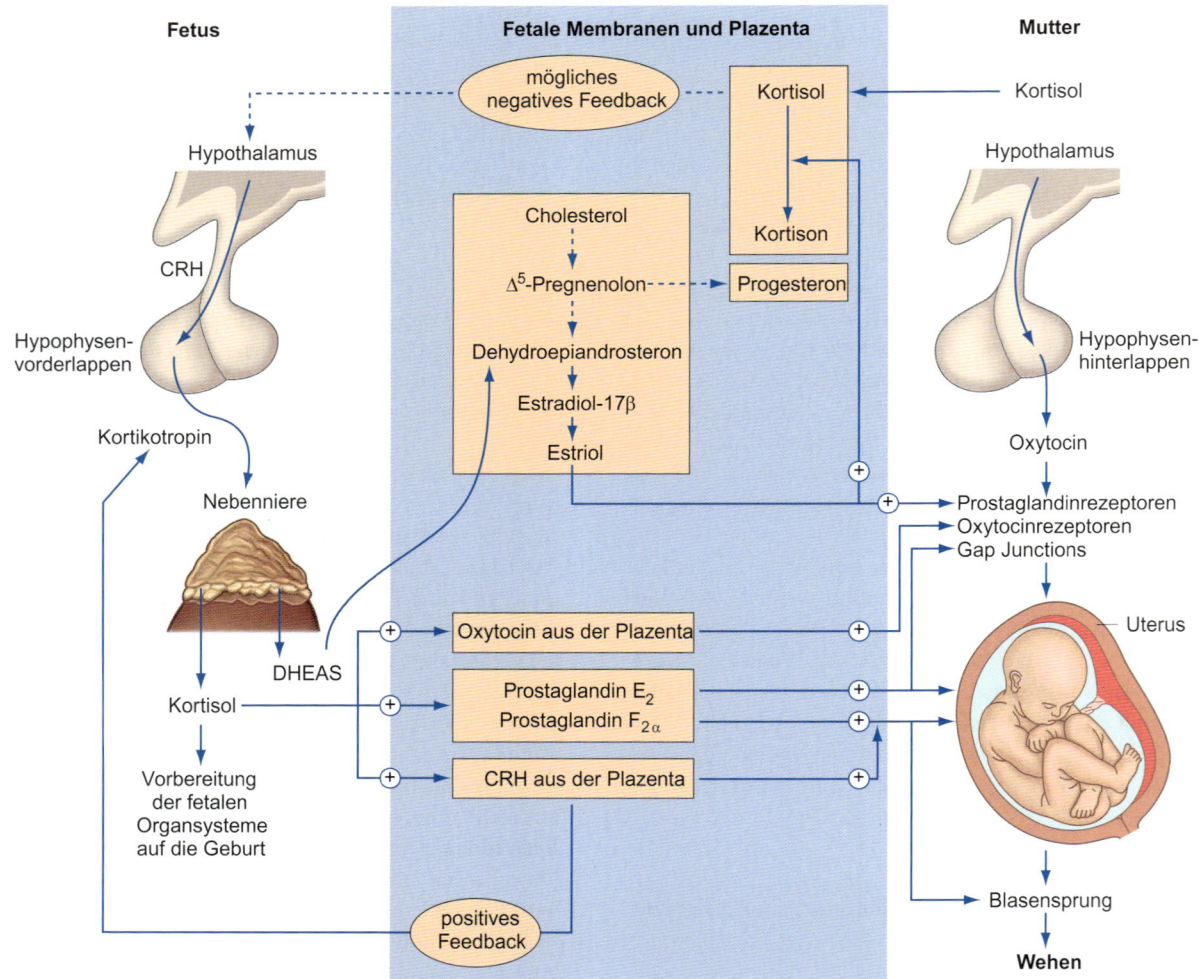

Abb. 5.16 Hormonelle Vorbereitung der Geburt. [14]

Die Plazenta ist für das mütterliche T_3/T_4 und TSH weitgehend undurchlässig. Dagegen findet hinsichtlich Iodid sogar eine aktive Anreicherung statt.

- In der Nebennierenrinde (NNR) der Schwangeren entsteht eine **Hyperplasie** mit der Produktion vermehrter Cortisolmengen auf das 2- bis 3-Fache des üblichen Serumspiegels. Auch der Aldosteron-Serumspiegel ist deutlich erhöht, indem Aldosteron wesentlich an der Ausbildung und dem Erhalt der Hypervolämie der Schwangeren beteiligt ist.

Genitale

Das **Gewebe von Vulva und Vagina** ist, vor allem durch die Östrogenwirkung, aufgelockert. Die Mehrdurchblutung führt zu einer lividen Verfärbung, die in der Spekulumeinstellung nach ausgebliebener Periode auch als Hinweis auf die eingetretene Schwangerschaft gewertet werden kann. Der hohe Östrogenspiegel führt in der Vagina zu einer Sekretvermehrung, die als Ausfluss auch subjektiv bemerkt wird. Stets beteiligt ist hieran allerdings die regelhaft feststellbare Zunahme einer vorbestehenden vaginalen Candidose.

Die Muskulatur der **Gebärmutter** wiegt zum Ende der Schwangerschaft, bedingt durch eine Hypertrophie der vorhandenen Muskelzellen, 1.000–1.500 g. Die aus der Funktionalis des Endometriums entstehende Dezidua erreicht zum Ende des 1. Trimenons mit 7 mm ihre größte Dicke.

Haut

- Eine – wahrscheinlich parallel zur gesteigerten ACTH-Sekretion erfolgende – Mehrproduktion von MSH führt zur **Hyperpigmentation.** Beteiligt ist hierbei auch eine direkte Stimulation der Melanozyten durch die Östrogene und Gestagene. Besonders betroffen von der verstärkten Pigmentation sind Hautareale, die der Sonne ausgesetzt werden sowie solche, die schon von Natur aus dunkler pigmentiert sind wie Brustwarzen mit Warzenhof (➤ Abb. 5.17), Genitale, Perianalregion oder auch vorhandene Pigmentnävi. Zusätzlich entsteht eine verstärkte Pigmentierung häufig im Bereich der Linea alba (sog. Linea fusca) oder im Gesicht (sog. Chloasma uterinum). Die Rückbildung erfolgt weitgehend vollständig in den Wochen nach der Geburt.
- Die östrogenbedingte **Gefäßerweiterung** führt an den Hautgefäßen zu Veränderungen, die ansonsten als Hinweis auf eine Leberzirrhose gelten können. Es entstehen Palmarerytheme oder Spider naevi. Auch diese Veränderungen bilden sich weitgehend wieder zurück.
- Die **Schwangerschaftsstreifen** (Striae gravidarum, Striae distensae, ➤ Abb. 5.18) entstehen in der zweiten Schwangerschaftshälfte. Die Entstehung dieser rötlich gefärbten Streifen an Bauch, Brüsten und Hüfte wird die hohen Cortisolspiegel der Schwangerschaft begünstigt, ist aber überwiegend als mechanische Schädigung des Lederhautgewebes durch die Überdehnung anzusehen. Obwohl hier an-

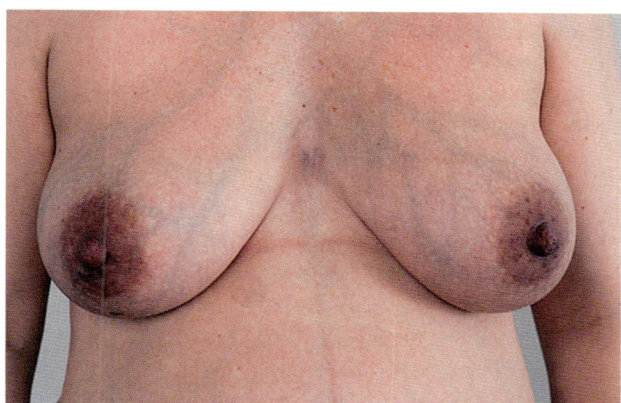

Abb. 5.17 Hyperpigmentation der Brust in der Schwangerschaft. [37]

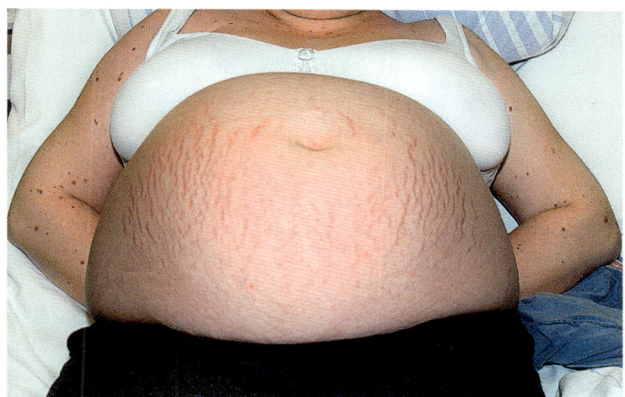

Abb. 5.18 Striae gravidarum. [14]

lagebedingt erhebliche Unterschiede bestehen, kann diesen Streifen, die sich nach der Gravidität nicht mehr zurückbilden, durch konsequent durchgeführte Massagen mit passenden Salben und Lotionen (z. B. Striasan®) sehr effizient vorgebeugt werden.

Ernährung

Vitamine und Spurenelemente
Ergänzt werden sollte die immer notwendige Eisensubstitution der Schwangeren durch **Folsäure,** deren Bedarf ebenfalls erheblich gesteigert ist – von 0,4 mg auf 0,6 mg/Tag. Dies gilt bereits für die Frühschwangerschaft, in der die Bildung des Neuralrohrs und weitere Reifung des Nervengewebes ausreichender Spiegel bedarf.

Derselbe Zusatzbedarf gilt letztendlich für **alle Vitamine,** für **Kalzium** (1,5–2 g/Tag), **Magnesium** (450 mg/Tag), Zink und weitere Mineralien und Spurenelemente. Vorsicht ist bei der Zufuhr von **Vitamin A** angezeigt. Sowohl ein Mangel als auch ein Zuviel führen zu Schäden beim Kind. Idealerweise wird hier gar nicht medikamentös substituiert, sondern der Bedarf über die Karotinoide aus roten, gelben und grünen Gemüsen gedeckt.

Grundnahrungsstoffe und Ballaststoffe

Im Gegensatz zum erhöhten Bedarf an zahlreichen Vitaminen, Mineralien und Spurenelementen braucht die **relative Zusammensetzung** der drei Grundnahrungsstoffe nicht verändert zu werden. Es gelten also prinzipiell auch für die Schwangerschaft die üblichen Empfehlungen der DGE von 55–60 % Kohlenhydrate (ca. 300 g/Tag), 25–30 % Fette und 10–15 % Eiweiß. Allerdings gibt es auch Empfehlungen, nach denen der relative Eiweißanteil auf Kosten des Fettanteils erhöht werden sollte (jeweils ca. 80 g/Tag), was man sicherlich unterstreichen kann.

Hinsichtlich der **Fette** ist zu beachten, dass hier nicht nur wie üblich Wert auf einen überwiegenden Anteil an ungesättigten (pflanzlichen) Fettsäuren gelegt werden sollte, sondern zusätzlich auch auf Omega-3-Fettsäuren aus Fischölen oder zumindest aus geeigneten Nüssen oder Ölen mit hohem Gehalt an α-Linolensäure. Omega-3-Fettsäuren sind ganz besonders notwendig zur regelrechten Reifung des kindlichen Gehirns.

Der **Ballaststoffanteil** kann von den üblichen 30 g/Tag ganz nach Bedarf gesteigert werden. Als Abführmittel sollte man natürliche Laxanzien wie Lactulose oder Quellmittel bevorzugen und pflanzliche Drogen (Sennesblätter, Faulbaumrinde usw.) meiden.

Kalorien

Die Menge an insgesamt zugeführten Kalorien ist abhängig von der körperlichen Tätigkeit der Schwangeren. Wenn man davon ausgeht, dass außerhalb der Schwangerschaft für den täglichen Bedarf der Frau etwa 1.500–2.000 Kilokalorien zu veranschlagen sind, erhöht sich dieser Bedarf bis zur 26 SSW. nur mäßig auf etwa 2.200 kcal/Tag und bis zum Ende der Schwangerschaft auf ca. 2.500 kcal.

> **EXKURS**
>
> **Stillzeit**
>
> Die Ernährungsempfehlungen hinsichtlich Zusammensetzung der Grundnahrungsmittel und Substitution essentieller Nahrungsfaktoren einschließlich Magnesium, Kalzium und Iodid und bis hin zur ausreichenden Zufuhr der Omega-3-Fettsäuren gelten auch für die nachfolgende Stillzeit. Der Kalorienbedarf ist hier gegenüber der Schwangerschaft selbst sogar nochmals in geringem Umfang gesteigert (auf bis zu 3.000 kcal/Tag).

Medikamente

Die Mehrzahl an Medikamenten ist prinzipiell plazentagängig und tritt auch in die Muttermilch über. Grundsätzlich liegen hinsichtlich einer Reihe für die Gesundheit der Mutter eventuell erforderlicher Medikamente wie z. B. Penicillin, Ibuprofen oder sogar einzelne Antiepileptika genügend Daten vor, die eine unproblematische Anwendung gestatten. Dies muss sich selbstverständlich auf ein notwendiges Minimum beschränken. Dies gilt auch für pflanzliche Zubereitungen, die keinesfalls immer als harmlos gelten können. Laxanzien wie u. a. Sennesblätter sind sogar kontraindiziert.

> **ACHTUNG**
>
> ASS ist zum Ende der Schwangerschaft hin kontraindiziert, weil es Blutungen verstärkt und die Synthese der zur Offenhaltung des kindlichen Ductus Botalli so wichtigen mütterlichen Prostaglandine vermindert.

5.2 Schwangerenvorsorge

Hier soll nicht über die heute üblichen apparativen Methoden wie Ultraschall, Kardiotokographie (CTG), Amniozentese, Fetoskopie usw. berichtet werden. Es werden im Folgenden lediglich die in jeder Praxis durchführbaren Untersuchungs- und Vorsorgemaßnahmen aufgelistet. Allerdings ist eine verantwortliche Betreuung einer Schwangeren ohne sonographische Kontrollen heute nicht mehr vorstellbar und auch nicht mehr erlaubt. Beispielsweise sehen die Mutterschaftsrichtlinien drei Ultraschalluntersuchungen vor.

Der zeitliche Abstand der Untersuchungen bei einer ungestörten Schwangerschaft beträgt bis zur 28. SSW 4 Wochen, danach 2 Wochen.

> **HINWEIS PRÜFUNG**
>
> Es ist zu beachten, dass der Heilpraktiker in rechtlicher Hinsicht die Schwangere betreuen oder mitbetreuen darf. Dagegen darf er, abgesehen von Notfällen, nach dem Hebammengesetz **keine Geburtshilfe** leisten. Der Zeitraum des Behandlungsverbotes beginnt mit der ersten Wehe und endet nach dem Wochenbett mit dem Abklingen des Wochenflusses (Lochien) – etwa 6 Wochen nach der Entbindung.

Erstuntersuchung

Neben einer umfassenden Anamnese, die auch Medikamente, eine Familienanamnese und den Verlauf früherer Schwangerschaften mit einschließt, sowie der sorgfältigen gynäkologischen Untersuchung ist auch eine **Ganzkörperuntersuchung** durchzuführen.

- Blutdruckmessung, Bestimmung des Körpergewichts, Urinstatus und Blutentnahme sind selbstverständlich. Aus dem **Blut** wird neben Blutbild, Glukose, Nierenstatus und weiteren Parametern wie TSH oder Ferritin auch die Blutgruppe (AB0 und Rhesusfaktor) bestimmt.
- Die obligatorische Untersuchung der **Serumantikörper** umfasst Lues, Röteln, Hepatitis B und HIV, Letzteres aber nur, wenn die Schwangere dies wünscht. Empfehlenswert, wenn auch nicht vorgeschrieben, ist die Suche nach Toxoplasmose-Antikörpern.
- Obligatorisch ist weiterhin ein allgemeiner **Antikörpersuchtest,** mit dem irreguläre Antikörper gegen Blutgruppen, die für einen späteren Morbus haemolyticus neonatorum verantwortlich werden könnten, erfasst werden.

Abschließend erfolgt eine **ausführliche Beratung** über eventuelle Risiken, Genussmittel, Medikamente, sportliche Aktivitäten, Reisen und Ernährung. Dass Nikotin und Alkohol das Kind gefährden, ist heute allgemein bekannt. Kaffee und Tee sind in Maßen erlaubt. Urlaubsreisen sind am ehesten im mittleren Trimenon möglich. Schwimmen und entsprechende nicht allzu sehr belastende Sportarten sind erlaubt und sinnvoll.

Berechnung des Geburtstermins

Die Schwangerschaftsdauer beträgt durchschnittlich 266 Tage p. c. Dies sind 38 Wochen. Üblicherweise definiert man aber die sog. **Tragzeit,** also den Zeitraum vom 1. Tag der letzten Periode bis zur Geburt, als Schwangerschaftsdauer. Dann sind es 280 Tage = **40 Wochen** = 10 Monate (sog. Lunarmonate á 4 Wochen). Nur wenigen Schwangeren ist der genaue **Konzeptionstermin bekannt.** Kann der von der Schwangeren angegebene Termin durch einen konstanten Zyklus und frühzeitige Ultraschalluntersuchungen gesichert werden, wird der Geburtstermin folgendermaßen berechnet:

MERKE

Geburtstermin = Konzeptionstermin − 3 Monate − 7 Tage + 1 Jahr

In allen anderen Fällen wird nach der sog. **Naegele-Regel** berechnet, bei der der erste Tag der letzten Menstruation die Basis bildet, wobei von einer Ovulation am 13. oder 14. Zyklustag ausgegangen wird:

MERKE

Naegele-Regel

Geburtstermin = 1. Tag der Menses − 3 Monate + 7 Tage + 1 Jahr

Bei einem Zyklus, der von 28 Tagen abweicht, muss um die Zahl dieser Tage **korrigiert** werden. Beispielsweise findet die Ovulation eines 30-Tage-Zyklus erst am 15. oder 16. Tag statt, sodass die Schwangerschaft 2 Tage später eingetreten ist und entsprechend länger dauern sollte. Anstatt 7 Tage müssen hier also 9 Tage dazuaddiert werden.

Bei unregelmäßigen Zyklen entstehen natürlich Unsicherheiten. Ebenso werden besonders kurze Monate (Februar) oder aufeinanderfolgende lange Monate (Juli, August) bei der Naegele-Regel nicht berücksichtigt, sodass es auch von daher zu Abweichungen zwischen errechnetem und tatsächlichem Geburtstermin kommen muss.

EXKURS

Es sind Drehscheiben und weitere Hilfsmittel im Handel erhältlich, auf denen ohne lange Berechnungen sowohl der Geburtstermin als auch der reguläre Schwangerschaftsfortschritt abgelesen werden können.

Frühgeburt und Übertragung

Bei einer Geburt vor der vollendeten 37. SSW p. m. (post menstruationem) spricht man von einer **Frühgeburt.** Ihre Häufigkeit liegt in Deutschland bei 5 %. Die **Übertragung** ist mit einer Schwangerschaftsdauer von > 42 Wochen, also einer Verzögerung um mehr als zwei Wochen, definiert. Feinere Unterscheidungen, z. B. in eine „echte" und eine „relative" Übertragung, sind nicht von allzugroßer Bedeutung.

Gewichtszunahme

Die gesamte Gewichtszunahme beträgt bis zum Ende der Schwangerschaft **11–12 kg** (➤ Abb. 5.19), mit erheblichen

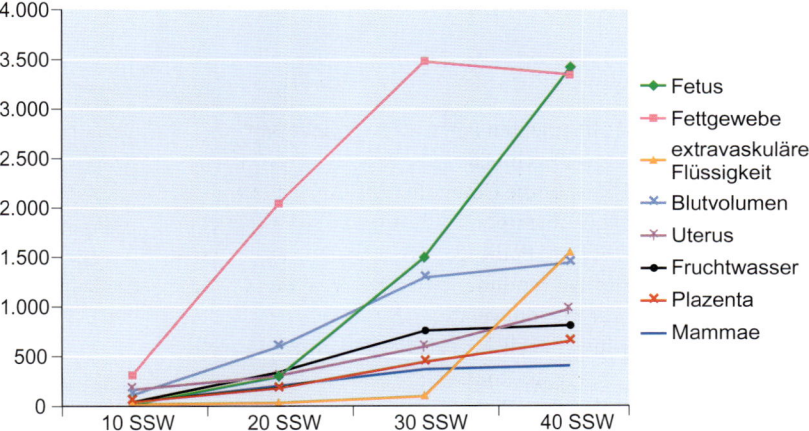

Abb. 5.19 Anteilige Gewichtszunahme in der Schwangerschaft. [14]

Abweichungen nach beiden Seiten. Dabei ist regelmäßig zu beobachten, dass sehr schlanke Frauen überproportional an Gewicht zulegen, während adipöse Frauen eher unter dem Mittelwert liegen.

- Annähernd ein Drittel der Gewichtszunahme entfällt auf das Kind,
- ein weiteres Drittel auf Fett- und Flüssigkeitseinlagerungen der Mutter,
- das letzte Drittel verteilt sich auf die Hypervolämie (11 %), Fruchtwasser (1 kg), Plazenta und Wachstum von Uterus und Brustdrüsen.

Impfungen in der Schwangerschaft

Hier gilt eine einfache Regel:
- **Lebendimpfungen,** also Impfstoffe aus vermehrungsfähigen Keimen, sind **grundsätzlich kontraindiziert!**
- Alle **Impfungen ohne vermehrungsfähige Keime,** also Totimpfstoffe, Toxoidimpfstoffe oder azelluläre Impfstoffe, sind in der Schwangerschaft problemlos möglich.

Selbstverständlich sollte man, wenn immer vorhersehbar, notwendige Impfungen vor Eintritt der Schwangerschaft durchführen. Falls aber unvorhergesehene Impfungen, z. B. wegen

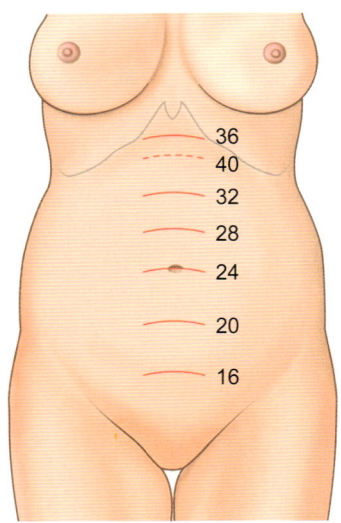

Abb. 5.20 Fundusstand [14]

eines Auslandsaufenthalts, notwendig werden, so gilt die obige Regel.

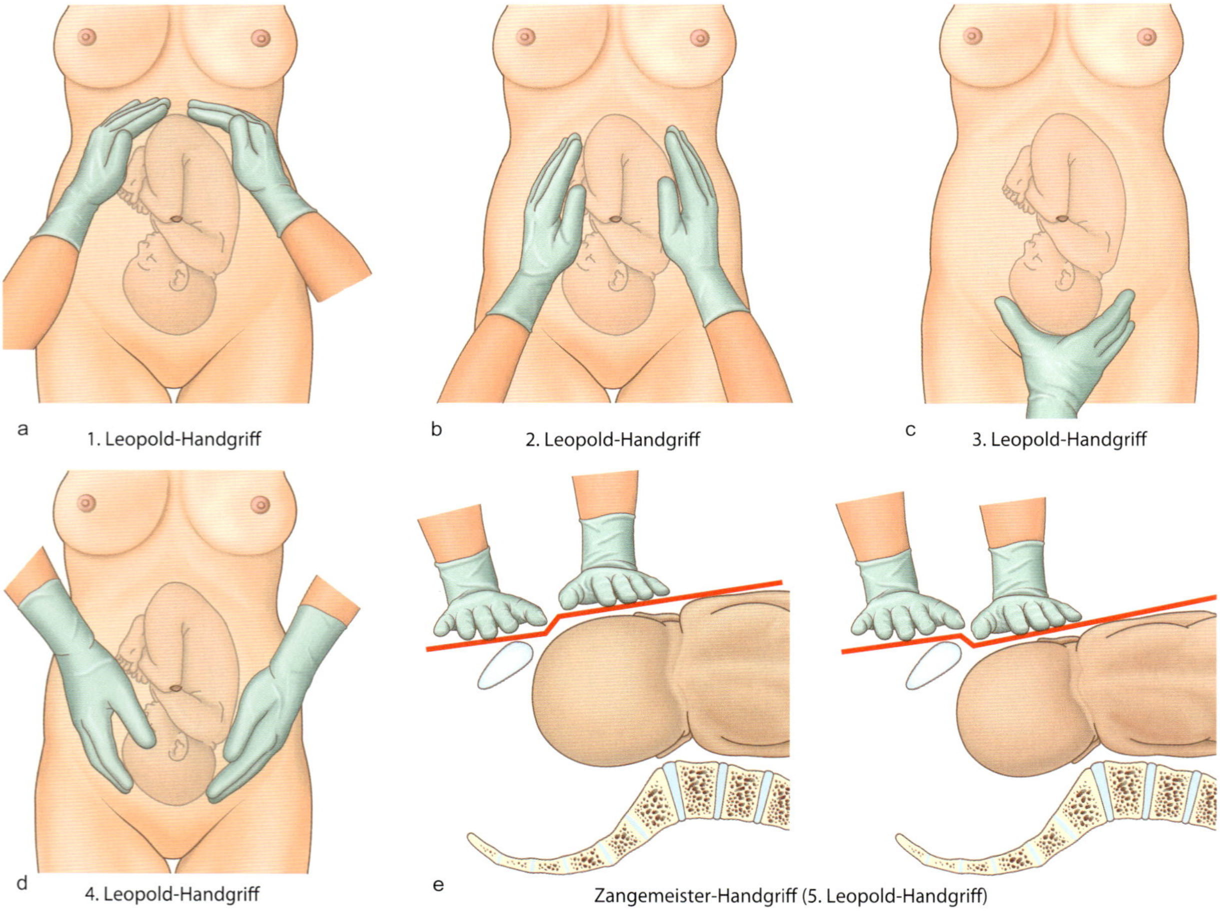

a   1. Leopold-Handgriff

b   2. Leopold-Handgriff

c   3. Leopold-Handgriff

d   4. Leopold-Handgriff

e   Zangemeister-Handgriff (5. Leopold-Handgriff)

Abb. 5.21 Leopold-Handgriffe (Schema). [14]

Gewichtszunahme und Bewegungen des Kindes

- Das **Gewicht des Feten** liegt in der 26. SSW bei durchschnittlich 1.000 g. Um die 32. SSW werden 2.000 g erreicht, und etwa in der 37. SSW 3.000 g.
- Das **Geburtsgewicht** hat sich in den vergangenen Jahrzehnten zunehmend nach oben verschoben und liegt heute im Durchschnitt bei 3.600 g (2.500 g–4.500 g).
- Die ersten **Kindsbewegungen** verspüren Erstgebärende mit großer Zuverlässigkeit in der 20. SSW, Multiparae bereits 2–3 Wochen früher.

Fundusstand

Der Oberrand der Gebärmutter (Fundus uteri) erreicht im Verlauf der Schwangerschaft sehr typische Höhenlokalisationen (➤ Tab. 5.1, ➤ Abb. 5.20), die ein gutes Maß für ein normgerechtes Wachstum des Feten darstellen. Der Fundusstand wird palpatorisch und unter Verwendung beider, flach unter nachfolgendem Druck in die Tiefe auf das Abdomen der Schwangeren aufgelegten Hände mit dem sog. **1. Leopold-Handgriff** definiert.

Die weiteren Leopold-Handgriffe (➤ Abb. 5.21, ➤ Abb. 5.22) dienen den Vorsorgeuntersuchungen im letzten Trimenon:

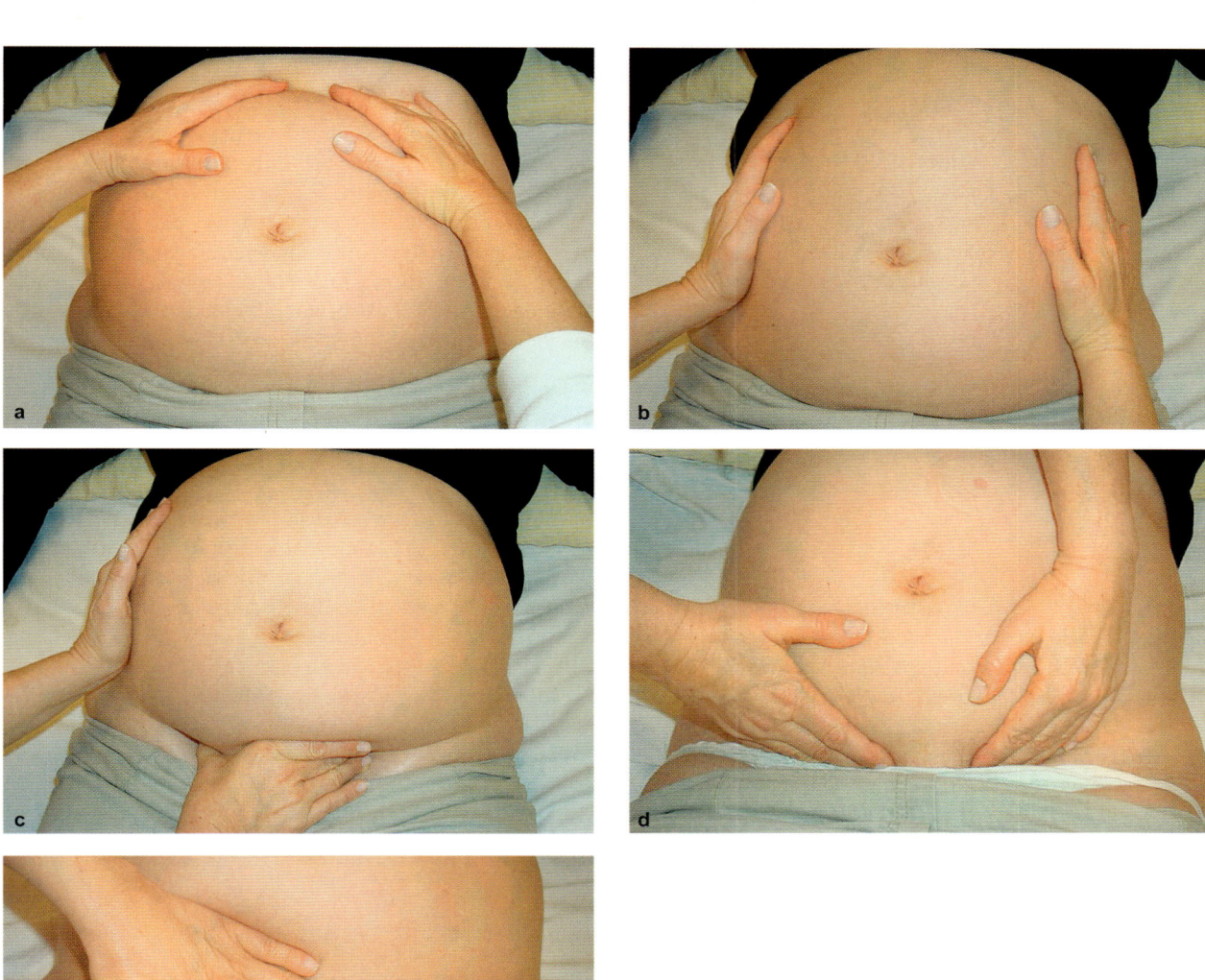

Abb. 5.22 Leopold-Handgriffe. [14]

- Beim **2. Leopold-Handgriff** werden die Hände seitlich auf den Uterus gelegt. Während die eine Hand ruhig gehalten wird, versucht die andere, die Rücken- oder Bauchseite des Kindes – bzw. bei einer Querlage sein Köpfchen – zu tasten. Dieser Griff dient also dazu, die **aktuelle Lage** des Kindes zu erkennen.
- Beim **3. Leopold-Handgriff** tastet eine Hand, mit abgespreiztem Daumen, direkt oberhalb der Symphyse den untersten Teil des Kindes. Das Köpfchen ist härter und lässt sich bewegen (Ballottement), während der Steiß weicher, aber auch unbeweglicher ist.
- Mit dem **4. Leopold-Handgriff** wird der vorangehende Teil des Kindes in Bezug zum Beckeneingang und dessen Größe beurteilt.
- Der 5. Leopold-Handgriff (= **Zangemeister-Handgriff**) setzt den vorangehenden Teil, im Allgemeinen das Köpfchen, in Bezug zur Symphyse.

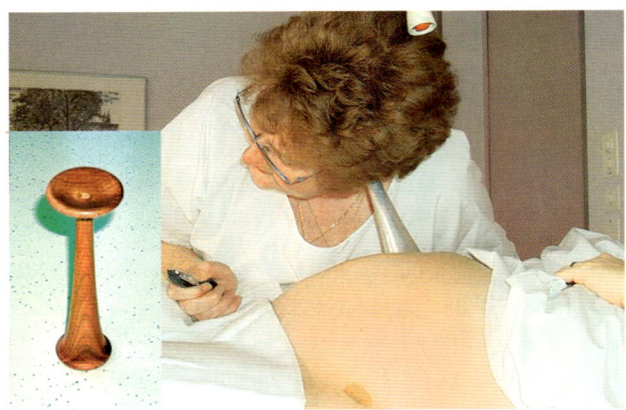

Abb. 5.23 Pinard-Hörrohr [14]

Tab. 5.1 Fundusstand im Verlauf der Schwangerschaft.

Schwanger-schaftswoche	Fundusstand
12. SSW	**Symphysenoberkante**
16. SSW	3 Querfinger oberhalb der Symphyse
20. SSW	3 Querfinger unterhalb des Nabels
24. SSW	**in Nabelhöhe**
28. SSW	3 Querfinger oberhalb des Nabels
32. SSW	in der Mitte zwischen Nabel und Xiphoid
36. SSW	**am Rippenbogen**
40. SSW	1–2 Querfinger unter dem Rippenbogen

Kindliche Herztöne

Etwa ab dem 6.–7. Schwangerschaftsmonat können die kindlichen Herztöne durch die Bauchdecke hindurch gehört und beurteilt werden. Dies kann mithilfe eines Mikrophons (Phonokardiographie) oder der Kardiotokographie erfolgen, die auch der Überwachung der Wehentätigkeit unter der Geburt dient. Es ist aber auch recht zuverlässig mit einem einfachen Hörrohr möglich, das auf den Bauch der Schwangeren aufgesetzt und eingedrückt wird (➤ Abb. 5.23). Zuvor sollte man sich von der aktuellen Lage des Kindes überzeugt haben, damit man für die Suche nach der oberen Rückenpartie nicht zu viel Zeit verliert. Die normale Frequenz liegt bei 120–140 Schlägen/min.

Weitere Untersuchungstechniken wie die **Amniozentese** oder **Fetalblutanalyse** sind besonderen Fragestellungen vorbehalten. So dient z. B. die fetale Blutgasanalyse, nach erfolgtem Blasensprung, der Überwachung des kindlichen O_2 und CO_2, um Störungen rechtzeitig zu erkennen (➤ Abb. 5.24).

5.3 Komplikationen in der Schwangerschaft

Erkrankungen wie eine arterielle Hypertonie oder ein Diabetes mellitus können sich in der Schwangerschaft verschlimmern oder auch erstmals während einer Schwangerschaft in Erscheinung treten. Schwangerschaftserkrankungen im eigentlichen Sinn sind jedoch Erkrankungen, die nur im Zusammenhang mit einer Schwangerschaft beobachtet werden. Sie werden als Gestosen (Gestation = Schwangerschaft) bezeichnet. Hier lassen sich vor allem zwei Formen unterscheiden, die als Frühgestose und als Spätgestose bezeichnet werden. Die Spätgestose heißt heute überwiegend EPH-Gestose oder Präeklampsie.

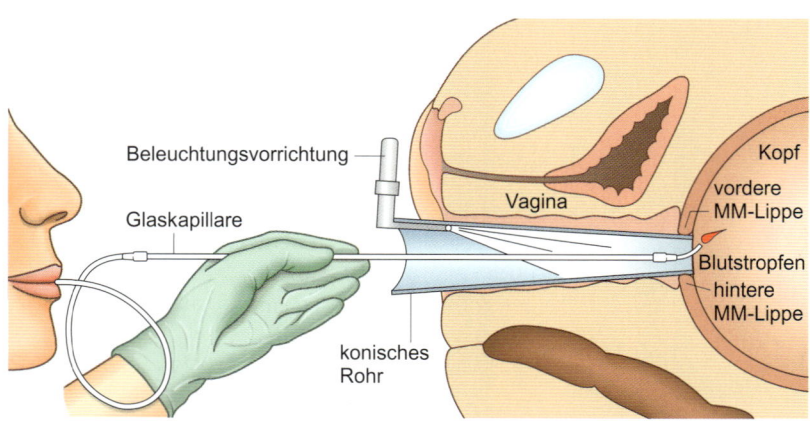

Abb. 5.24 Fetalblutanalyse. Bei suspektem CTG wird eine Blutprobe aus dem Kopf des Kindes (Skalpblut) entnommen und der pH-Wert untersucht. [14]

5.3.1 Frühgestose

Mit diesem Begriff werden Übelkeit und Erbrechen (Emesis bzw. sogar Hyperemesis gravidarum) bezeichnet, die in mehr oder weniger deutlichem Umfang nahezu jede Schwangerschaft begleiten.

Ursachen

Die eigentliche Ursache ist nach wie vor unbekannt. Man vermutet einen Zusammenhang mit den hormonellen Veränderungen nebst den Anpassungsvorgängen des mütterlichen Organismus. Obwohl man bisher keinen konstanten Zusammenhang mit erhöhten HCG-Spiegeln gefunden hat, findet man die Emesis gravidarum verstärkt bei Mehrlingsschwangerschaften oder anderweitig erhöhten HCG-Serumspiegeln.

Symptomatik

Übelkeit und Erbrechen können zu allen Tageszeiten beobachtet werden, sind jedoch besonders häufig in den Morgenstunden. Im Allgemeinen klingen sie spätestens bis zur 14. SSW wieder ab.

Therapie

Therapeutisch wird ein **Aufteilen der Nahrung** auf mehrere kleine Mahlzeiten empfohlen, unter Vermeidung schwerer, fettreicher Nahrung. Ein (leichtes) Frühstück sollte im Bett, also noch vor dem Aufstehen, eingenommen werden. Als **Medikamente** werden Antihistaminika (z. B. Vomex®), die neben ihrer Hauptwirkung auch einen leicht sedierenden und antiemetischen Effekt besitzen, sowie Pyridoxin (Vitamin B$_6$) empfohlen. Die Hyperemesis gravidarum, mit anhaltendem und therapierefraktärem Erbrechen, wird stationär behandelt.

HINWEIS DES AUTORS

Bei den von mir betreuten Schwangeren habe ich nicht ein einziges Mal eine nennenswerte Emesis oder sogar Hyperemesis gravidarum beobachtet. Dies mag ein Zufall sein oder aber in der Substitution von u. a. Iodid, Folsäure und Magnesium begründet gewesen sein. Gerade die Substitution von Magnesium, dessen Tagesbedarf in der Schwangerschaft von den üblichen 300 mg auf 450 mg/Tag ansteigt, wird häufig nicht durchgeführt.

Zusammenfassung

Frühgestose: Übelkeit und Erbrechen bis zur 14. SSW
- **Ursachen:**
  – unbekannt
  – möglicherweise hormonelle Veränderungen
- **Symptome:**
  – Übelkeit und Erbrechen
  – insbesondere in den Morgenstunden

- **Therapie:**
  – Aufteilen der Nahrung
  – Antihistaminika
  – Pyridoxin

5.3.2 EPH-Gestose (Präeklampsie)

Die Symptome der EPH-Gestose bestehen aus Ödemen (**E**dema), einer **P**roteinurie sowie einer **H**ypertonie und einem Auftreten nach der 20. SSW (= Spätgestose) bei Frauen, die bis dahin normoton waren und kein Eiweiß über die Niere verloren hatten. Sie ist nach Thromboembolien, Blutungsneigungen und Infektionen die vierthäufigste Ursache für mütterliche Todesfälle. Auch das Kind ist hierbei besonders gefährdet. Man geht davon aus, dass in Deutschland rund 7 % aller Schwangerschaften betroffen sind.

Die EPH-Gestose wird inzwischen häufig pauschaliert als hypertensive Schwangerschaftserkrankung bezeichnet, womit dann auch Hypertonien ohne Ödem oder Proteinurie enthalten sind.

MERKE

Mütterliche Todesfälle in der Schwangerschaft
1. Thromboembolien
2. Blutungen
3. Infektionen
4. EPH-Gestose (Präeklampsie, hypertensive Schwangerschaftserkrankung)

Ursachen und Folgen

Die wesentliche Ursache besteht in einer **Mangelversorgung** (Ischämie) des Trophoblasten, z. B. in der Folge einer Implantationsstörung mit unzureichender Blutversorgung durch die Spiralarterien. Die Ischämie führt zur Bildung und Freisetzung von toxischen Substanzen, wodurch Endothelzellen im Bereich der Arteriolen und Kapillaren verschiedener Organe geschädigt werden. Zusätzlich bilden sich Mikrothromben mit der möglichen Folge eines Multiorganschadens und variabler Symptomatik an Organen wie ZNS, Niere, Leber oder Herz. Auch eine vorzeitige Wehentätigkeit bzw. eine Plazentalösung sind möglich. Immerhin geht rund ein Drittel aller Frühgeburten auf das Konto der EPH-Gestose!

Vererbung scheint eine gewisse Rolle zu spielen: Wer selbst als Frühchen zur Welt kam, läuft Gefahr, diese „Veranlagung" an seine Kinder weiterzugeben.

Symptomatik

Hinweisende Symptome bestehen in einer Gewichtszunahme von mehreren Kilogramm innerhalb weniger Wochen, bevor dann generalisierte Ödeme in Erscheinung treten. Mit dem Urin können mehr als 3 g Protein/Tag ausgeschieden werden, was beinahe schon die Bedingungen einer „großen Proteinurie" (➤ Fach Urologie) erfüllt. Der Blutdruck kann auf Werte über 180/110 ansteigen. Proteinurie und Blutdruckanstieg definieren den Schweregrad der EPH-Gestose (➤ Tab. 5.2).

Tab. 5.2 Einteilung der EPH-Gestose

Parameter	0 Punkte	1 Punkt	2 Punkte	3 Punkte
RR systolisch	< 140 mmHg	140–160 mmHg	160–180 mmHg	> 180 mmHg
RR diastolisch	< 90 mmHg	90–100 mmHg	100–110 mmHg	> 110 mmHg
Protein im Urin	< 0,3 g/l/24 h	0,3–1 g/l/24 h	1–3 g/l/24 h	> 3 g/l/24 h
Auswertung				
1–3 Punkte	leichte Gestose			
4–6 Punkte	mittelschwere Gestose			
7–9 Punkte	schwere Gestose			

MERKE

Die Symptome der EPH-Gestose klingen **direkt nach der Entbindung** von alleine und ohne weitere Therapien ab!

Komplikationen

Aus den Symptomen der schweren Präeklampsie heraus, aber auch einmal „aus heiterem Himmel", kann eine **Eklampsie** (Eklampsie = Aufblitzen) entstehen. Kennzeichnend sind ein eklamptischer Anfall mit generalisierten tonisch-klonischen Krämpfen, Apnoe, Zyanose und Bewusstseinstrübungen bis hin zum tiefen Koma.

Als weitere Komplikation entsteht manchmal zwischen der 25. und 35. SSW das sog. **HELLP-Syndrom,** das mit Hämolyse (**H**), erhöhten Leberwerten (**EL**) und einer Thrombopenie (**LP**) einhergeht und mit starken Oberbauchschmerzen, Übelkeit und Durchfällen beginnt. Hier muss unverzüglich die Entbindung eingeleitet werden.

Therapie

Die Therapie der **leichten** EPH-Gestose kann, unter strenger Überwachung des Feten, ambulant erfolgen. Im Vordergrund stehen eine antihypertensive Therapie, Bettruhe sowie eine angepasste Ernährung mit reichlich Eiweiß, Magnesium und Vitaminen.

Die **schwere** Form – und erst recht die **Eklampsie** – stellen eine ernsthafte Bedrohung für Mutter und Kind dar und werden dementsprechend stationär behandelt.

Zusammenfassung

EPH-Gestose: Schwangerschaftserkrankung mit Ödemen, Proteinurie und Hypertonie, vierthäufigste Ursache für mütterliche Todesfälle
- **Ursachen:**
  - Mangelversorgung (Ischämie) des Trophoblasten
  - Mikrothromben mit der möglichen Folge eines Multiorganschadens
  - „Vererbung"
- **Symptome:**
  - **Ödeme**
  - **Proteinurie**
  - **Hypertonie**

- zerebrale Anfälle mit tonisch-klonischen Krämpfen (Eklampsie)
- Hämolyse, Thrombopenie
- Leberschädigung mit Oberbauchschmerzen und Übelkeit
- **Komplikationen:**
  - Eklampsie: generalisierte tonisch-klonische Krämpfe, Apnoe, Zyanose und Bewusstseinstrübungen
  - HELLP-Syndrom: Hämolyse, erhöhte Leberwerte, Thrombopenie
- **Therapie:**
  - antihypertensive Therapie
  - Bettruhe
  - angepasste Ernährung mit reichlich Eiweiß, Magnesium und Vitaminen
  - stationär bei schwerer Form und Eklampsie
  - sofortige Entbindung bei Eklampsie

5.3.3 Infektionen in der Schwangerschaft

Wenn man einmal von den Viren der grippalen Infekte (z. B. Influenza-Viren oder Adeno-Viren) absieht, kann man davon ausgehen, dass grundsätzlich **jede Infektion der Mutter** zumindest potenziell auch das Kind schädigen kann. Es gibt allerdings eine Reihe von Infektionen, bei denen dies besonders gut dokumentiert ist und mit einer gewissen Regelhaftigkeit auch geschieht. Diese Infektionen sollen im Folgenden lediglich aufgelistet werden. Besprochen werden sie im ➤ Fach Infektionskrankheiten:
- Röteln
- Ringelröteln
- Toxoplasmose
- Zytomegalie
- Listeriose
- Windpocken
- Syphilis
- Gonorrhö
- alle Virushepatitiden
- HIV, AIDS
- Herpes simplex

5.3.4 Extrauteringravidität

Als Extrauteringravidität (EUG, alte Bezeichnung: EU) bezeichnet man die Einnistung eines befruchteten Eis außerhalb der Gebärmutterhöhle (➤ Abb. 5.25). Dies erfolgt bevorzugt in den Tuben (98 %), manchmal aber auch im Ovar, in der freien Bauchhöhle oder in der Zervix.

Ursachen

Die wesentliche Ursache besteht in Verwachsungen der Eileiter, die den Transport des befruchteten Eis behindern oder sogar verhindern. Die befruchtete Eizelle nistet sich dann eben dort ein, wo sie sich am 6. Tag p. c. im Stadium der Blastozyste gerade befindet.

Als Hauptursache der Verwachsungen ist die chronische Adnexitis (meist Chlamydien) anzusehen. Infrage kommen aber auch eine Endometriose, Operationen oder Entzündungen, wie sie z. B. bei IUP-Trägerinnen nicht so selten entstehen.

Symptomatik

Eine EUG im Bereich des Fimbrientrichters kann sich lösen und wird dann mehrheitlich resorbiert. In diesen Fällen entstehen keine Symptome. In den Fällen, bei denen es zunächst zum Wachstum, später jedoch aufgrund von Ernährungsstörungen zum Absterben kommt, stehen mäßige Unterbauchschmerzen und nachfolgende Hormonentzugsblutungen im Vordergrund. Bei weiterem Wachstum in der Tube können erhebliche Schmerzen, bei Ruptur der Tube auch erhebliche Blutungen in die Bauchhöhle mit der Gefahr des akuten Abdomens entstehen.

MERKE

Der wichtigste Hinweis auf eine EUG besteht in langsam zunehmenden, meist einseitigen Unterbauchschmerzen bei ausgebliebener Periode.

Diagnostik und Therapie

Die Palpation des Adnexbereichs ist schmerzhaft. Der Uterus kann vergrößert sein. Mittel der Wahl ist die Ultraschalldiagnostik. Im Serum ist das HCG erhöht.

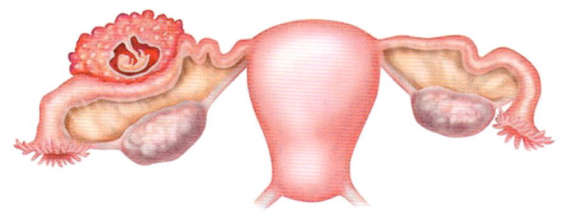

Abb. 5.25 Tubargravidität. [30]

Operativ versucht man, die Tube zu erhalten und die EUG herauszuschälen oder abzusaugen. In frühen Stadien ist es auch möglich, die Frucht medikamentös (Prostaglandine, Methotrexat) zum Absterben zu bringen.

Zusammenfassung

Extrauteringravidität (EUG): Nidation außerhalb des Cavum uteri
- **Ursachen:** Verwachsungen der Eileiter
- **Diagnostik:**
  - typische Anamnese
  - schmerzhafte Palpation des Adnexbereichs
  - Sonografie
  - HCG-Erhöhung im Serum
- **Therapie:**
  - operative Entfernung der EUG
  - medikamentöse Abtötung der Frucht (in frühen Stadien)

5.3.5 Frühgeburt, Abort und Totgeburt

Definitionen

Die **Frühgeburt** ist definiert als Beendigung der Schwangerschaft vor Vollendung der 37. SSW. Demnach würden theoretisch sogar lebend geborene Kinder unter einem Geburtsgewicht von 500 g dazugerechnet. Lebend geboren ist ein Kind dann, wenn entweder das Herz geschlagen, die Nabelschnur pulsiert oder die Lungenatmung eingesetzt hat.

Etwa ab der 24. SSW ist der Fetus so weit entwickelt, dass die Überlebensfähigkeit bei einer vorzeitigen Geburt (Frühgeburt) rund 50 % beträgt. Ab der 28. SSW überleben unter Intensivbedingungen bereits die meisten Kinder.

MERKE

Rund 1 % aller Kinder werden vor der 32. SSW, 6–8 % zwischen der 32. und 36. SSW geboren! Rund 2,5 % aller Kinder werden übertragen, kommen also erst nach einer Schwangerschaftsdauer von mehr als 42 Wochen zur Welt.

Von einem **Abort** (Fehlgeburt) spricht man, wenn ein Fetus ohne Lebenszeichen und mit einem Gewicht von < 500 g aus der Gebärmutter ausgestoßen wird. Unterscheiden kann man in einen **Frühabort** (bis zur 16. SSW) und in einen **Spätabort** (16.–24. SSW). Eine **Totgeburt** ist dagegen ein tot geborenes Kind mit einem Gewicht von > 500 g.

Während Totgeburten eine standesamtliche Meldung auslösen, gilt dies für Aborte nicht. Auch versicherungsrechtlich besitzt die Unterscheidung Bedeutung, indem der Mutter bei Frühgeburten, gleichgültig ob das Kind überlebt, der Mutterschutz in voller Länge von 8 Wochen zusteht, während bei einer Fehlgeburt (Abort) lediglich für 1–2 Wochen krankgeschrieben wird.

Ursachen

Die Ursachen für Frühgeburten, Aborte und Totgeburten sind vielfältig. Im Vordergrund stehen Erkrankungen von Mutter und/oder Kind:

- Bei der Mutter finden sich Allgemeinerkrankungen, Infektionen, Uteruserkrankungen wie Myome, eine Zervixinsuffizienz oder ein vorzeitiger Blasensprung u. a. bei aufsteigenden Infektionen. Auch Mehrlingsschwangerschaften sind mit einem erhöhten Risiko behaftet.
- Vom Kind ausgehend bestehen häufig Fehlbildungen, chromosomale Defekte oder eine Wachstumsretardierung aus unterschiedlichsten Ursachen. 16 % aller frühgeborenen Kinder zeigen ausgeprägte Fehlbildungen!

Zusammenfassung
- **Abort:** Fetus ohne Lebenszeichen, Gewicht < 500 g
  - Frühabort: bis zur 16. SSW
  - Spätabort: 16.–24. SSW
- **Totgeburt:** Fetus ohne Lebenszeichen, Gewicht > 500 g
- **Frühgeburt:** Geburt vor dem Ende der 37. SSW
- **Übertragung:** Geburt > 2 Wochen nach dem errechneten Termin

5.4 Geburt

Die physiologische, also „normale" Geburt wird als regelhaft bzw. regelrecht bezeichnet und der regelwidrigen Geburt gegenübergestellt. Möglich ist eine regelhafte Geburt grundsätzlich nur dann, wenn zum einen Kind und Becken der Mutter aufeinander abgestimmt sind, also das Kind für die Geburtswege nicht zu groß ist, und wenn zum anderen eine ausreichende Wehentätigkeit vorhanden ist. Interessant ist, dass sehr wahrscheinlich das Kind den Geburtszeitpunkt selbst bestimmt, indem es in seiner Lunge ein Protein (SP-A) bildet, sobald dieselbe ausgereift und funktionsfähig ist.

Maße des mütterlichen Beckens und des Kindes

Geburtskanal

Der Geburtskanal besteht aus dem knöchernen Anteil des kleinen Beckens und dem sog. Weichteilrohr, welches aus dem unteren Uterinsegment, Zervix, Beckenboden und Vagina besteht.

Der **Beckeneingang** (➤ Abb. 5.26), also der Übergang vom großen zum kleinen Becken, ist queroval mit einem Längsdurchmesser (Conjugata anatomica) von etwa 12 cm und einem Querdurchmesser von 13 cm (➤ Abb. 5.27). Der schräge Durchmesser des Beckenraums liegt mit 12,5 cm gerade dazwischen. Die Conjugata anatomica ist die (gedachte) Verbin-

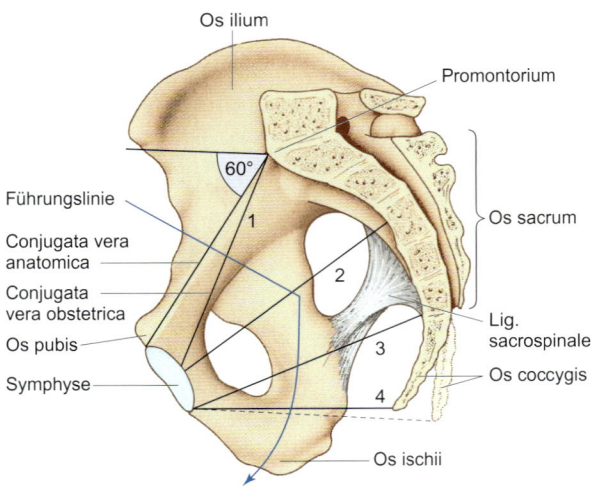

Abb. 5.26 Becken seitlich gesehen mit den divergierenden Beckenebenen nach Stöckel. 1 = Beckeneingang, 2 = Beckenmitte, 3 = Beckenenge (2 + 3 = Beckenhöhle), 4 = Beckenausgang. Die Führungslinie (Beckenachse) ist durch den Mittelpunkt der Ebenen bestimmt. [14]

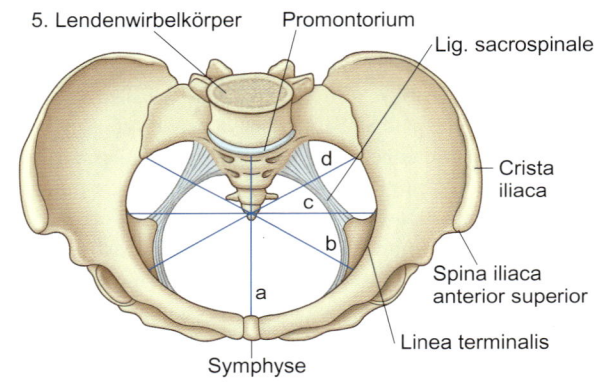

Abb. 5.27 Beckeneingangsebene mit Conjugata vera (gerader Durchmesser) = 11 cm (a), Diameter obliqua I (I. schräger Durchmesser) = 12 cm (b), Diameter transversa (querer Durchmesser) = 13 cm (c), Diameter obliqua II (II. schräger Durchmesser) = 12 cm (d). [14]

dungslinie zwischen Promontorium und Symphysenoberkante. Die kürzeste Verbindungslinie liegt mit 11 cm allerdings zwischen Promontorium und Symphysenmitte und wird als Conjugata vera bezeichnet. Mit 10,5 cm Durchmesser noch etwas enger ist der **Beckenausgang** in dem Bereich, wo die beiden Spinae ossis ischii ins Becken vorspringen. Bei einem Missverhältnis dieser Maße mit dem kindlichen Kopf wird über eine Sectio entbunden. Allerdings ist über die hormonelle Lockerung der Gewebe von Symphyse und Bandapparat des ISG eine geringgradige zusätzliche Aufdehnung möglich.

Die Einstellung des Kindes im Geburtskanal wird nach dem Anteil, der als erstes durch die Vulva tritt, als **Geburtslage** bezeichnet. Die regelrechte Geburtslage ist die vordere Hinterhauptslage (vHHL, > 90 % aller Geburtslagen). Zur hinteren Hinterhauptslage (hHHL, ➤ Abb. 5.28) kommt es bei 3–5 % aller Geburten, zu Beckenendlagen in rund 5 % und zu Querla-

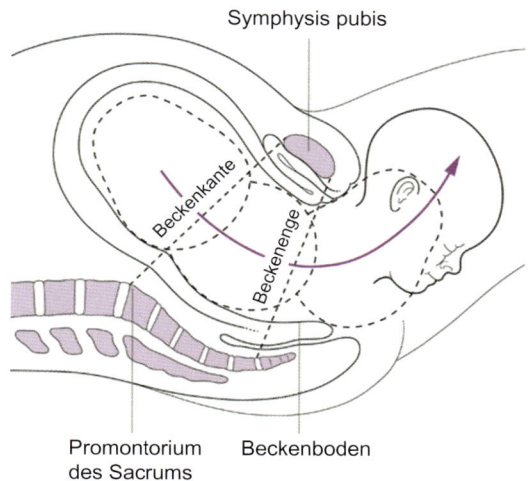

Abb. 5.28 Hintere Hinterhauptslage. [5]

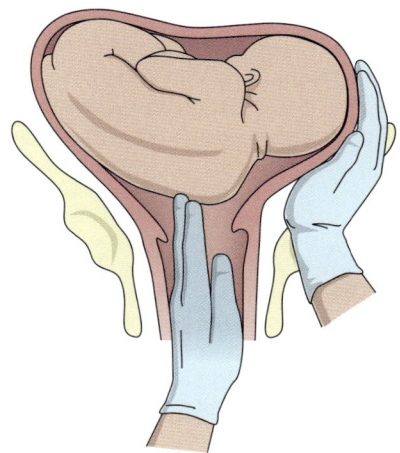

Abb. 5.29 Kombinierte Wendung bei Querlage.

gen in weniger als 1 %. Bei Beckenendlagen und Querlagen wurde früher eine sog. äußere oder innere Wendung versucht (➤ Abb. 5.29). Heute bevorzugt man die Schnittentbindung (Sectio).

Maße des Kindes

Das Kind ist durchschnittlich 51,5 cm lang. Das Geburtsgewicht liegt bei 3.600 g, wobei aber im Gegensatz zu zurückliegenden Jahrzehnten auch Geburtsgewichte > 4.000 g häufig und üblich sind. Als **normal** werden Geburtsgewichte zwischen 2.500 und 4.500 g angesehen. Der Kopfumfang (Hutmaß) liegt bei 34–36 cm.

In 95 % der Fälle bildet der kindliche Kopf den führenden, vorangehenden Teil („Geburt aus Schädellage"), sodass sein Durchmesser in Verbindung mit der geringen Verformbarkeit den Ablauf der Geburt bestimmt.

> **MERKE**
> Durchschnittliche Maße
> • Länge: 51,5 cm
> • Gewicht: 3.600 g (Mädchen 3.500 g, Buben 3.700 g)
> • Kopfumfang: 35 cm

Phasen der Geburt

Die Geburt beginnt mit regelmäßigen Wehen oder auch mit dem Blasensprung. Erfolgt der Blasensprung ohne begleitende Wehentätigkeit, wird er als vorzeitig bezeichnet.

Schon vor der Eröffnungsperiode (s. u.) kommt es zu einer Wehentätigkeit der Gebärmutter: Als **falsche Wehen** bezeichnet man Kontraktionen, die teilweise bereits rhythmisch und schmerzhaft sind. **Vorwehen** in den letzten Wochen, Tagen und Stunden der Schwangerschaft dienen der Verlagerung des Kindes an den Beckeneingang und seiner Einstellung zum Becken. Sie sind von ihrer Kraftentwicklung her noch nicht in der Lage, die Geburt einzuleiten.

In der Eröffnungs- und Austreibungsphase entstehen dann **rhythmische Wehen** mit einer Frequenz von 4–5/10 min, die zunächst den Muttermund eröffnen und schließlich unter Mithilfe der Bauchpresse (Presswehen) das Kind austreiben. Auch nach der Geburt besteht noch eine Wehentätigkeit, die zur Lösung der Plazenta und abschließend zur Uterusinvolution im Wochenbett benötigt wird.

> **MERKE**
> Die Geburt lässt sich in drei Phasen untergliedern, die als Eröffnungs-, Austreibungs- und Nachgeburtsperiode bezeichnet werden.

Eröffnungsperiode

Dies ist die Zeitspanne zwischen dem Beginn der eigentlichen Wehen und der vollständigen Erweiterung des Muttermundes. Der untere Anteil der Fruchtblase wölbt sich zunehmend in den sich weitenden Muttermund hinein, bis die Spannung der Eihäute so groß geworden ist, dass es zum **Blasensprung** kommt und Fruchtwasser abgeht. Erfolgt der Fruchtwasserabgang zum Ende der Eröffnungsperiode, wird der Blasensprung als rechtzeitig bezeichnet. Bei einem frühzeitigen Blasensprung erfolgt der Fruchtwasserabgang während der Eröffnungsperiode, beim vorzeitigen Blasensprung noch vor dem Wehenbeginn. Auch ein verspäteter Blasensprung ist möglich.

Austreibungsperiode

In diesem Geburtsabschnitt erfolgen die Aufdehnung von Vagina und Beckenbodenmuskulatur, das Tiefertreten des Kopfes bis zum Beckenboden und schließlich die Geburt des Kindes. Die Austreibungsphase beginnt mit einer Zunahme von Stärke und zeitlicher Dauer der einzelnen Wehen. Sobald das Köpfchen den Beckenboden erreicht hat, wird bei der Schwangeren reflektorisch (Ferguson-Reflex) das Pressen ausgelöst. Wehen

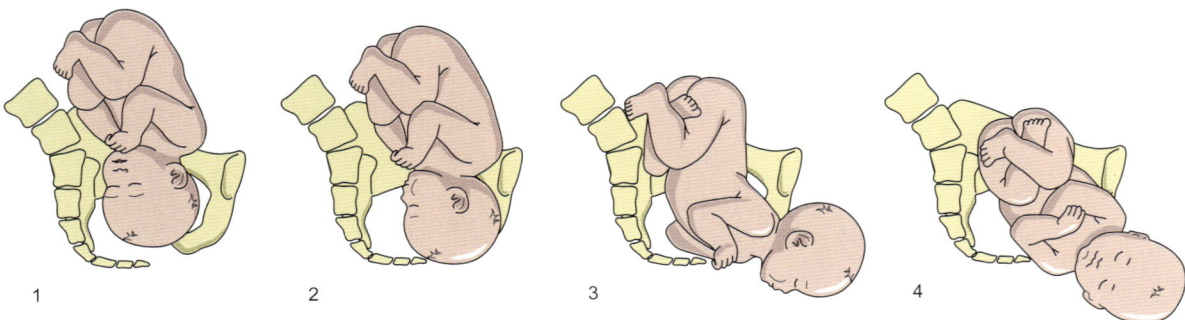

Abb. 5.30 Geburt aus vorderer Hinterhauptslage (vHHL).

und begleitendes Pressen verursachen einen intrauterinen Druck von mehr als 200 mmHg.

Im Verlauf des Durchtretens durch das kleine Becken passt sich das Kind durch Kippungen des Kopfes und Wendungen des Körpers den anatomischen Gegebenheiten an. In der Regel werden dann zunächst das Hinterhaupt und anschließend Scheitel, Vorderhaupt und Gesicht geboren. Schließlich folgen nacheinander die beiden Schultern und abschließend sehr zügig der Rest des Körpers (➤ Abb. 5.30).

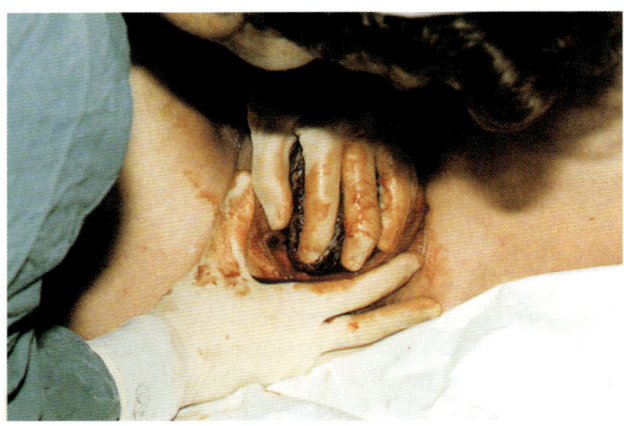

Abb. 5.31 Dammschutz [11]

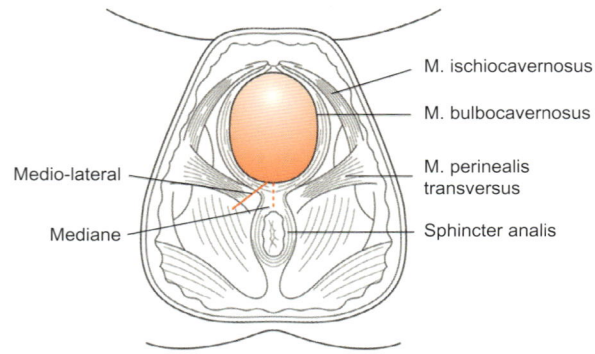

Abb. 5.32 Mediolaterale Episiotomie. [29]

Dammschutz

Wesentlich ist ein ausreichender Dammschutz (➤ Abb. 5.31) vor allem in der Phase, in der das kindliche Köpfchen den Scheideneingang passiert. Kommt es hier zu erheblichen Gewebespannungen und droht die Dammregion einzureißen, wird zur Entlastung ein Dammschnitt (Episiotomie) durchgeführt, der nach der Geburt, und im Gegensatz zu unkontrollierten Gewebezerreißungen, vergleichsweise gut genäht werden kann (➤ Abb. 5.32). Für die **Episiotomie** sind, nach lokaler Betäubung, verschiedene Schnitttechniken im Gebrauch.

Kristellern

Reicht die Bauchpresse der Gebärenden im Verein mit der Wehentätigkeit nicht aus, kann mit dem Kristeller-Handgriff manuell nachgeholfen werden. Bei diesem sog. Kristellern drückt eine Hilfsperson im Rhythmus der Wehentätigkeit mit flach aufgelegten Händen von kranial gegen den Uterusfundus. Dieser Handgriff ist, wenn er wirksam sein soll, für die Gebärende oft sehr unangenehm und wird deshalb kaum noch angewendet.

PATHOLOGIE

Placenta praevia

Ist die Plazenta im unteren Uterinsegment oder sogar an der Zervix angeheftet, spricht man von der Placenta praevia (➤ Abb. 5.33). Leitsymptom ist eine Blutung in den letzten Schwangerschaftsmonaten, doch wird der Sitz der Plazenta heute ohnehin frühzeitig und sicher im Ultraschall erkannt. Eine Placenta praevia macht eine Schnittentbindung (Kaiserschnitt) erforderlich.

Nabelschnurvorfall

Eine weitere mögliche Komplikation unter der Geburt besteht in einem Nabelschnurvorfall (➤ Abb. 5.34): Durch Abklemmen der Blutzufuhr kann es zu Schäden oder zum Tod des Kindes kommen.

Geburtseinleitung

Bei fehlender oder unzureichender Wehentätigkeit werden die Wehen durch Infusionen mit Oxytocin oder Prostaglandinen verstärkt. Das Ausmaß wird durch apparative Registrierung der Wehen (Tokogramm) kontrolliert.

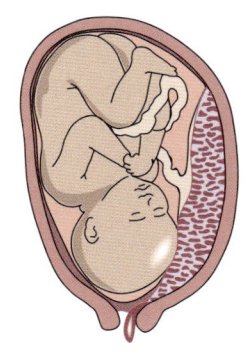
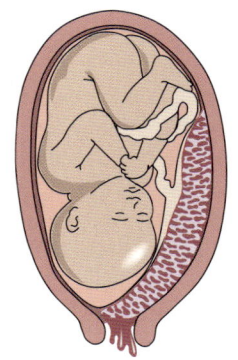
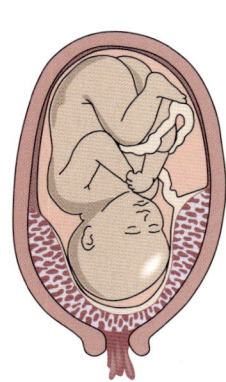

Abb. 5.33 Bei der Placenta praevia liegt die Plazenta am häufigsten so, dass der innere Muttermund nur berührt wird (Placenta praevia marginalis, links). Sie kann aber den inneren Muttermund auch teilweise überlappen (Placenta praevia partialis, Mitte) oder vollständig verlegen (Placenta praevia totalis, rechts).

Geburtsstillstand

Bei einem Geburtsstillstand in der Austreibungsperiode oder einer akuten Sauerstoffnot des Kindes, z. B. durch Nabelschnurvorfall, muss operativ nachgeholfen werden. Hierfür sind zwei Verfahren im Gebrauch:
- Vakuumextraktion mittels Saugglocke, die über einen Unterdruck am Köpfchen des Kindes angebracht wird
- Zangenextraktion, die eine wesentlich größere Erfahrung des Gynäkologen voraussetzt. Benutzt werden für diese Methode unterschiedliche Versionen (➤ Abb. 5.35), besonders häufig die sog. Naegele-Zange.

Abnabelung

Innerhalb der ersten Minuten nach der Geburt kommt es zu einer Verschiebung des Blutes von der Plazenta zum Kind. Dies ist allerdings direkt abhängig von der Lage des Kindes. Wird es direkt nach der Geburt auf den Bauch der Mutter gelegt oder wird das Kind über eine Sectio entbunden, müsste das Blut bergauf fließen, was es nicht kann. In diesen Fällen ist es möglich, dass sich der Blutstrom vom Kind zur Plazenta bewegt, sodass es beim Kind zu erheblichen Blutverlusten mit Hypovolämie und Anämie kommen kann.

In der Regel wartet man unter Berücksichtigung dieser Gegebenheiten etwa 2–3 Minuten, setzt dann zwei sterile Klemmen und durchtrennt die Nabelschnur zwischen denselben. Die Beendigung des Blutflusses, und damit der richtige Zeitpunkt zum Setzen der Klemmen, kann am Kollabieren der Nabelgefäße erkannt werden.

Aus dem Blut der Nabelarterie wird zuvor noch der Säure-Basen-Status des Kindes bestimmt, als Ergänzung zum APGAR-Index (➤ 5.6).

HINWEIS DES AUTORS

Unüblich, aber sehr zu empfehlen ist bei atopischen Eltern auch die gleichzeitige Überprüfung des kindlichen IgE-Serumspiegels, weil er herausragende Hinweise auf die spätere Gefährdung des Kindes im Hinblick auf atopische Erkrankungen wie Asthma bronchiale oder atopische Dermatitis liefert und wirksame Gegenmaßnahmen im Zeitraum der Stillzeit und Kindheit ermöglicht (➤ Fach Immunologie).

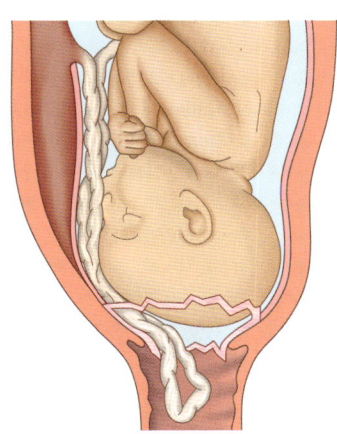

Abb. 5.34 Nabelschnurvorfall [15]

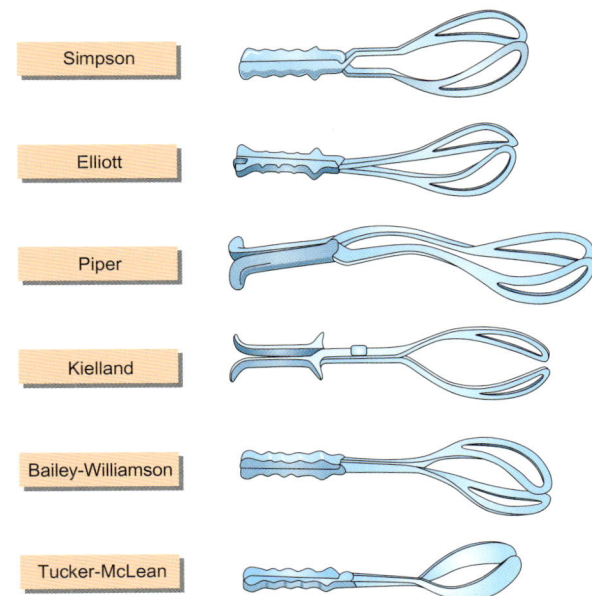

Simpson

Elliott

Piper

Kielland

Bailey-Williamson

Tucker-McLean

Abb. 5.35 Verschiedene Zangen für die Zangenextraktion.

Nachgeburtsperiode

Bereits wenige Minuten nach der Geburt setzen die **Nachgeburtswehen** ein, die zur Ablösung der Plazenta führen. Erkennbar wird dies u. a. an einer Nachblutung (sog. **Lösungsblutung**) sowie am Längerwerden der Nabelschnur. Man kann diese Nachgeburt durch anhaltenden Zug an der Nabelschnur unter gleichzeitigem Druck auf den Uterusfundus unterstützen und beschleunigen. Der Blutverlust durch die Lösungsblutung beträgt bis zu 300 ml.

Wird die Plazenta nicht innerhalb von 30 Minuten nach der Abnabelung des Kindes geboren, spricht man von der **Plazentaretention.** Dem kann man vorbeugen, indem unmittelbar nach der Geburt des Kindes geringe Mengen Oxytocin infundiert werden. Kommt es dennoch zur Retention der Plazenta, muss sie in Vollnarkose entfernt werden – versuchsweise durch „Ausdrücken" der Gebärmutter durch die Bauchdecken (Credé-Handgriff), andernfalls durch manuelle Plazentalösung, bei der der Chirurg mit der ganzen Hand durch die Vagina in die Gebärmutter eingeht und die Plazenta von der Innenfläche des Uterus abschält.

ACHTUNG

Die Plazenta muss immer und in jedem Fall auf Vollständigkeit überprüft werden, weil verbliebenes Plazentagewebe über eine Uterus-Atonie zu schwersten Nachblutungen oder zu Infektionen im Wochenbett führen kann.

EXKURS

Kaiserschnitt

Die Schnittentbindung (Sectio caesarea) wird in Vollnarkose oder in PDA durchgeführt – entweder, nach Durchtrennung der Bauchdecken, durch Längsschnitt der Gebärmutter oder (meistens) durch einen Querschnitt im unteren Uterinsegment. Erforderlich wird der Kaiserschnitt bei akuten Gefährdungen von Mutter oder Kind:
- Nabelschnurumschlingung
- Missverhältnis zwischen Becken und kindlichem Kopf
- Placenta praevia
- Risikoschwangerschaften (einschließlich Mehrlingsschwangerschaften)
- Querlagen
- unzureichender Geburtsverlauf

5.5 Störungen im Wochenbett

Ernsthafte Störungen betreffen vor allem Infektionen der Geburtswunden, thromboembolische Ereignisse und schwere psychische Alterationen. Die Mastitis puerperalis wurde bereits besprochen (➤ 4.7).

5.5.1 Kindbettfieber

Das Kindbettfieber (Puerperalfieber) bezeichnet einen fieberhaften Infekt nach Abort oder im Wochenbett, der durch bakterielle Infektion der Geburtswunden entsteht – zumeist an der Anheftungsstelle der Plazenta. Er ist heute durch die weitgehende Asepsis moderner Entbindungsstationen seltener geworden, betrifft aber immer noch bis zu 10 % der Wöchnerinnen.

Ursachen und Krankheitsentstehung

Als verursachende Bakterien kommen neben Chlamydien und Mykoplasmen überwiegend Streptokokken, Staphylokokken, E. coli und Anaerobier infrage. Die Infektion kann lokal überwiegend als **Endometritis** auftreten, im Einzelfall aber von dieser Eintrittspforte aus auch streuen und sich zur **Puerperalsepsis** ausweiten, die wie jede Sepsis unmittelbar lebensbedrohend ist.

Symptomatik

Bei der **lokalen Infektion** überwiegen mäßiges Fieber und lokale Beschwerden. Im Rahmen der **Sepsis** kommt es neben hohem Fieber mit Schüttelfrost, Tachykardie und Tachypnoe zur zerebralen Beteiligung mit Eintrübung bis hin zum Koma. Im Blut finden sich meist eine Leukozytose mit Linksverschiebung und eine CRP-Erhöhung.

Therapie

Die Therapie erfolgt unter Intensivbedingungen mit Antibiotika.

5.5.2 Thromboembolien

Krankheitsentstehung

Thrombenbildungen in Bein- oder Beckenvenen sind in Schwangerschaft und vor allem Wochenbett häufige Ereignisse. Begünstigt werden sie durch verschiedene Faktoren:
- weitgestellte Venen mit Stase des Blutes
- Thrombosierungen durch Einschwemmung kindlicher Faktoren unter der Geburt
- multiple Endothelschäden an Gefäßen des Geburtskanals
- Immobilisierung der Wöchnerin
- sehr hohe Hormonspiegel zum Ende der Schwangerschaft mit Erhöhung der Gerinnungsfaktoren

Prophylaxe und Therapie

Oberflächliche Thrombophlebitiden sind harmlos und können lokal behandelt werden. Tiefe Thrombosen der Bein- oder Beckenvenen beinhalten die Gefahr der Lungenembolie (➤ Fach Herz-Kreislauf-System). Es ist deshalb üblich, die Wöchnerin möglichst frühzeitig zu mobilisieren und mit Kompressionsstrümpfen zu versorgen. Häufig erfolgt zusätzlich eine Prophylaxe mit Heparin s. c.

5.5.3 Depressionen und Psychosen

Krankheitsentstehung

Der hormonelle „Entzug" führt innerhalb der ersten zehn Tage nach der Entbindung fast regelmäßig zu depressiven Verstimmungen („Heultage") – im Anschluss an die häufige Euphorie der ersten Stunden. Ursache hierfür sind die unter der Geburt freigesetzten Endorphine und sicherlich auch das Glück und die Freude der jungen Mutter darüber, dass nun alles überstanden und gut gegangen ist.

Am 2. oder 3. Tag entstehen dann die häufigen Depressionen, die sich in der Folge bis hin zu Psychosen (**Wochenbettpsychose**) mit suizidalen Tendenzen steigern können. Die Wochenbettpsychose wird den akuten organischen Psychosen zugerechnet. Man rechnet in Deutschland mit 1–2 Fällen/1.000 Geburten, wobei allerdings bei den betroffenen Frauen das neuerliche Risiko bei nachfolgenden Schwangerschaften erheblich gesteigert ist. Dies zeigt, dass neben dem ausgeprägten Abfall vor allem der Östrogene in den Tagen nach der Geburt auch persönliche Dispositionen ursächlich sind.

Symptomatik

- Unruhe, Verwirrtheit, Angst, Schlafstörungen
- Wechsel zwischen manischen und depressiven Phasen, suizidale Tendenzen
- Desorientierung, Halluzinationen bis hin zu Wahnvorstellungen

Therapie

Behandelt wird mit Psychopharmaka (Neuroleptika, Antidepressiva) und Psychotherapie.

5.6 Untersuchung des Kindes

APGAR-Index

Die nachgeburtliche Untersuchung des Kindes wird über den sog. APGAR-Index dokumentiert. Dabei handelt es sich um ein Punkteschema, das insgesamt dreimal – 1, 5 und 10 Minuten nach der Geburt – überprüft bzw. ausgewertet wird. Optimal sind 9–10 Punkte (➤ Tab. 5.3).

HINWEIS DES AUTORS
Im klinischen Alltag sieht man nicht so selten kleine „Rundungen", indem die Untersuchungen zu spät vorgenommen oder z. B. Zyanosen nicht ausreichend zur Kenntnis genommen werden.

Reifezeichen des Neugeborenen

- Körperlänge mindestens 48 cm
- Körpergewicht mindestens 2.500 g
- Schulterumfang größer als Kopfumfang
- guter Hautturgor, Farbe rosig (nicht rot!), sog. Käseschmiere aus Talg, Cholesterin, Vellushaaren und Epithelien (Fehlen als Hinweis auf Übertragung)
- Kopfhaare mindestens 2 cm lang, Lanugobehaarung nur noch an Schultern, Oberarmen und oberem Rücken
- Nägel bedecken oder überragen die Fingerkuppen
- große Labien bedecken die kleinen bzw. Hoden im Skrotum
- Nasen- und Ohrenknorpel fest

Neugeborenen-Screening

Neben der körperlichen Untersuchung werden die folgenden Suchteste durchgeführt:
- adrenogenitales Syndrom
- Ahornsirupkrankheit (➤ Abb. 5.36)
- Biotinidasedefekt
- Carnitinstoffwechsel (➤ Abb. 5.37)
- Phenylketonurie (➤ Abb. 5.38)
- Fruktosestoffwechsel (➤ Abb. 5.39)
- Galaktosämie (➤ Abb. 5.40)

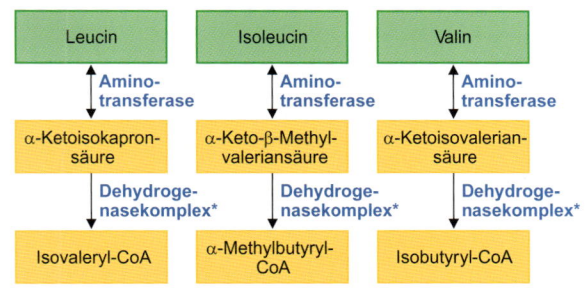

Abb. 5.36 Dehydrogenase-Defekte bei der Ahornsirupkrankheit. Klinisch äußert sich die Anreicherung der 3 Aminosäuren und zugehörigen Ketosäuren, die im Urin einen Geruch nach Ahornsirup erzeugen, durch Erbrechen, muskuläre Hypotonie, Atemstörungen und Krampfanfälle. [23]

Tab. 5.3 APGAR-Schema.

Bewertung (Punkte)	0	1	2
Herzschlag	fehlt	< 100	> 100
Atmung	fehlt	flach, unregelmäßig	gut, Schreien
Muskeltonus	schlaff	Extremitäten-Tonus	aktive Bewegungen
Reflexe (Absaugen)	keine	Grimassieren	Husten, Schreien
Hautfarbe	blass oder zyanotisch	Stamm rosig, Extremitäten blau	rosig

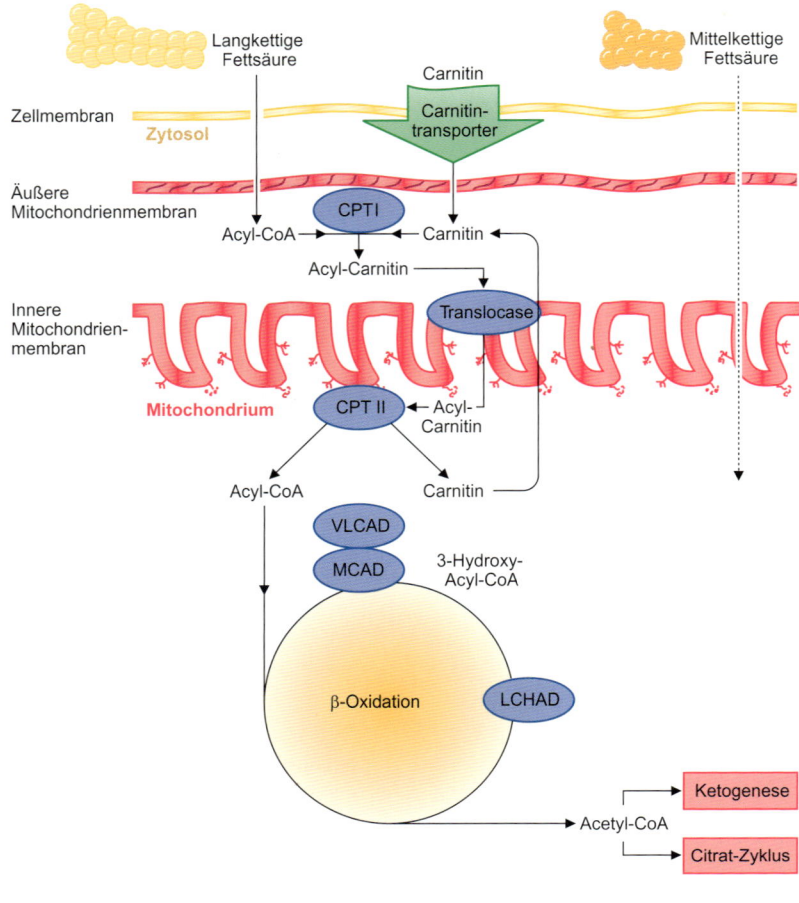

Abb. 5.37 Carnitinzyklus [23]

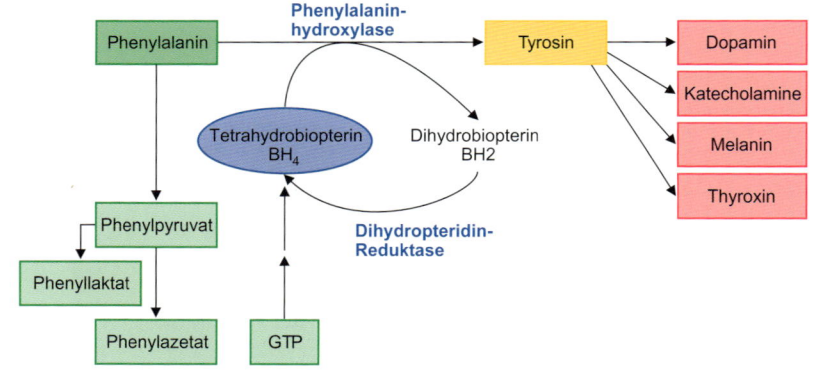

Abb. 5.38 Stoffwechsel des Phenylalanins. Von einer Phenylketonurie betroffene Patienten können die Aminosäure Phenylalanin nicht verstoffwechseln, der normale Weg zu Tyrosin ist also nicht möglich. [24]

- Glutarsäure und Isovaleriansäure im Urin (Defekte im Aminosäurenstoffwechsel)
- Hypothyreose
- verschiedene Enzymdefekte (Dehydrogenasen)
eventuell aus dem Mekonium (nicht obligat):
- Test auf zystische Fibrose (Mukoviszidose)

HINWEIS PRÜFUNG

Die dem Neugeborenen-Screening zugeordneten Übersichten für biochemisch interessierte Leser sind sehr fachspezifisch und *nicht prüfungsrelevant.* Sie werden deshalb auch nicht weiter ausgeführt.

5.7 Säuglingssterblichkeit

Definitionen und Epidemiologie

Unter die Säuglingssterblichkeit (Erstjahressterblichkeit) subsumiert man alle Todesfälle bis zum vollendeten 1. Lebensjahr, bezogen auf 1.000 Geburten. Ganz pauschal ist sie in Großstädten höher als auf dem Land.

1983 lag die Säuglingssterblichkeit in Deutschland bei 1 % aller Säuglinge, 1993 noch bei 0,5–0,6 % und 2005 bei 0,4 %.

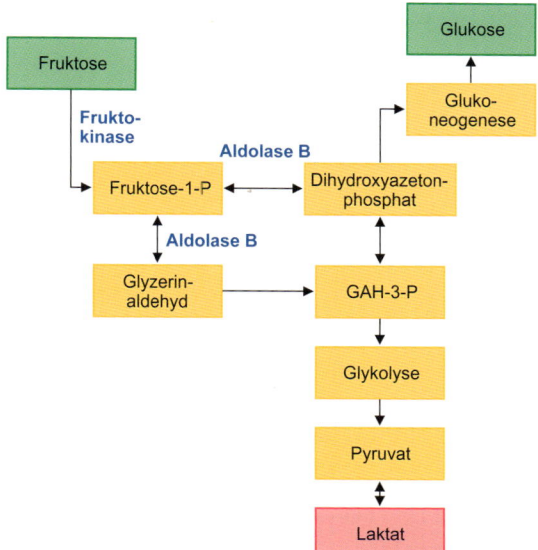

Abb. 5.39 Fruktosestoffwechsel [23]

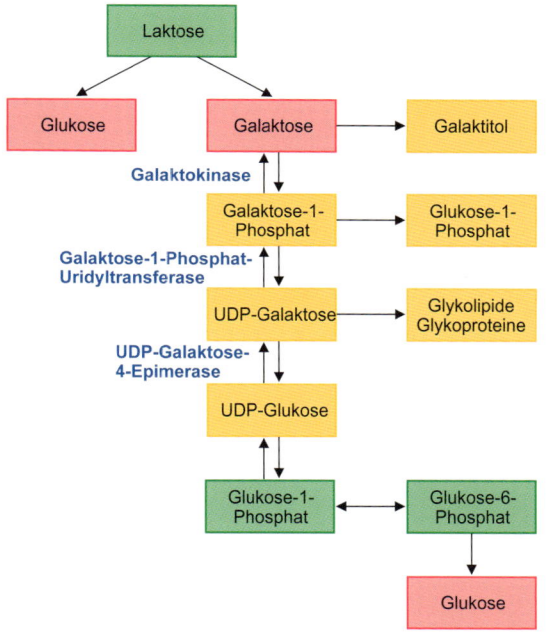

Abb. 5.40 Galaktosestoffwechsel [23]

Insgesamt zeigt sie seit Jahrzehnten einen stetigen Rückgang (> Abb. 5.41), doch liegt sie in Deutschland nach wie vor etwas höher als bei vergleichbaren Nationen. Teilweise werden diese Statistiken allerdings auch unterschiedlich erstellt, indem z. B. nur die neonatale Sterblichkeit, also die ersten 4 Lebenswochen, erfasst werden. Rund zwei Drittel der Säuglinge sterben bereits innerhalb dieser neonatalen Periode. Hauptursache sind Fehlbildungen und unreife Frühgeborene. Für eine feinere statistische Erfassung lässt sich der Tod in den ersten 4 Lebenswochen (= Neugeborenenalter) noch in eine Früh- und Spätsterblichkeit untergliedern.

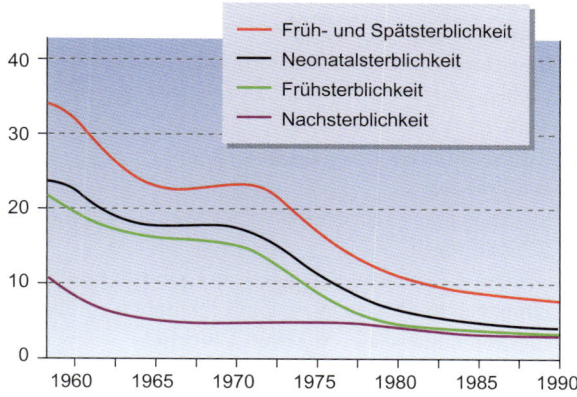

Abb. 5.41 Säuglingssterblichkeit in Deutschland.

Ein Drittel der Säuglinge verstirbt „postneonatal" zwischen der 5. Lebenswoche und dem Ende des 1. Lebensjahres (= Nachsterblichkeit). Die wesentlichen Ursachen bestehen im plötzlichen Kindstod (> 1.000 Kinder pro Jahr in Deutschland) oder in Infektionen.

Terminologie

- Neonatalsterblichkeit: 1. Tag–28. Tag
  - Frühsterblichkeit: Tod bis zum Ende der 1. Lebenswoche
  - Spätsterblichkeit: 8. Tag–28. Tag
- Nachsterblichkeit: 29. Tag–Ende des 1. Lebensjahres

Plötzlicher Kindstod

Der plötzliche Tod eines scheinbar oder tatsächlich gesunden Säuglings (engl. sudden infant death syndrome, SIDS) erfolgt meist im Schlaf. Er gilt als häufigste Todesursache ab dem 2. Lebensmonat. Jungen sind deutlich häufiger betroffen als Mädchen. Der Häufigkeitsgipfel liegt in den ersten 6 Lebensmonaten; nach dem vollendeten 1. Lebensjahr ist er sehr selten. In diesen Fällen sollte zunächst ein Fremdverschulden ausgeschlossen werden.

Ursachen:

Selbst in der Autopsie wird in der Regel keine oder keine ausreichende Erklärung gefunden, sodass man bis heute lediglich statistisch erfasste **Risikofaktoren** definieren und daraus prophylaktische Konsequenzen ableiten kann. Die wichtigsten Risikofaktoren sind:

- Alter der Mutter < 20 oder > 40 Jahre
- mütterliche Infektionen des Urogenitaltrakts
- niedriger Bildungsstand
- Drogenkonsum
- Rauchen der Mutter bzw. Tabakrauchexposition prä- und/ oder postnatal
- Frühgeburt
- fehlendes Stillen
- Bauchlage des Kindes (80 % aller Fälle)
- Überwärmung durch ungeeignete Decken

Zusammenfassung
Säuglingssterblichkeit: Gesamtsterblichkeit bis zum vollendeten 1. Lebensjahr
- betrifft 0,4 % aller Säuglinge
- in Großstädten höher als auf dem Land
- Hauptursachen:
  - in den ersten 4 Lebenswochen: Frühgeburt, angeborene Fehlbildungen
  - ab dem 2. Lebensmonat: plötzlicher Kindstod (SIDS)
Bezeichnungen in Abhängigkeit vom Lebensalter:
- Neugeborenes: bis zum Alter von 4 Wochen
- Säugling: 2.–12. Monat
- Kleinkind: 1.–3. Lebensjahr
- Vorschulkind: 4.–6. Lebensjahr
- Schulkind: 7.–16. Lebensjahr
- Jugendlicher: 17.–18. Lebensjahr

5.8 Frühkindliche Reflexe

Physiologischerweise kommt es beim Neugeborenen und jungen Säugling zu sehr typischen Reflexen und Bewegungsautomatismen, die wichtige Hinweise auf die regelrechte Entwicklung des Kindes liefern. Auch ihr Verschwinden im Zuge zunehmender Reifung zerebraler Strukturen gehorcht gut definierten und übereinstimmenden Mustern. So ist z. B. der **Babinski-Reflex** als Hinweis auf die noch geringe Ausreifung der Pyramidenbahn in den ersten Lebensmonaten anzusehen.

Man benutzt also im Rahmen der kindlichen Vorsorgeuntersuchungen eine Vielzahl an Reflexen und Mustern, um sich vom ungestörten Gedeihen des Säuglings zu überzeugen bzw. um Störungen frühzeitig zu erkennen und einer Behandlung zuzuführen. Im Vordergrund frühkindlicher Reflexe stehen Automatismen bei der Nahrungsaufnahme, beim Lage- und Bewegungssinn sowie die Halte- und Stellreflexe. Beispielhaft sollen im Folgenden lediglich einzelne dieser Muster vorgestellt werden:

- **Suchreflex:** Blick- und Kopfwendung des Neugeborenen beim Streichen über die Wange.
- **Saugreflex:** Das Kind versucht, an jedem Gegenstand zu saugen, der seine Lippen berührt.
- **Babinski-Zeichen:** Beim Bestreichen der Fußsohle werden das Beinchen zurückgezogen (= Fluchtreflex), der laterale Fußrand angehoben und einzelne Zehen nach dorsal flektiert. Der Reflex verschwindet nach dem 1. Lebensjahr.
- **Moro-Umklammerungsreflex:** Bei lauten Geräuschen, Erschütterung der Unterlage oder plötzlichem Zurückfallenlassen des Kopfes breitet das Kind mit gespreizten Fingern die Arme aus. Der Reflex verschwindet bis zum 6. Lebensmonat (➤ Abb. 5.42).
- **Schreitphänomen:** Berühren die Fußsohlen eines aufrecht gehaltenen Neugeborenen eine Unterlage, so kommt es zu Schreitbewegungen. Gleichzeitig werden die Beine gestreckt.
- **Tonischer Nackenreflex:** Im 1. Lebenshalbjahr kommt es bei Seitwärtsdrehung des Kopfes zur Streckung des dem Gesicht zugewandten Armes bei gleichzeitiger Beugung im anderen Arm (Fechterstellung).
- **Greif-Reflex:** Bei Berührungen an Handflächen und Fußsohlen kommt es im 1. Lebenshalbjahr zur Beugung von Fingern und Zehen bzw. zum Faustschluss.
- **Landau-Reflex:** In schwebender Bauchlage wird der Kopf gehoben, Rücken und Beine gestreckt. Die Reaktion entsteht erst im Alter von 3 Monaten, um im 2. Lebensjahr wieder zu verschwinden (➤ Abb. 5.43, ➤ Abb. 5.44).

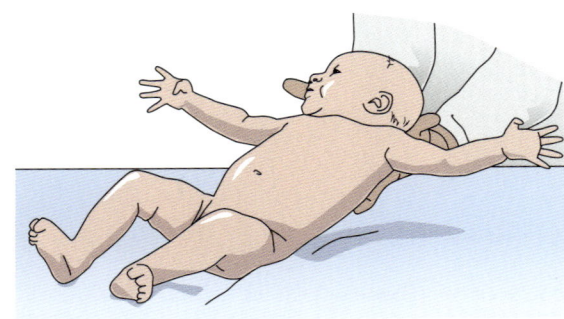

Abb. 5.42 Moro-Umklammerungsreflex.

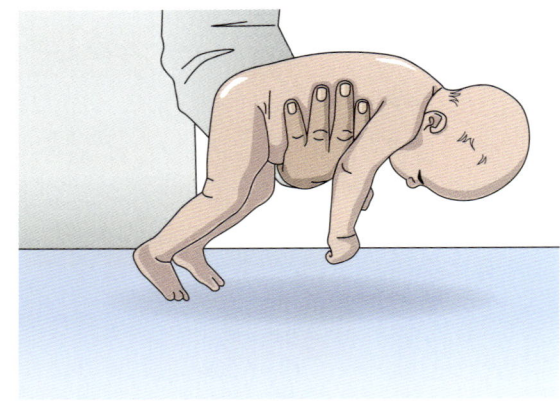

Abb. 5.43 Fehlender Landau-Reflex (Alter: 4 Wochen).

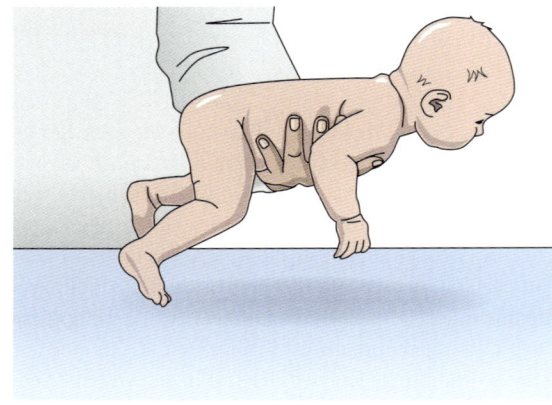

Abb. 5.44 Landau-Reflex im Alter von 3 Monaten.

5.9 Entwicklung des Kindes

Gewichtsentwicklung des Säuglings

In den ersten 3–5 Tagen kommt es zur physiologischen Gewichtsabnahme um bis zu 10 % des Geburtsgewichts. Nach 10–20 Tagen ist das Geburtsgewicht wieder erreicht.
- **1. Vierteljahr:** ca. 25 g/Tag Gewichtszunahme
- **2. Vierteljahr:** ca. 20 g/Tag Gewichtszunahme
- **3. Vierteljahr:** ca. 15 g/Tag Gewichtszunahme
- **4. Vierteljahr:** ca. 10 g/Tag Gewichtszunahme

MERKE
- nach **5 Monaten** Verdoppelung des Geburtsgewichts
- nach **10 Monaten** Verdreifachung des Geburtsgewichts

Größenzunahme des Säuglings

Beim Längenwachstum des Säuglings gibt es keine ähnlich klaren Merkhilfen wie bei der Gewichtszunahme. Buben und Mädchen unterscheiden sich, analog zur Gewichtsentwicklung, im 1. Lebensjahr nur geringfügig (➤ Tab. 5.4).

Tab. 5.4 Größenzunahme des Säuglings.

Zeit	Größe
Geburt	51 cm
nach 3 Monaten	61 cm
nach 6 Monaten	68 cm
nach 9 Monaten	73 cm
nach 12 Monaten	77 cm

MERKE
Erst gegen Ende des 4. Lebensjahres wird das Doppelte der Ausgangslänge erreicht.

Motorische Entwicklung

- **ab 3. Monat:** Der Säugling ist in der Lage, seinen Kopf zu halten (➤ Abb. 5.45), wenn er aus der Rückenlage hochgezogen wird (ab 6. Monat: vollständige Kopfkontrolle)
- **4.–9. Monat:** beidhändiges Greifen (➤ Abb. 5.46)
- **6.–9. Monat:** einhändiges Greifen

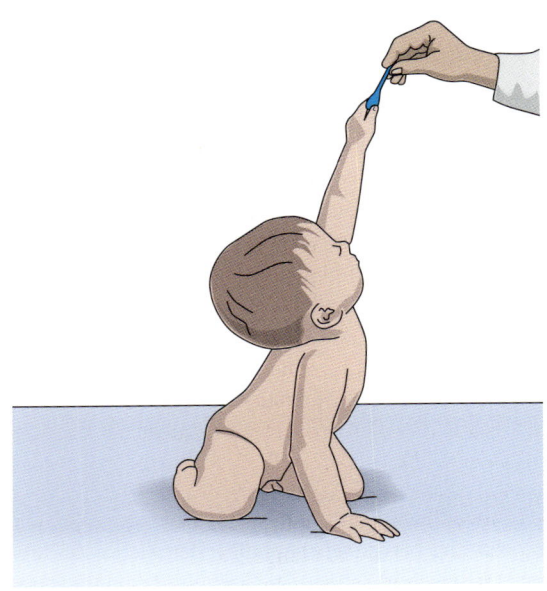

Abb. 5.47 Pinzettengriff (9–13 Monate).

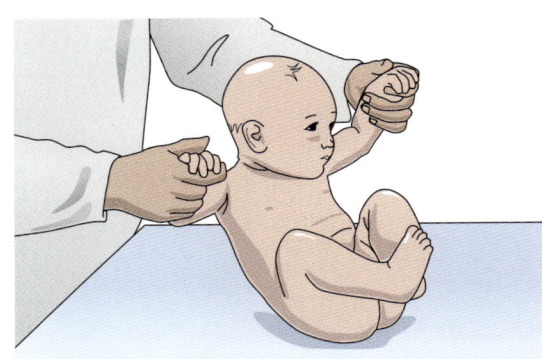

Abb. 5.45 Halten des Kopfes (ab 3. Monat).

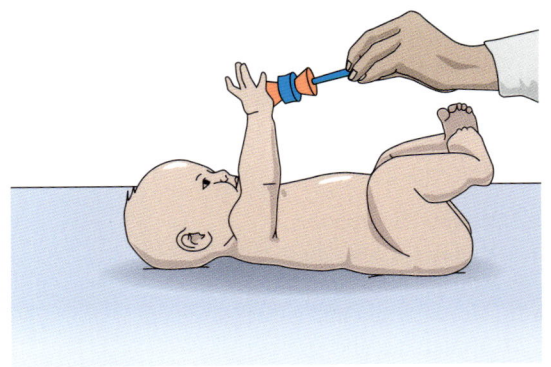

Abb. 5.46 Gezieltes Greifen (4–9 Monate).

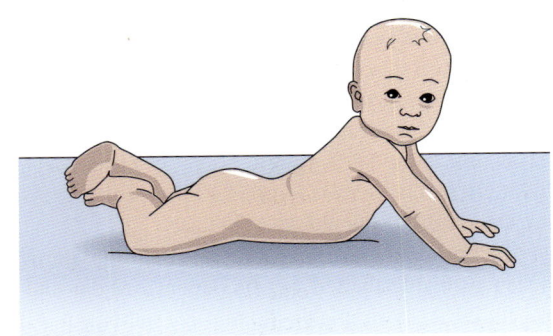

Abb. 5.48 Symmetrische Abstützreaktion.

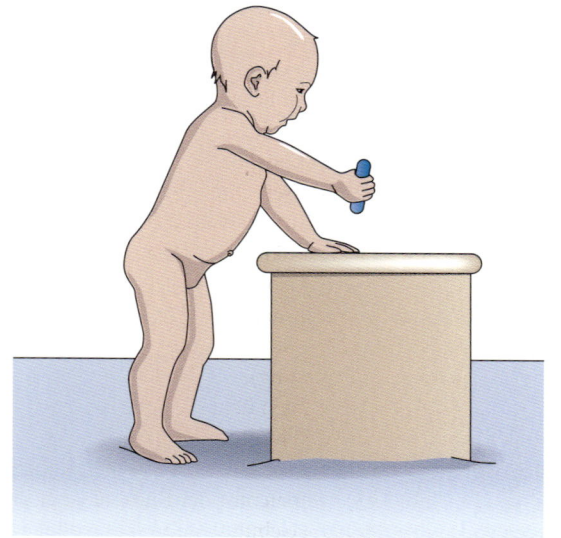

Abb. 5.49 Stehen mit Unterstützung (ab 9. Monat).

- **7.–11. Monat:** Scherengriff
- **9.–13. Monat:** Pinzettengriff (➤ Abb. 5.47)
- **6.–8. Monat:** dreht sich auf den Bauch
- **6.–9. Monat:** freies Sitzen
- **8.–11. Monat:** krabbelt (➤ Abb. 5.48)
- **8.–12. Monat:** setzt sich auf
- **9.–12. Monat:** geht an Gegenständen bzw. Möbeln entlang (➤ Abb. 5.49)
- **10.–14. Monat:** freies Stehen
- **11.–16. Monat:** freies Gehen

MERKE
Mädchen sind in ihrer Entwicklung oft etwas schneller als Buben, nachfolgende Geschwister schneller als die Erstgeborenen.

Zahnbildung

Das Milchzahngebiss besteht gegenüber dem Gebiss des Erwachsenen aus lediglich 20 Zähnen (➤ Fach Verdauungssystem):
- 8 Schneidezähne
- 4 Eckzähne
- 8 Prämolaren bzw. Molaren (Mahlzähne)

Der Durchbruch der einzelnen Zähne erfolgt in typischer Reihenfolge und in typischer zeitlicher Abfolge (➤ Abb. 5.50). Als erste Zähne erscheinen im Alter von 6–8 Monaten die mittleren unteren Schneidezähne. Komplett ist das Milchzahngebiss etwa zum Ende des 2. Jahres. Als erster bleibender Zahn erscheint mit 6–8 Jahren wiederum der mittlere untere Schneidezahn (Merkhilfe!) oder aber der 1. Molar.

Die Milchzähne dienen nicht nur der Nahrungsaufnahme. Sie stellen auch „Platzhalter" für die Dauerzähne dar und sind wichtig für die Ausformung des Kiefers. Sie sollten gut gepflegt werden (➤ Abb. 5.51).

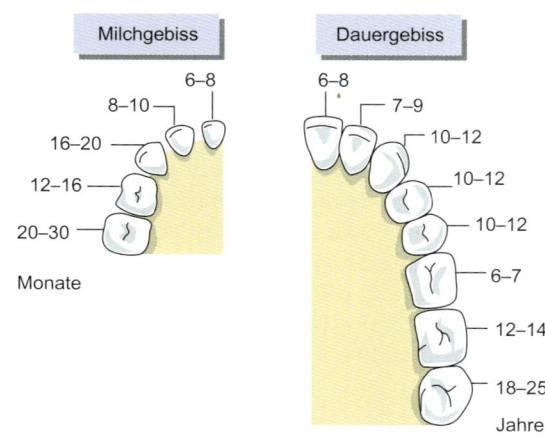

Abb. 5.50 Zahnbildung im Milch- und Dauergebiss.

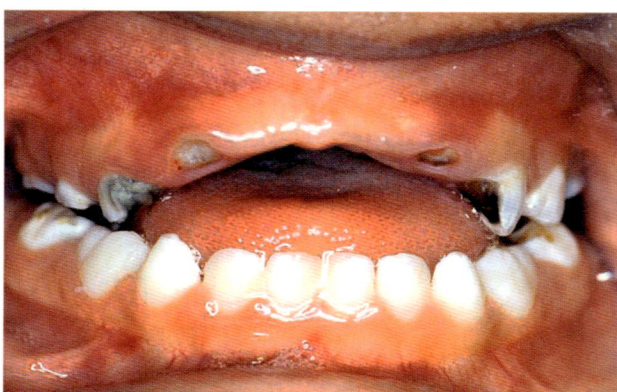

Abb. 5.51 Zahnschäden durch Dauertrunk von gesüßten Tees, Honigschnuller. [23]

Sprachentwicklung

- **7.–12. Monat:** Nachahmen von Lauten (Lallen), beginnendes Wortverständnis
- **10.–18. Monat:** „Mama, Papa"
- **12.–18. Monat:** zusätzliche Worte
- **19.–30. Monat:** Zweiwortsätze, bald darauf Dreiwortsätze
- **24.–45. Monat:** Ich-Form
- **ab 3. Lebensjahr:** Fünf- bis Sechswortsätze

Soziale Entwicklung

- **1.–3. Monat:** Blickkontakt
- **1.–3. Monat:** Lächeln
- **6.–9. Monat:** Fremdeln
- **ab 18. Monat:** trinkt und isst selbstständig
- **ab 24. Monat:** tagsüber trocken
- **36.–48. Monat:** nachts trocken

Wachstumsperioden

Damit meint man Lebensabschnitte des Kindes mit im Vordergrund stehender Zunahme des Körpergewichts (➤ Tab. 5.5) oder der Körperlänge:

- **1.–4. Jahr:** Massenwachstum („erste Fülle")
- **5.–7. Jahr:** Längenwachstum („erste Streckung")
- **8.–10. Jahr:** zweite Fülle
- **11.–15. Jahr:** zweite Streckung
- **12.–19. Jahr:** Reifung (Längen- u. Massenwachstum gleichzeitig – bei Mädchen früher als bei Jungen)

Tab. 5.5 Wachstum bei Jungen und Mädchen.

Jungen	Jahre	Mädchen
77 cm	1	76 cm
89 cm	2	88 cm
98 cm	3	97 cm
105 cm	4	104 cm
112 cm	5	111 cm
118 cm	6	117 cm
124 cm	7	123 cm
130 cm	8	129 cm
135 cm	9	134 cm
140 cm	10	139 cm
145 cm	11	145 cm
150 cm	12	151 cm
155 cm	13	157 cm
162 cm	14	162 cm
169 cm	15	164 cm
174 cm	16	165 cm
177 cm	17	166 cm
178 cm	18	166 cm

Kinderfrüherkennungsuntersuchungen

Dabei handelt es sich um ein Programm der gesetzlichen Krankenkassen in Deutschland zur Früherkennung von körperlichen oder geistigen Störungen der Entwicklung bei Kindern **bis zur Vollendung des 5. Lebensjahres** (U1–U9).

Die Untersuchungen umfassen eine eingehende Anamnese und eine strukturierte, ausführliche (kinder-)ärztliche Untersuchung hinsichtlich altersabhängiger Kriterien der somatischen, psychomotorischen, sensorischen und psychischen Entwicklung des Kindes. Im Rahmen der U2 wird, noch in der Klinik, nach angeborenen Stoffwechselstörungen gesucht (➤ 5.6, Neugeborenen-Screening).

Zusätzlich erfolgen Beratungen über die Rachitis- und Kariesprophylaxe sowie Impfempfehlungen.

Empfohlene Termine:

- **U1:** Neugeborenenerstuntersuchung, erfolgt i. d. R. direkt nach der Geburt durch den Geburtshelfer
- **U2:** Neugeborenenbasisuntersuchung zwischen dem 3. und 10. Lebenstag
- **U3:** 3.–6. Lebenswoche
- **U4:** 2.–4. Lebensmonat
- **U5:** 6.–7. Lebensmonat
- **U6:** 9.–12. Lebensmonat
- **U7:** 20.–24. Lebensmonat
- **U8:** 43.–48. Lebensmonat
- **U9:** 60.–64. Lebensmonat
- Jugendgesundheitsuntersuchung (**U10**): 13.–15. Lebensjahr

Die Ultraschalldiagnostik der Hüftgelenke zur Erkennung einer Hüftdysplasie (➤ Abb. 5.52) wird für die U3 empfohlen.

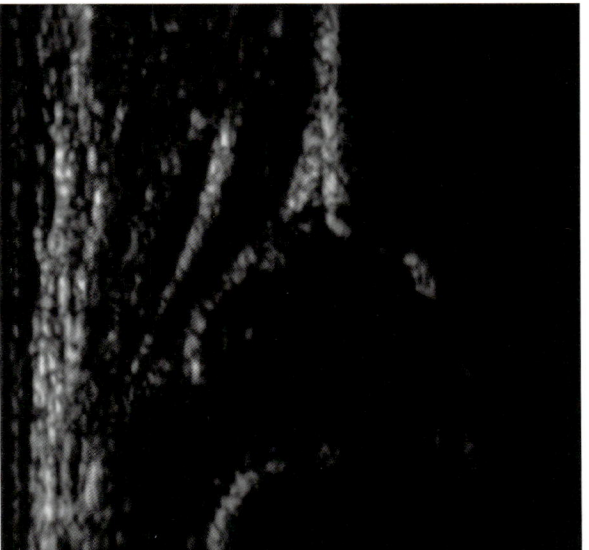
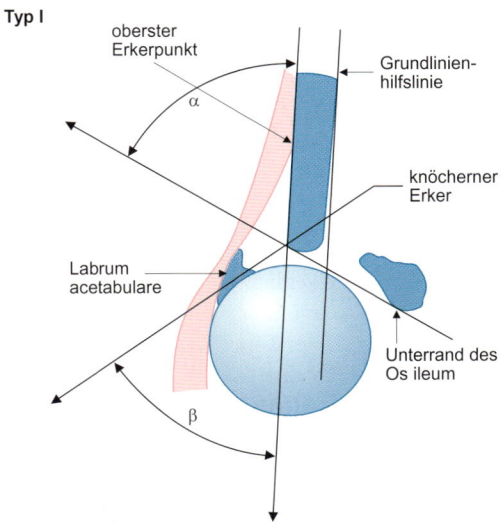

Abb. 5.52 Sonographische Untersuchung der Hüfte. **a** Normalbefund. **b** Der Winkel α zwischen Grundlinie und Pfannendachlinie wird als Knochenwinkel, der Winkel β als Knorpelwinkel bezeichnet. Je kleiner der Winkel α und je größer der Winkel β wird, desto ausgeprägter ist die Hüftdysplasie. [23]

Abbildungsnachweis

Der Verweis auf die jeweilige Abbildungsquelle befindet sich bei allen Abbildungen im Buch am Ende des Legendentextes in eckigen Klammern. Alle nicht besonders gekennzeichneten Grafiken und Abbildungen: Susanne Adler, Lübeck, © Elsevier GmbH, München.

[1]   Aktories K. et al.: Pharmakologie und Toxikologie. 9. Aufl., Elsevier GmbH, Urban & Fischer Verlag, 2005

[2]   Bath-Balogh M., Fehrenbach M., Thomas P.: Illustrated Dental Embryology, Histology and Anatomy. 2. Aufl., Saunders WB Co, 2005

[3]   Bushong S. C.: Radiologic Science for Technologists. 9. Aufl., Elsevier/Churchill Livingstone, 2008

[4]   Chestnut D. H.: Chestnut's Obstetric Anesthesia. 4. Aufl., Elsevier/Mosby, 2009

[5]   Coad J., McCandlish R., Dunstal M.: Anatomy and Physiology for Midwives. 2. Aufl., Churchill Livingstone, 2005

[6]   Donnez O., et al.: Iatrogenic peritoneal adenomyoma after laparoscopic subtotal hysterectomy and uterine morcellation. Fertility and Sterility. Elsevier, 2006

[7]   Duderstadt K.: Pediatric Physical Examination. 1. Aufl., Elsevier/Mosby, 2006

[8]   Engel J., Hölzel D., Schubert-Fritschle G.: Epidemiologie. In: Tumorzentrum München (Hrsg.): Mammakarzinome. Empfehlungen zur Diagnostik, Therapie und Nachsorge. München: Zuckschwerdt, 2005: 1–11

[9]   Frank E. D., Long B. W., Smith B. J.: Merrill's Atlas of Radiographic Positioning and Procedures. 11. Aufl., Mosby, 2007

[10] Goerke K., Steller J., Valet A.: Klinikleitfaden Gynäkologie und Geburtshilfe. 7. Aufl., Elsevier GmbH, Urban & Fischer Verlag, 2008

[11] Henry M. C., Stapleton E. R.: EMT Prehospital Care. 4. Aufl., CV Mosby Co, 2009

[12] Jonas W. B.: Mosby's Dictionary of Complementary & Alternative Medicine. 1. Aufl., Elsevier/Mosby, 2005

[13] Kiechle M.: Gynäkologie und Geburtshilfe. 1. Aufl., Elsevier GmbH, Urban & Fischer Verlag, 2007

[14] Kiechle M.: Gynäkologie und Geburtshilfe. 2. Aufl., Elsevier GmbH, Urban & Fischer Verlag, 2011

[15] Kiechle M.: Repetitorium Gynäkologie und Geburtshilfe. 1. Aufl., Elsevier GmbH, Urban & Fischer Verlag, 2008

[16] Kliegman R. M., et al.: Nelson Textbook of Pediatrics. 18. Aufl., Elsevier/Saunders, 2007

[17] LaFleur Brooks D.: Basic Medical Language. 3. Aufl., Elsevier/Mosby, 2009

[18] LaFleur Brooks M.: Medical Terminology. 6. Aufl., Elsevier/LTD Oxford, 2005

[19] Leethongdee S., et al.: The effects of the prostaglandin E analogue Misoprostol and follicle-stimulating hormone on cervical penetrability in ewes during the peri-ovulatory period. Theriogenology. Elsevier 2007

[20] Lewis S. M., McLean-Heitkemper M., Dirksen S. R.: Medical Nursing in Canada. 1. Aufl., Elsevier/Mosby, 2006

[21] Mansel R. E., Webster D., Sweetland H.: Hughes, Mansel & Webster's Benign Disorders and Diseases of the Breast. 3. Aufl., Elsevier/Saunders, 2009

[22] Moore K. L., Persaud T. V. N.: The Developing Human: Clinically Oriented Embryology. 8. Aufl., Saunders, 2007

[23] Muntau A.: Intensivkurs Pädiatrie. 6. Aufl., Elsevier GmbH, Urban & Fischer Verlag, 2011

[24] Oats J. N., Abraham S.: Llewellyn-Jones Fundamentals of Obstetrics and Gynaecology. 9. Aufl., Elsevier/Mosby, 2010

[25] Otze R. D., Goldblum J. R., Crawford J. M.: Surgical Pathology of the GI Tract, Liver, Biliary Tract and Pancreas. 1. Aufl., Elsevier/Saunders, 2003

[26] Pagana K. D., Pagana T. J.: Mosby's Manual of Diagnostic and Laboratory Tests. 3. Aufl., Mosby, 2006

[27] Paulsen F., Waschke J.: Sobotta, Atlas der Anatomie des Menschen. 23. Aufl., Elsevier GmbH, Urban & Fischer Verlag, 2010

[28] Putz R., Pabst R.: Sobotta, Atlas der Anatomie des Menschen. 22. Aufl., Elsevier GmbH, Urban & Fischer Verlag, 2005

[29] Rankin J., Stables D.: Physiology in Childbearing: With Anatomy and Related Biosciences. 2. Aufl., Elsevier Health Sciences, 2004

[30] Seidel H. M., Ball J. W., Dains J. E., Flynn J. A.: Mosby's Guide to Physical Examination. 7. Aufl., Mosby, 2010

[31] Speckmann E. J., Hescheler J., Köhling R.: Physiologie. 5. Aufl., Elsevier GmbH, Urban & Fischer Verlag, 2008

[32] Stables D., Rankin J.: Physiology in Childbearing. 3. Aufl., Bailliere Tindall, 2010

[33] Stillerman E., Simkin P.: Prenatal Massage. 1. Aufl., Elsevier/Mosby, 2007

[34] Swartz M.: Textbook of Physical Diagnosis. 5. Aufl., Elsevier/Saunders, 2005

[35] Waugh A., Grant A.: Ross and Wilson Anatomy and Physiology in Health and Illness. 11. Aufl., Elsevier Health, 2010

[36] Welsch U., Deller T: Sobotta Lehrbuch Histologie, 3. Aufl., Elsevier GmbH, Urban & Fischer Verlag, 2010

[37] Wilson S. F., Giddens J. F.: Health Assessment for Nursing Practice. 4. Aufl., Mosby, 2008

Register